健康中国 2030·专科护理健康教育系列丛书

妇科护理健康教育

主 编 张 军 黄美凌
副主编 潘继红 王晓阳 陈丽华
编 者（按姓氏汉语拼音排序）
　　　陈宝红（广东省妇幼保健院）
　　　陈丽华（深圳市妇幼保健院）
　　　胡 婷（广东省妇幼保健院）
　　　黄美凌（广州医科大学附属第三医院）
　　　黄新可（暨南大学附属第一医院）
　　　廖晓娟（暨南大学附属第一医院）
　　　刘文莲（南方医科大学南方医院）
　　　潘继红（广东省妇幼保健院）
　　　谭令梅（南方医科大学南方医院）
　　　王少晶（广州医科大学附属第三医院）
　　　王晓阳（南方医科大学珠江医院）
　　　严婕文（深圳市妇幼保健院）
　　　杨丽霞（南方医科大学珠江医院）
　　　张 军（南方医科大学南方医院）
　　　曾喆晟（南方医科大学南方医院）
　　　郑 莉（南方医科大学南方医院）

科 学 出 版 社
北 京

内 容 简 介

本书的编写注重立足于临床，汇集了妇科护士在临床工作中最常遇到的问题，以简单提问和深入浅出回答的形式书写，内容新颖，囊括妇科护理新进展，涵盖妇科常见疾病，护理新技术、新方法在妇科领域的应用，妇科常用特殊检查等。编者在本书编写过程中提炼重点，参考最新国内外相关文献，力争做到内容丰富、言简意赅、条理清晰、利于记忆和知识点新，并具有广泛的科学性、系统性和实用性，旨在向妇科护士提供一本日常工作所需的指导书籍，从而帮助妇科护士正确地评估和护理，更好地针对患者进行健康教育。

图书在版编目（CIP）数据

妇科护理健康教育 / 张军，黄美凌主编.—北京：科学出版社，2018.1
（健康中国 2030・专科护理健康教育系列丛书）
ISBN 978-7-03-055637-0

Ⅰ．①妇… Ⅱ．①张… ②黄… Ⅲ．①妇科学—护理学—健康教育 Ⅳ．①R473.71

中国版本图书馆 CIP 数据核字(2017)第 290749 号

责任编辑：王锞韫　胡治国 / 责任校对：郭瑞芝
责任印制：徐晓晨 / 封面设计：陈　敬

版权所有，违者必究。未经本社许可，数字图书馆不得使用

科学出版社出版
北京东黄城根北街 16 号
邮政编码：100717
http://www.sciencep.com

北京凌奇印刷有限责任公司印刷
科学出版社发行　各地新华书店经销
*

2018 年 1 月第 一 版　　开本：789×1092　1/16
2025 年 3 月第四次印刷　　印张：12 1/4
字数：343 000
定价：75.00 元
（如有印装质量问题，我社负责调换）

丛书编委会

主　编　周宏珍　张广清
副主编　王莉慧　覃惠英　陈佩娟
编　者　（按姓氏汉语拼音排序）
　　　　　陈佩娟　邓瑛瑛　古成璠
　　　　　何景萍　何利君　黄　莉
　　　　　李海兰　缪景霞　覃惠英
　　　　　申海燕　屠　燕　王莉慧
　　　　　王　颖　谢婉花　姚　琳
　　　　　张广清　张　军　张晓梅
　　　　　赵志荣　甄　莉　周宏珍
　　　　　周　霞

丛书前言

随着社会的进步，生活水平和文化生活的不断提高，人们对疾病护理和健康知识的需求越来越高，给护理工作提出了新的要求。同时，随着医学模式由生物学向生物-心理-社会医学的转变，护理模式也由单纯的疾病护理向以患者为中心的整体护理转变。健康教育则是整体护理中的一个重要环节，护士在健康服务体系中不仅仅是一个照护者、治疗者，而且是健康的维护者、教育者。它要求护士不仅为患者提供适当的治疗和护理，还要针对不同的患者、不同的人群开展相关疾病的健康教育，以提高患者的自控行为能力，减轻或消除患者的心理负担，促进疾病的治疗和康复。不仅有利于提高患者对医护人员的信任感，同时有利于增强患者的自我保健意识，防止疾病的复发，而且对患者在住院期间的不同阶段也会产生不同的促进作用。

目前我国护理队伍普遍存在学历偏低、年轻化、经验不足、资源分配不均等特点，如何帮助这支年轻的护理队伍在短时间内掌握疾病的基础知识及新技术的护理要点，使临床护理人员更加专业、全面地给患者或家属提供专业个性的指导。正是在这样的背景下，科学出版社及时组织临床护理专家出版了"健康中国2030·专科护理健康教育系列丛书"，该系列丛书的出版对于推进我国当前护理工作的开展具有现实意义。第一辑共有20个分册，各分册间相互独立又彼此关联，涵盖了内科、外科、妇科、产科、儿科等多个学科。归纳起来，本系列专科指引具有以下特色。

1. 内容丰富、涵盖面广。
2. 注重讲解各专科疾病的基本概念、发病病因、临床表现、相关检查、治疗原则、护理要点、预防保健等，对于各专科患者关心的运动、心理、社会、日常保健、调养、康复等相关的健康教育，以及大众所关心的热点问题、难点问题、常见的认识误区，容易混淆的概念做了明确的解答。
3. 全书采用问答形式，便于查阅。
4. 编写队伍由活跃在临床一线的经验丰富的护理业务骨干组成，具有较高水准，对于实际工作的指导性很强。

我们真诚地希望护理同仁们通过阅读本书，能提高自己的专业知识和自身素质，在实践中为患者提供优质、安全、贴心的护理。

本系列丛书的编写，我们力求准确全面，但由于水平有限，不足之处在所难免，我们真诚地希望广大读者和护理同仁批评指正，以便我们今后不断修正。

周宏珍
2017年6月

前 言

为了进一步提高妇科专科护理水平，适应妇科护理不断发展的需要，本书以妇科护理健康教育指引为重点，旨在给妇科临床一线护理人员提供健康教育的参考，帮助妇科临床一线护理人员为患者或家属提供专业、全面地护理指导。

本书坚持科学性、实用性、新颖性和启发性相结合的原则，分22章进行介绍，为读者提供系统的妇科健康教育指引。以女性生殖系统解剖为基础，内容按女性生殖系统生理到妇科内镜的顺序排列。全文详细讲解了女性生殖系统解剖、女性生殖系统生理、妇科病史及检查。宫颈癌、卵巢癌、子宫肌瘤、卵巢囊肿等妇科常见疾病的基本概念、发病原因、临床表现、相关检查、治疗原则、护理要点、预防保健等知识。本书涵盖女性生殖器官发育异常、盆底功能障碍及生殖器官损伤疾病、妊娠滋养细胞疾病、生殖内分泌疾病、不孕症与辅助生殖技术、计划生育等知识。且对性与女性性功能障碍、妇女保健、妇科内镜等相关知识亦有详细讲解。在女性的生理、心理、营养、饮食、性等热点问题上也能起指导作用，是一本妇科临床护士必不可少的口袋书，也是一本妇科新护士临床护理指南。

本书由广东省知名医院的十几位妇科护理专家共同完成。专家们将丰富的临床经验和理论知识相结合，采用问答形式，对大家关注的妇科临床护理中问题进行指引。无论是对即将走入妇科临床的护理人员，还是已在临床工作的护士，都具有极强的启发和指导作用。本书能为临床一线护理人员解决妇科常见疾病的护理难点提供有效指导，让临床一线护理人员从容面对临床护理实践中遇到的具体问题。希望广大读者阅读本书后，面对妇科不同疾病患者能及时鉴别其生理与病理的区别，能针对患者病因采取相应的治疗护理措施，并进行有效的预防，为患者及家属提供个性化、针对性、有效的健康教育。本书添加了妇科特殊疾病的护理及用药指导，探讨了如何关爱妇科患者并解决其心理问题，与国际妇科护理接轨。

本书在编写过程中，得到了科学出版社领导及全体编辑的大力支持；同时得到了各参编单位各级领导和同事、专家教授的协助、指导，在此谨表谢意。内容和编排不妥之处，敬请指正！

张 军

2017年6月

目 录

第一章 女性生殖系统解剖 ··· 1
第二章 女性生殖系统生理 ··· 8
第三章 妇科病史及检查 ··· 16
第四章 外阴上皮非瘤样病变 ··· 25
第五章 外阴及阴道炎症 ··· 28
第六章 子宫颈炎症 ··· 47
第七章 盆腔炎性疾病及生殖器结核 ··· 53
第八章 子宫内膜异位症与子宫腺肌病 ·· 61
第九章 女性生殖器官发育异常 ··· 67
第十章 盆底功能障碍性及生殖器官损伤疾病 ··· 74
第十一章 外阴肿瘤 ··· 83
第十二章 子宫颈肿瘤 ·· 88
第十三章 子宫肿瘤 ··· 94
第十四章 卵巢肿瘤与输卵管肿瘤 ·· 105
第十五章 妊娠滋养细胞疾病 ·· 113
第十六章 生殖内分泌疾病 ··· 119
第十七章 不孕症与辅助生殖技术 ·· 136
第十八章 计划生育 ·· 141
第十九章 性与女性性功能障碍 ··· 145
第二十章 妇女保健 ·· 151
第二十一章 妇产科常用特殊检查 ·· 160
第二十二章 妇科内镜 ··· 175
参考文献 ··· 186

第一章 女性生殖系统解剖

一、女性的外生殖器包括哪些？

女性的外生殖器是指生殖器官的外露部分，位于两腿内侧间，前为耻骨联合，后为会阴，包括阴阜、大阴唇、小阴唇、阴蒂和阴道前庭，统称为外阴。

二、什么是阴阜？

阴阜为耻骨联合前方的皮肤隆起，皮下脂肪组织丰富。青春期该部开始生长呈倒三角形分布的阴毛。阴毛的疏密和色泽存在种族和个体差异。阴阜主要起"脂肪垫"的作用，能够缓冲性交过程的冲击，避免造成性器官的损害与身体的不适。

三、未产妇女、产后妇女、绝经后妇女大阴唇的变化是怎样的？

未产妇女的两侧大阴唇自然合拢；经产妇女的大阴唇由于分娩的影响而向两侧分开；在绝经后大阴唇的改变是呈萎缩状，阴毛也变稀少。

四、什么是阴唇系带？

大、小阴唇后端会合，在正中线形成阴唇系带。小阴唇前端相互融合并分为两叶（即前端分成内、外两条皱襞），未产妇女小阴唇后端（下端）在阴道口底与大阴唇后端相融合，在中线形成一条（左右连接呈横行）皱襞，称为阴唇系带。阴唇系带是阴道前庭的后界。经产妇女阴唇系带多由于分娩而被撕裂，故在经产妇女中此系带不明显。

五、阴蒂分为哪三部分？

阴蒂分为三部分，前为阴蒂头，暴露于外阴，富含神经末梢，对性刺激敏感；中为阴蒂体；后为两阴蒂脚，附着于两侧耻骨支上。

六、什么是阴道前庭？

阴道前庭为一菱形区域，前为阴蒂，后为阴唇系带，两侧为小阴唇。阴道前庭的中央有阴道口，阴道口周围有处女膜或处女膜痕。由于前庭大腺位于阴道口两侧，开口在阴道前庭，在性交、分娩或其他情况污染外阴部时，病原体易于侵入而引起炎症，与阴道前庭相关的疾病有阴道前庭大腺囊肿、阴道前庭大腺炎。

七、什么是舟状窝？

阴道口与阴唇系带之间有一浅窝，称为舟状窝（又称阴道前庭窝）。舟状窝在阴茎进入时起缓冲作用。经产妇女此窝消失。

八、尿道旁腺的作用是什么？

在丝状裂隙的后壁上有一对并列的腺体，称为尿道旁腺或斯基恩腺，其分泌物具有润滑尿道口的作用。

九、阴道前庭包括哪些结构？

阴道前庭包括前庭球、前庭大腺、尿道外口、阴道口及处女膜。

1. 前庭球 是由白膜包绕的静脉丛构成的海绵样结构，呈马蹄铁形，具有勃起功能，位于阴道口前庭两侧深部，前与阴蒂静脉相连，后接前庭大腺。前庭球感受心理和局部的刺激及来自阴蒂刺激产生的连锁反应后，可充血隆起，受伤后易出血。

2. 前庭大腺 又称巴多林腺（简称巴氏腺）。位于阴道下端，两侧大阴唇后部，也被球海绵体肌覆盖。两侧各一，如小蚕豆大的圆形或卵圆形腺体。性兴奋时前庭大腺会分泌黄白色黏液，起滑润阴道口作用，正常检查时不能摸到此腺体。若感染或腺管闭塞，会形成前庭大腺脓肿或囊肿，则可看到或触摸到。前庭大腺相当于男性尿道球腺。

3. 尿道口 是尿道的外口，介于耻骨联合下缘及阴道口之间，在阴蒂的下方，为一个不规则的椭圆小孔，小便由此流出。尿道口后壁上有一对并列腺体，称为尿道旁腺，此腺体常有细菌潜伏。由于尿道短且直，又位于阴蒂和阴道口之间，因而在性交时，容易将细菌带入尿道，引起感染。

4. 阴道口 位于前庭后部，在尿道口的正下方。阴道口周围覆盖有一层较薄的黏膜，称为处女膜。阴道口既是经血流出的外口，也是分娩时胎儿出生的最后关口，同时也是性交时阴茎进入阴道内的第一关口。

5. 舟状窝 是阴道口与阴唇系带之间的一个小浅窝，有如小船，称为舟状窝，又叫前庭窝。其在阴茎进入时起缓冲作用。

6. 处女膜 处女膜的解剖结构上看，其并不是字面意义上所谓的一层膜，它其实是一块很薄的薄膜组织，位于阴道外口，为一圈环形皱襞状组织。正常的处女膜上都有孔隙，可呈环状、半圆状、筛状等，称为处女膜孔。处女膜的黏膜组织内含有丰富的微血管、神经末梢等。因而，当处女膜破裂时，常会出现阴道少量流血，并伴有疼痛。①处女膜的作用：青春期前，女性的生殖器官尚未发育完善，阴道的此膜较薄弱、酸度也较低，因而不能阻拦细菌的入侵。而这时的处女膜较厚，就担负起阻拦细菌的重任，起到保护女性生殖系统的作用。青春期后，女性的生殖器官逐渐发育完善，阴道已经具有抵抗细菌入侵的作用，而处女膜却逐渐变得薄弱，也就失去了这一作用。②处女膜孔的作用：女性性成熟后会来月经，经血正是通过处女膜孔而排出体外的。如果处女膜上没有这一孔隙，经血就不能顺利排出体外，这一现象在医学上称为处女膜闭锁。若经血在阴道内长久积聚，可向上流入子宫腔、输卵管，甚至可流入腹腔，造成腹腔感染，引起腹痛。确诊为处女膜闭锁者，必须及时手术治疗，切开处女膜，使经血顺利流出。

十、什么是处女膜？其位置在哪里？

阴道口周缘覆有一层较薄的黏膜皱襞，称为处女膜。处女膜多在中央有一孔，圆形或新月形，少数呈筛状或伞状。处女膜在青春期有阻拦细菌入侵的作用。处女膜多在初次性交时破裂，产后受分娩影响残留数个小隆起状的处女膜痕。

十一、什么是尿生殖三角区？

女性的尿生殖三角区的筋膜构成会阴浅间隙和会阴深间隙。

十二、会阴部的淋巴分布是怎样的？

会阴浅淋巴管沿阴部浅血管汇入腹股沟浅淋巴结；而会阴深淋巴管大部分汇入腹股沟深淋巴结，小部分汇入腹股沟浅淋巴结。少数的淋巴管则沿阴蒂背静脉入盆部，注入髂内淋巴结。阴唇和阴道下部的淋巴管部分入腹股沟淋巴结，部分入盆至骶淋巴结及髂总淋巴结。

十三、女性内生殖器的位置在哪里？

女性内生殖器位于真骨盆内，包括阴道、子宫、输卵管和卵巢。

十四、阴道的位置及形态特点是什么？

阴道位于真骨盆下部中央，为一上宽下窄的管道，前壁长7～9cm，与膀胱和尿道相邻；后壁长10～12cm，与直肠贴近。上端包绕子宫颈阴道部，下端开口于阴道前庭后部。

十五、阴道黏膜的作用是什么？

阴道黏膜色淡红，表面由复层扁平上皮覆盖，无腺体。阴道黏膜会受性激素的影响，有周期性的变化，在绝经后的妇女及幼女，阴道黏膜菲薄，皱襞少，而且伸展性小，容易受创伤而感染。

十六、什么是阴道穹？

子宫颈与阴道间的圆周状隐窝。阴道穹分为互相连通的前部、后部和侧部，以后部最深，阴道穹后部的后上方即为直肠子宫陷凹，两者间仅隔以阴道后壁和覆盖其上的腹膜。临床上可经阴道穹后部穿刺以引流直肠子宫陷凹内的积液或积血，进行诊断和治疗。直肠子宫陷凹是腹膜腔的最低部位，腹腔内的炎性渗出液、脓液等易积于此，因此可经阴道穹后部行穿刺或引流进行诊断和治疗。异位妊娠破裂后，可在阴道穹后部抽出腹腔血液明确诊断。若抽出不凝血即表示有内出血；抽出脓汁表示有感染。

十七、什么是子宫？

子宫是孕育胚胎、胎儿和产生月经的器官。子宫是有腔、壁厚的器官，呈前后略扁的倒置梨形，重 50～70g，长 7～8cm，宽 4～5cm，厚 2～3cm，容量约 5ml。宫体与宫颈的比例因年龄而异，婴儿期为 1:2，成年妇女为 2:1。宫腔为上宽下窄的三角形，两侧通输卵管，尖端朝下通宫颈管。子宫位于盆腔中央，前为膀胱，后为直肠，下端接阴道，两侧有输卵管和卵巢。

十八、子宫的组织结构包括哪些？

子宫的组织结构包括子宫体和子宫颈。

1. 子宫体 包括子宫内膜层、子宫肌层、子宫浆膜层。①子宫内膜：从青春期开始受卵巢激素影响，其表面 2/3 能发生周期性变化，称功能层；靠近子宫肌层的 1/3 内膜无周期性变化为基底层。②子宫肌层：较厚。肌层由平滑肌束及弹力纤维组成。肌层中含有血管，子宫收缩时压迫血管，可有效地制止产后子宫出血。③子宫浆膜层：覆盖在子宫表面的脏层腹膜在子宫与膀胱间及子宫与直肠间形成两个腹膜反折：前面为膀胱子宫陷凹；后面为直肠子宫陷凹，又称道格拉斯腔，为盆腔最低部位。

2. 子宫颈 子宫颈管黏膜为单层高柱状上皮，黏膜内腺体能分泌碱性黏液，形成黏液栓，堵塞子宫颈管。子宫颈阴道部由复层扁平上皮覆盖，表面光滑。子宫颈的相关检查：①子宫颈外口柱状上皮与扁平上皮交接处是宫颈癌的好发部位，宫颈细胞学检查主要用于检查女性阴道或宫颈上皮有否人乳头瘤病毒（human papilloma virus，HPV）的感染。②新柏氏液基细胞学技术（thinprep cytologic test，TCT）宫颈防癌细胞学检查对宫颈癌细胞的检出率为 100%，同时还能发现部分癌前病变，微生物感染如霉菌、滴虫、病毒、衣原体等。③子宫颈管是精子储藏的地方。④子宫颈是胎儿娩出的必经之路，妊娠足月，分娩期的子宫颈逐渐变软，开始扩张，子宫口开大，由 0.5cm 开大至 10cm，为胎儿顺利娩出打开第一道大门。

十九、子宫内膜层的组织结构包括什么？

子宫内膜为一层粉红色黏膜组织，分为功能层和基底层两部分。从青春期开始受卵巢激素影响，其表面 2/3 能发生周期性变化，称功能层；靠近子宫肌层的 1/3 内膜无周期性变化，为基底层。

二十、子宫内膜层的特性是什么？

功能层从青春期开始受卵巢激素影响，发生周期性变化；基底层与子宫肌层紧贴，无周期性变化。

二十一、子宫肌层的结构与特性是什么？

子宫肌层分为 3 层：内层肌纤维环行排列，痉挛性收缩可形成子宫收缩环；中层肌纤维交叉排列，在血管周围呈"8"字形围绕血管，收缩时可压迫血管，有效地制止子宫出血；外层肌纤维呈纵行排列，极薄，是子宫收缩的起点。

二十二、什么是直肠子宫陷凹？

在子宫后面，腹膜沿子宫壁向下，至子宫颈后方及阴道穹后部再折向直肠，形成直肠子宫凹陷，也称道格拉斯腔。

二十三、宫颈癌的好发部位在哪里？

宫颈癌的好发部位为子宫颈外口柱状上皮与扁平上皮交界处。

二十四、子宫韧带有哪些？各子宫韧带相关的作用是什么？

1. 圆韧带 起于子宫两侧外角、输卵管近端附着部位的前下方，在子宫阔韧带前叶的覆盖下向前下方伸展到达两侧骨盆壁，继续沿侧壁向前，经过深环入腹股沟管浅环，止于大阴唇前端皮下。有维持子宫前倾位置的作用。

2. 阔韧带 可限制子宫向两侧倾倒。在宫体两侧的阔韧带中有丰富的血管、神经、淋巴管，以及大量疏松结缔组织，称宫旁组织。子宫动静脉和输尿管均从阔韧带基底部穿过。

3. 主韧带 在阔韧带下部由纤维结缔组织束和平滑肌纤维构成，由子宫颈和阴道两侧向外扩展至盆腔侧壁，又称子宫颈横韧带，向下愈着于盆隔上筋膜。其固定子宫颈的位置，是防止子宫下垂的主要结构。

4. 宫骶韧带 由结缔组织和平滑肌纤维构成。韧带表面有腹膜覆盖，可形成弧形皱襞，短厚有力，其后牵宫颈，间接保持子宫前倾的位置。

二十五、什么是输卵管？

输卵管为一对细长而弯曲的肌性管道，为卵子与精子结合的场所，以及运送受精卵的通道。输卵管由来自卵巢神经丛及子宫阴道丛的交感神经和副交感神经支配。

二十六、输卵管分为几部分？

输卵管由内向外分为4部分：①间质部，潜行于子宫壁内的部分，长约1cm，管腔最窄；②峡部，在间质部外侧，细而较直，管腔较窄，长2~3cm；③壶腹部，在峡部外侧，壁薄，管腔宽大且弯曲，长5~8cm，内含丰富皱襞，受精常发生于此；④伞部，在输卵管最外侧端，长1~1.5cm，开口于腹腔，管口处有许多指状突起，有"拾卵"作用。

二十七、什么是卵巢？

卵巢为一对扁椭圆形的性腺，是产生与排出卵子、分泌甾体激素的性器官。

二十八、卵巢的位置在哪里？

卵巢由外侧的骨盆漏斗韧带（卵巢悬韧带）和内侧的卵巢固有韧带悬于盆壁与子宫之内，借卵巢系膜与阔韧带相连。成人的卵巢位置较低，其长轴近于垂直位。其输卵管端，位于骨盆上口平面的稍下方，髂外静脉附近，恰与骶髂关节相对。子宫口向下，居盆底腹膜的稍上方，与子宫外侧角相接。系膜缘位于脐动脉索后方。游离缘位于输尿管前方。老年女性的卵巢位置更低。卵巢的位置可因子宫位置的不同而不同。当子宫左倾时，左卵巢稍向下移位，子宫端稍转向内；右倾时，则相反。卵巢的输卵管端及其后缘上部被输卵管伞和输卵管漏斗覆盖。

二十九、卵巢的大小是多少？

育龄期妇女卵巢大小约4cm×3cm×1cm，重5~6g，灰白色。卵巢左右各一，灰红色，质较韧硬，呈扁平的椭圆形，表面凸隆，幼女表面平滑，性成熟后，由于卵泡的膨大和排卵后结瘢，致使其表面往往凹凸不平。卵巢的大小和形状也因年龄不同而异。在同一人，左右卵巢并不一致，一般左侧大于右侧。35~45岁卵巢开始逐渐缩小，到绝经期以后，卵巢可逐渐缩小到原体积的1/2。通常成人卵巢的大小相当于本人拇指指头大小。由于卵巢屡次排卵，卵泡破裂萎缩，由结缔组织代替，故其实质渐次变硬。

三十、青春期、育龄期、绝经期卵巢的变化是怎样的？

青春期前卵巢表面光滑；青春期开始排卵后至育龄期，表面逐渐凹凸不平；绝经后卵巢逐渐萎缩变小变硬，盆腔检查时不易触到。

三十一、女性内、外生殖器官的血液供应主要来自哪些动脉？

女性内、外生殖器官的血液供应主要来自卵巢动脉、子宫动脉、阴道动脉及阴道内动脉。

三十二、阴道上、中、下段分别由哪些动脉供给？

阴道上段由子宫动脉子宫颈-阴道支供应，阴道中段由阴道动脉供应，阴道下段主要由阴道内动脉和痔中动脉供应。

三十三、阴部内动脉分为哪四支？

1. **痔下动脉** 分布于直肠下段及肛门部。
2. **会阴动脉** 分布于会阴浅部。
3. **阴唇动脉** 分布于大、小阴唇。
4. **阴蒂动脉** 分布于阴蒂及前庭球。

三十四、女性内、外生殖器官分别由哪些神经支配？

女性内外生殖器官由躯体神经和自主神经共同支配。

1. **外生殖器的神经支配** 主要由阴道神经支配。
2. **内生殖器的神经支配** 主要由交感神经和副交感神经支配。

三十五、骨盆由哪几部分组成？

骨盆由骶骨、尾骨及左右两块髋骨组成。每块髋骨又是由髂骨、坐骨及耻骨组成的不规则骨骼。骶骨形似三角，前面凹陷称骶窝，三角形底的中部前缘突出，形成骶岬（相当于髂总动脉分叉水平）。骶岬是妇科腹腔镜手术的重要标志之一，并且是产科骨盆内测量对角径的重要据点。

三十六、组成骨盆的骨骼有哪些？

骶骨由5~6块骶椎融合而成；尾骨由4~5块尾椎合成；髋骨由髂骨、坐骨和耻骨融合而成。

三十七、什么是骶角和骶管裂孔？

第5骶椎下关节突即骶角。左右骶角之间是骶管裂孔，为硬膜外腔的终止平面。在会阴部手术中常用的麻醉方法是经过骶管裂孔穿刺可行骶尾神经阻滞麻醉。

三十八、妇科腹腔镜手术的重要标志是什么？

骶髂是妇科腹腔镜手术的重要标志之一，也是产科骨盆内测量对角径的重要据点。

三十九、骨盆的关节由哪些部分组成？

骨盆的关节包括耻骨联合、骶髂关节和骶尾关节。在骨盆的前方两耻骨之间有纤维软骨连接，称为耻骨联合，妊娠期受女性激素影响变松动，分娩过程中可出现轻度分离，有利于胎儿娩出。在骨盆后方，两髂骨与骶骨相接，形成骶髂关节。骶尾关节有一定活动度，分娩时尾骨后移可加大出口前后径。

四十、判断中骨盆是否狭窄的重要指标是什么？

骶棘韧带宽度（坐骨切迹宽度）是判断中骨盆是否狭窄的重要指标。

四十一、骨盆怎样分界？

以耻骨联合上缘、髂耻缘及骶髂上缘的连线为界，将骨盆分为真骨盆和假骨盆两部分。

四十二、真骨盆的定义是什么？

真骨盆又称小骨盆，位于骨盆分界线之下，又称骨产道，是胎儿娩出的通道。

四十三、中骨盆横径的重要径线是什么？

两坐骨棘连线的长度是衡量中骨盆横径的重要径线，同时坐骨棘又是分娩过程中衡量胎先露部下降程度的重要标志。

四十四、衡量胎先露下降程度的重要标志是什么？

两坐骨棘连线的长度是衡量胎先露下降程度的重要标志。

四十五、骨盆有哪几种类型？

骨盆分四种类型，分别为：

1. 女型 骨盆入口呈横椭圆形，髂骨翼宽而浅，入口横径较前后径稍长，耻骨弓较宽，两侧坐骨棘间径≥10cm。本型最常见，为女性正常骨盆。我国妇女占52%～58.9%。

2. 扁平型 骨盆入口呈长椭圆形，入口横径大于前后径，盆骨侧壁直，耻骨弓宽，骶骨失去正常弯度，变直向后翘或深弧形，故骨盆浅，较为常见，我国妇女占23.2%～29%。

3. 类人猿型 骨盆入口呈长椭圆形，入口前后径大于横径，骨盆两侧壁稍内聚，坐骨棘较突出，坐骨切迹较宽，耻骨弓较窄，骶骨向后倾斜，故骨盆前部较窄而后部较宽，骶骨往往有6节，类人猿型骨盆较其他类型深，我国妇女占14.2%～18%。

4. 男型 骨盆入口略呈三角形，两侧壁内聚，坐骨棘突出，耻骨弓较窄。坐骨切迹窄，呈高弓形，骶骨较直而前倾，致出口后矢状径较短。骨盆腔呈漏斗形，往往造成难产，少见，我国妇女仅占1%～3.7%。

四十六、骨盆底的前后两个三角区位于哪里？

前三角区为尿生殖三角，向后下倾斜，有尿道和阴道通过；后三角区为肛门三角，向前下倾斜，有肛管通过。

四十七、盆底由哪几部分组成？

盆底由盆腔内筋膜（子宫骶骨韧带、宫颈主韧带、直肠阴道筋膜和耻骨宫颈韧带）、会阴肌肉筋膜和肛提肌（其肌束及内、外两层筋膜组成盆隔）等组成。

四十八、为什么说骨盆前部是骨盆薄弱区？

由于骨盆前部是耻骨上、下支形成的弓形部位，是后部负重弓的支撑部分，因其骨质脆弱，容易骨折，故为骨盆薄弱区。

四十九、女性骨盆的特点是什么？

女性骨盆宽而短，盆腔呈盆状，盆壁较薄弱、光滑，髂骨翼深而宽；骨盆倾斜度较大，为50°～60°；耻骨弓成90°～100°的钝角；入口多为横向卵圆形；坐骨结节外翻，坐骨棘短小，出口横径和前后径较大。

五十、什么是耻骨后间隙？

耻骨后间隙亦称膀胱前间隙，位于耻骨联合及膀胱下外侧面之间，两侧为脐内侧韧带在盆壁的附着处。因为富含脂肪、疏松结缔组织和静脉丛，故耻骨骨折可在此间隙形成血肿。

五十一、什么是骨盆直肠间隙？

骨盆直肠间隙位于腹膜下盆隔上面之间，后为直肠与直肠侧韧带，前为直肠阴道隔。在此间隙形成脓肿，如不及时引流，可穿入直肠、阴道或膀胱，此区域脓肿全身感染症状明显，局部症状轻。可通过肛诊进行确诊。

五十二、阴道括约肌及尿道括约肌的作用是什么？

阴道括约肌为成对肌肉，起源于会阴中心腱，抵至阴蒂海绵体白膜及周围组织，收缩时缩小阴道口，前部纤维压迫阴蒂背神经，使阴蒂勃起，具有收缩阴道的作用。

尿道括约肌：在会阴深间隙内侧有会阴深横肌尿道阴道括约肌，尿道括约肌环绕尿道，控制排尿。在会阴侧切术时，根据女性生殖三角的结构特点，应按层次缝合。

五十三、骨盆底的内层结构有哪些？

肛提肌及其内、外面各覆一层筋膜组成骨盆底的内层结构。

五十四、会阴的广义定义是什么？

广义的会阴是指封闭骨盆出口的所有软组织，前起耻骨联合下缘，后至尾骨尖，两侧为耻骨降支、坐骨升支、坐骨结节和骶结节韧带。

五十五、会阴的狭义定义是什么？

狭义的会阴是指位于阴道口和肛门之间的楔形组织，厚3~4cm，又称会阴体，由表及里为皮肤、皮下脂肪、筋膜、部分肛提肌和会阴中心腱。

五十六、什么情况可造成大便失禁？

肛门外括约肌深浅两部围绕直肠纵肌及肛门内括约肌，并联合肛提肌的耻骨直肠肌肉，在肛管直肠结合处形成肌性的肛管直肠环。在手术切断此环及会阴裂伤的情况下会造成大便失禁。

五十七、女性生殖器邻近器官有哪些？

女性生殖器邻近器官包括尿道、膀胱、输尿管、直肠及阑尾。

五十八、什么是尿道旁腺？

尿道黏膜及黏膜下层形成尿道黏膜皱襞，黏膜下层与肌层之间有疏松的结缔组织，其中分布着许多小腺体，导管开口于尿道黏膜表面，其中较大的腺体开口于尿道两侧，即尿道旁腺。

五十九、尿道的血管主要有哪些分布？

尿道的血管主要由膀胱下动脉、子宫动脉及阴部内动脉的分支供应，静脉血流入膀胱静脉丛和阴部静脉丛，最后注入髂内静脉。

六十、输尿管的位置在哪里？

起自肾盂，在腹膜后沿腰大肌前面偏中线侧下行（腰段）；在骶髂关节处跨髂外动脉起点的前方进入骨盆腔（盆段），并继续在腹膜后沿髂内动脉下行，到达阔韧带基底部向前方走行，在子宫颈部外侧约2cm，于子宫动脉下方穿过，位于子宫颈阴道上部的外侧1.5~2.0cm处，斜向前内穿越输尿管隧道进入膀胱。

六十一、输尿管的血管主要有哪些分布？

输尿管的血液供应有不同的来源，综合管径粗细及发出率高低主要为来源于肾动脉、腹主动脉、髂总动脉、髂内动脉、卵巢动脉、膀胱下动脉、子宫动脉等分支供应，而在女性中以子宫动脉的发出率最高，为95%。

六十二、膀胱的位置在哪里？

膀胱是一肌性空腔器官，位于耻骨联合之后和子宫之前。成人平均膀胱容量为400ml。

第二章 女性生殖系统生理

一、女性一生分为几个不同的生理阶段？

胎儿期（fetal period）、新生儿期（neonatal period）、儿童期（childhood）、青春期（adolescence or puberty）、性成熟期（sexual maturity）、围绝经期（perimenopausal period）、老年期（senility）。

二、什么时候称为胎儿期？

胎儿期是指胚胎在母体中发育至出生前的时期。

三、什么时候称为新生儿期？

新生儿期是指出生后 4 周内。

四、什么时候称为儿童期？

儿童期是指出生 4 周到 12 岁左右，又分为儿童早期（出生 4 周至 8 岁之前）和儿童后期（8 岁之后至 12 岁左右）。

五、什么时候称为青春期？

青春期是儿童到成人的转变，是生殖器官、内分泌、体格逐渐发育至成熟的阶段，世界卫生组织（WHO）规定青春期为 10～19 岁。

六、什么时候称为性成熟期？

性成熟期又称生育期，是卵巢生殖功能与内分泌功能最旺盛的时期，一般从 18 岁左右开始，历时约 30 年。

七、什么时候称为围绝经期？

WHO 将围绝经期定义为从出现与绝经有关的内分泌、生物学和临床特征起（约 40 岁）至绝经后一年的时期；一般始于 40 岁，短可历时 1～2 年，长可历时 10～20 年。

八、什么时候称为老年期？

老年期是指绝经后的生命时期，一般认为 60 岁以后的妇女即进入老年期。

九、正常女性的染色体表现是什么？

受精卵是由父系和母系来源的 23 对（46 条）染色体组成的新个体，其中 1 对染色体在性发育中起着决定性作用，称性染色体（sex chromosome）。性染色体 X 和 Y 决定胎儿的性别，其中 XX 发育为女性。

十、胎儿期女性生殖系统是如何发育的？

胎儿期女性因胚胎细胞为 XX 体细胞及原始生殖细胞表面无组织相容性 H-Y 抗原，未分化性腺则发育为卵巢。卵巢的形成比睾丸晚，至胚胎 8～10 周性腺组织才出现卵巢结构。原始生殖细胞分化为初级卵母细胞，性索皮质的扁平细胞构成原始细胞。初级卵母细胞的寿命可长达近 50 年。卵巢形成后，因无雄激素和副中肾管抑制因子，因此中肾管退化，两条副中肾管发育为女性生殖道。

十一、女性各时期卵细胞的数量有多少？

女性一生中卵巢内细胞的储备在胎儿期已成定局，卵原细胞的有丝分裂、减数分裂及退化三种过程决定卵巢内卵细胞的数目。在胎龄 8 周的时候大约有卵细胞 60 万个，20 周的时候约为 700 万个。出生的时候只剩下约 200 万个，在月经初潮时剩下 30 万～40 万个。女性一生中大约排出 400 个成熟的卵子。多数女性在 37 岁后卵细胞数目减少迅速，到绝经时卵母细胞基本上已经耗尽。

十二、女性新生儿出生后为什么会出现少量阴道流血？

女性新生儿出生后因脱离母体环境，血中女性激素水平迅速下降，可出现少量阴道流血情况，称为假月经，属于正常的生理变化，短期内能自然消退。

十三、新生儿期女性生殖系统的生理特点有哪些？

女性胎儿在母体内由于受到胎盘及母体性腺所产生的女性激素影响，子宫内膜和乳房均有一定程度的发育，常见的临床表现有外阴较丰满，乳房略隆起或少许泌乳及假月经。

十四、儿童期女性下丘脑-垂体-卵巢轴有何变化？

儿童早期由于下丘脑、垂体对低水平雌激素（≤10pg/ml）的负反馈及中枢性抑制因素的高度敏感，使得下丘脑-垂体-卵巢轴功能处于抑制状态，无法释放促性腺激素释放激素（gonadotropin-releasing hormone，GnRH）。儿童后期下丘脑-垂体-卵巢轴抑制状态解除，下丘脑通过释放GnRH，作用于卵巢，使卵巢内卵泡发育并分泌性激素。

十五、儿童早期女性生殖系统有哪些变化？

阴道狭长，上皮薄，无皱襞，细胞内缺乏糖原，阴道酸度低，抗感染力弱，容易发生炎症；子宫小，宫颈较长，约占子宫全长的2/3，子宫肌层亦很薄；输卵管弯曲且很细；卵巢长而窄，卵泡虽能大量生长，但仅低度发育即萎缩、退化。子宫、输卵管及卵巢均位于腹腔内，接近骨盆入口。

十六、儿童后期女性生殖系统有哪些变化？

卵巢形态逐渐由长、窄变为扁卵圆形，子宫、输卵管及卵巢逐渐由腹腔向骨盆腔内下降。女性特征也逐渐开始呈现，胸、髋、肩部及耻骨前面有皮下脂肪堆积，乳房也开始发育。

十七、青春期女性生殖系统的生理特点有哪些？

青春期女性生殖系统生理特点包括第一性征（first sexual characteristics）和第二性征（secondary sexual characteristics）的变化。第一性征的变化是指内、外生殖器官从幼稚型转变为成人型，表现为阴阜隆起、大阴唇变厚、小阴唇变大且有色素沉着；阴道长度及宽度增加，阴道黏膜变厚并出现皱襞；子宫增大，尤其宫体明显增大，子宫体占子宫全长2/3（子宫体与子宫颈的比例为2∶1）；输卵管变粗，弯曲度减小，黏膜出现许多皱襞与纤毛；卵巢增大，有不同发育阶段的卵泡，致使卵巢表面稍呈凹凸不平。除生殖器官以外，其他女性特有的性征称为第二性征，表现为音调变高、乳房丰满而隆起、出现阴毛及腋毛、骨盆横径发育大于前后径，以及胸、肩部皮下脂肪增多等。

十八、青春期发动是指什么？

中枢性负反馈抑制状态解除，促性腺激素和卵巢性激素水平升高，第二性征出现，并最终获得成熟的生殖功能，这就是青春期发动。

十九、青春期不同阶段女性生殖系统的生理特点有哪些？

青春期女性生殖系统的发育按照时间先后顺序经历以下四个不同阶段。

1. 乳房发育（thelarche） 是女性第二性征的最初特征。一般女性接近10岁时乳房开始发育，约3.5年时间发育为成熟型。

2. 肾上腺功能初现（adrenarche） 是指青春期肾上腺雄激素分泌增加引起阴毛和腋毛的生长，提示下丘脑-垂体-肾上腺雄激素轴功能近趋完善。该阶段阴毛首先发育，约2年后腋毛开始发育。

3. 生长加速（growth spurt） 由于雌激素、生长激素和胰岛素样生长因子（insulin-like growth factor，IGF）Ⅰ分泌增加，使青春期女性体格生长呈直线加速，多见于11~12岁，平均每年可生长9cm，月经初潮后开始减缓。

4. 月经初潮（menarche） 是指女性第一次月经来潮，为青春期的重要标志。由于此时中枢对雌激素的正反馈机制尚未成熟，即使卵泡发育成熟也不能排卵，故青春期月经周期常不规律，5~

7年建立规律的周期性排卵后，月经才逐渐正常。

二十、性成熟期女性生殖系统的生理特点有哪些？

性成熟期女性性功能旺盛，卵巢功能完全成熟，已建立规律的周期性排卵，生殖器官及乳房在卵巢性激素作用下发生周期性变化。

二十一、围绝经期女性生殖系统的生理特点有哪些？

围绝经期卵巢功能逐渐衰退，卵泡数量明显减少且绝大部分为残留卵泡，月经常不规则，生殖器官逐步萎缩，直至绝经，生育能力完全终止。

二十二、围绝经期女性有哪些临床表现？

围绝经期由于卵巢功能衰退，性激素水平明显下降，女性可出现一系列躯体及精神心理症状，表现为月经紊乱、血管舒缩症状（如潮红、潮热）、精神神经症状（如情绪烦躁、易激动、失眠、注意力不集中、多言多语、大声哭闹）、泌尿生殖道及皮肤萎缩、骨质疏松等，称为围绝经期综合征（perimenopausal syndrome，MPS）。

二十三、老年期女性生殖系统的生理特点有哪些？

老年期女性卵巢功能已完全衰竭，雌激素水平低落，不足以维持女性第二性征，生殖器官进一步萎缩老化；易发生感染，出现老年性阴道炎；骨代谢失常引起骨质疏松，易发生骨折。

二十四、什么是月经？

月经（menstruation）是指伴随卵巢周期性变化而出现的子宫内膜周期性脱落及出血。规律月经的出现是生殖功能成熟的重要标志。月经第一次来潮称为月经初潮，多发生在13~14岁，早可至11岁，晚可至15岁，其早晚主要受遗传因素影响，但若15岁以后尚未来潮者需引起重视。

二十五、月经血的特征是什么？

月经血呈暗红色，除血液外，还有子宫内膜碎片、宫颈黏液及脱落的阴道上皮细胞。月经血的主要特点是不凝固，在正常情况下偶尔会有血凝块。有研究认为，月经血在刚离开血液循环后是凝固的，但由于月经血中含有大量纤维蛋白溶酶，而纤维蛋白溶酶对纤维蛋白有溶解作用，故月经血不凝。

二十六、正常的月经周期一般多久？

出血的第1日为月经周期的开始，两次月经第1日的间隔时间称为月经周期，正常的月经周期一般为21~35日，平均28日；短于21日为月经频发，超过35日为月经稀发。

二十七、正常经期一般多久？

每次月经持续时间称为经期，正常的经期一般为2~8日，平均4~6日。

二十八、正常月经量一般多少？

月经量为一次月经的总失血量，正常的月经量一般为20~60ml；超过80ml为月经过多。

二十九、月经期的临床表现有哪些？

月经期一般无特殊不适，但由于月经期盆腔充血及前列腺素（prostaglandin，PG）的作用，有些女性可出现下腹部及腰骶部下坠不适或子宫收缩痛，个别可有膀胱刺激症状（如尿频）、轻度神经系统不稳定症状（如头痛、失眠、易激动）、胃肠功能紊乱（如食欲减退、恶心、呕吐、便秘或腹泻），以及皮肤痤疮等，但一般不严重，不影响女性的正常生活。

三十、卵巢的功能是什么？

卵巢是女性的生殖腺，它的生理功能有：①每个月排出一个有受精能力的卵细胞；②分泌性激素及多肽类物质，促使女性第二性征及生殖道的发育，为受精及受精卵着床做好准备，支持胚胎的早期发育。

三十一、卵巢有哪些周期性变化？

卵巢内有多种结构相互作用，维持着女性的生殖周期，因此具有"盆腔钟"的称谓。从青春期开始到绝经前，卵巢在形态和功能上发生周期性变化称卵巢周期，历经以下周期性变化。

1. 卵泡的发育及成熟 经历原始卵泡、窦前卵泡、窦状卵泡和成熟卵泡的发育过程。一般认为，正常妇女生育期每个周期中仅有数个卵泡发育成熟。约在周期第 7 天，有一卵泡优先发育成为优势卵泡，其余卵泡逐渐退化闭锁。

2. 排卵 卵细胞和它周围的一些细胞一起被排出的过程称排卵，排卵多发生在下次月经来潮前 14 日左右。在黄体生成素/促卵泡激素（luteinizing hormone/follicle stimulating hormone，LH/FSH）峰的刺激下，在预定的时间内卵巢以其特定的顺序相继发生一系列的变化，最终的结果为释放一个具有受精能力的卵子。

3. 黄体形成与退化 排卵后 7~8 日黄体体积达高峰。正常排卵周期黄体功能仅限于 14 日内，黄体衰退后月经来潮，卵巢又开了新的周期，为接纳受精卵着床及维持早期胚胎发育做好准备。

三十二、雌激素的周期性变化是什么？

1. 卵泡开始发育时，雌激素分泌量很少。
2. 至月经第 7 日卵泡分泌雌激素量迅速增加，于排卵前达高峰。
3. 排卵后由于卵泡液中雌激素释放至腹腔使循环中雌激素暂时下降，排卵后 1~2 日，黄体开始分泌雌激素使循环中雌激素显著上升，在排卵后 7~8 日黄体成熟时，循环中雌激素形成又一高峰。
4. 此后，黄体萎缩，雌激素水平急剧下降，在月经前达最低水平。

三十三、孕激素的周期性变化是什么？

1. 卵泡期卵泡不分泌孕酮，排卵前成熟卵泡的颗粒细胞在 LH 排卵峰的作用下黄素化，开始分泌少量孕酮。
2. 排卵后黄体分泌孕酮逐渐增加至排卵后 7~8 日黄体成熟时，分泌量达最高峰。
3. 以后逐渐下降，到月经来潮时降到卵泡期水平。

三十四、雄激素的周期性变化是什么？

妇女体内雄激素主要来源于肾上腺皮质，排卵前循环中雄激素升高，一方面可促进非优势卵泡闭锁，另一方面可提高性欲。

三十五、雌激素的生理作用有哪些？

1. 促进子宫肌细胞增生和肥大，使肌层变厚；增进血运，促使和维持子宫发育；增加子宫平滑肌对缩宫素的敏感性。
2. 使子宫内膜增生、修复。
3. 使宫颈口松弛、扩张，宫颈黏液分泌增加，质变稀薄，易拉成丝状。
4. 促进输卵管发育，加强输卵管节律性收缩的振幅。
5. 使阴道上皮细胞增生和角化，黏膜变厚，并增加细胞内糖原含量，使阴道维持酸性环境。
6. 使阴唇发育、丰满、色素加深。
7. 促使乳腺腺管增生，乳头、乳晕着色，促进其他第二性征的发育。
8. 协同 FSH 促进卵泡发育，有助于卵巢积储胆固醇。
9. 通过对下丘脑和垂体的正负反馈调节，控制促性腺激素的分泌。
10. 促进水钠潴留；促进肝脏高密度脂蛋白合成，抑制低密度脂蛋白合成，降低循环中胆固醇水平；促进骨质代谢。

三十六、孕激素的生理作用有哪些？

1. 降低子宫平滑肌兴奋性及其对缩宫素的敏感性，抑制子宫收缩，有利于胚胎及胎儿宫内生长发育。

2. 使增生期子宫内膜转化为分泌期内膜，为受精卵着床作好准备。

3. 使宫颈口闭合，黏液减少，质变黏稠，拉丝度减少。

4. 抑制输卵管肌节律性收缩的振幅。

5. 加快阴道上皮细胞脱落。

6. 促进乳腺腺泡发育成熟。

7. 在月经中期具有增强雌激素对垂体 LH 排卵峰释放的正反馈作用；在黄体期对下丘脑、垂体有负反馈作用，抑制促性腺激素分泌。

8. 兴奋下丘脑体温调节中枢，使体温升高。临床上可以此作为判定排卵日期的标志之一。

9. 促进水钠排泄。

三十七、孕激素与雌激素的协同和拮抗作用有哪些？

1. 协同作用 孕激素在雌激素作用的基础上，进一步促使女性生殖器和乳房的发育，为妊娠准备条件。

2. 拮抗作用 雌激素促进子宫内膜的增生与修复，孕激素则限制子宫内膜增生，并使增生期子宫内膜转化为分泌期内膜。另外还表现在子宫收缩、输卵管蠕动、宫颈黏液变化、阴道上皮细胞角化和脱落，以及水钠的潴留与排泄等。

三十八、雄激素的生理作用有哪些？

1. 对女性生殖系统的影响 自青春期开始，雄激素分泌增加，促使阴蒂、阴唇和阴阜的发育，促进阴毛、腋毛生长。但雄激素过多会对雌激素产生拮抗作用，如减缓子宫及其内膜的生长与增殖，抑制阴道上皮的增生和角化。若长期使用，可出现男性化的表现。

2. 对机体代谢功能的影响 雄激素能促进蛋白合成，促进肌肉生长，并刺激骨髓中红细胞的增生。在性成熟期前，促使长骨骨基质生长与钙的保留；性成熟后可导致骨骺的关闭，使生长停止。可促进肾远曲小管对水、钠的重吸收并保留钙。

三十九、卵巢功能的检查方法有哪些？

1. 孕激素试验 适用于闭经的患者，方法为肌内注射黄体酮 20mg/d，至少连续 3 天，停药后有阴道流血者为阳性，提示下生殖道正常，子宫内膜已受雌激素影响，为Ⅰ度闭经。无阴道流血者为阴性。在排除妊娠后，提示下生殖道子宫内膜不正常或体内雌激素水平低落。

2. 雌、孕激素试验 用于孕激素试验阴性的闭经患者。方法为口服戊酸雌二醇 3~4mg/d，连续 21 天，继续肌内注射黄体酮 20mg/d，连续 3 天，停药后 2 周内若有阴道流血为阳性，提示子宫或其内膜不正常。

3. GnRH 兴奋试验 适用于 Gn 水平正常或低下的闭经患者。目的是了解垂体分泌 LH、FSH 的功能。常静脉注射人工合成的 GnRH 100μg，观察给药前后的血 FSH、LH 的浓度变化。垂体性闭经的患者反应减低或者消失，下丘脑闭经的患者则为正常或高亢。

四十、子宫内膜从形态上如何分层？

子宫内膜从形态上分为功能层和基底层。功能层是胚胎植入的部位，受卵巢激素的调节，具有周期性增殖、分泌和脱落性变化；基底层在月经后再生并修复子宫内膜创面，重新形成子宫内膜功能层。

四十一、子宫内膜的组织学变化包括什么？

根据子宫内膜的组织学变化可将月经周期分为增殖期、分泌期、月经期 3 个阶段。

1. 增殖期（proliferative phase） 即月经周期的第 5~14 日，与卵巢周期中的卵泡期相对应。

在雌激素作用下，内膜的各种成分包括表面上皮、腺体、间质、血管均处于增殖性生长过程。一般持续2周，生理情况下可有10～20天波动。

2. 分泌期（secretory phase） 即月经周期的第15～28日，与卵巢周期中的黄体期相对应。排卵后，内膜除受雌激素影响外，主要受黄体分泌的孕酮作用。孕酮使内膜腺体细胞出现分泌活动，因此称为分泌期。由于孕酮的抗雌激素作用，使内膜的总高度限制在排卵前范围5～6mm。排卵后3天上皮停止增殖，内膜内其他各种成分在限定的空间内继续生长，使腺体进行性弯曲及螺旋动脉高度螺旋化。

3. 月经期（menstruation phase） 即月经周期的第1～4日，是子宫内膜功能层崩解脱落期。在未受孕情况下，黄体萎缩，雌、孕激素水平下降，使内膜组织萎缩和螺旋小动脉舒缩。随着内膜的萎缩，螺旋小动脉血流减少，进而呈现痉挛性舒缩，导致内膜缺血发白；受损缺血的内膜组织逐渐扩大、变性、坏死；血管壁通透性增加，使血管破裂导致内膜底部血肿形成；变性、坏死的内膜组织与血液相混排出，形成月经血。

四十二、不同增殖期子宫内膜组织学变化的表现是怎样的？

增殖期的子宫内膜厚度由薄变厚（由0.5mm增厚至3～5mm），以腺体增殖反应最明显。根据增殖程度分为早、中、晚3期。

1. 增殖早期 即月经周期的第5～7日。此期内膜较薄，仅1～2mm；腺体狭窄且稀疏，腺上皮细胞呈立方形或低柱状；间质较致密，细胞呈星形；螺旋小动脉位于内膜深层。

2. 增殖中期 即月经周期的第8～10日。此期最明显的特征是间质水肿；腺体数量迅速增长，呈弯曲形；腺上皮细胞表现增生活跃呈柱状，且有分裂象；螺旋小动脉逐渐发育，管壁变厚。

3. 增殖晚期 即月经周期的第11～14日。此期雌激素水平达高峰，内膜增厚至3～5mm，表面高低不平，略呈波浪形；腺上皮细胞继续生长呈高柱状，核分裂象增多，腺体向周围扩张，朝内膜腔的子宫内膜表面形成一层连续的上皮层；间质细胞呈星状，并相互结合成网状；螺旋小动脉在此期末到达子宫内膜表面的上皮层之下，并在此形成疏松的毛细血管网。

四十三、不同分泌期子宫内膜组织学变化有什么表现？

分泌期的子宫内膜厚且疏松，含有丰富的营养物质，有利于受精卵着床发育。根据腺体分泌的不同阶段分为早、中、晚3期。

1. 分泌早期 即月经周期的第15～19日。此期内膜腺体更长、屈曲更明显；腺上皮细胞的核下开始出现含糖原的空泡，称核下空泡；间质水肿；螺旋小动脉继续增生、弯曲。

2. 分泌中期 即月经周期的第20～23日。此期内膜较前更厚并呈锯齿状；腺体内的糖原空泡自核下向腺腔移动，突破腺细胞顶端胞膜，溢入腺体，称顶浆分泌，此过程历经7日；间质更加疏松、水肿；螺旋小动脉进一步增生、弯曲。

3. 分泌晚期 即月经周期的第24～28日。此期为月经来潮前期，相当于黄体退化阶段。子宫内膜厚达10mm并呈海绵状；内膜腺体开口面向宫腔，有糖原等分泌物溢出；间质更疏松、水肿；表面上皮细胞下的间质分化为小圆形的有分叶核、肥大的蜕膜样细胞及有玫瑰红颗粒的内膜颗粒细胞；螺旋小动脉迅速增长，超出内膜厚度，更加弯曲。

四十四、增殖期子宫内膜腺体细胞的重要变化是什么？

增殖期子宫内膜腺体细胞的重要变化表现为纤毛细胞和微绒毛细胞的增加。纤毛细胞出现于月经周期的第7～8日，可促进子宫内膜分泌物的流动和分布；微绒毛细胞可增加腺细胞的排泄和吸收功能。

四十五、分泌期子宫内膜超微结构的特征性变化是什么？

分泌期子宫内膜超微结构的特征性变化是巨大线粒体的出现和核仁通道系统（NCS）的形成。NCS由核膜呈螺旋状折叠，伸入核内或核仁内形成，仅在排卵后出现。

四十六、子宫内膜的雌、孕激素受体分别有什么变化？

雌激素受体（estrogen receptor，ER）数量在增殖期子宫内膜时最高，排卵后减少；孕激素受体（progestogen receptor，PR）数量在排卵时最高，可出现一高峰值，若未受孕在排卵后逐渐减少。

四十七、在卵巢性激素作用下，阴道上皮有怎样的周期性变化？

雌激素使阴道黏膜上皮增生，脱落细胞群中的成熟细胞数量相对增加；孕激素使阴道黏膜上皮脱落，中层细胞数量增加。因此，可以根据阴道上皮脱落细胞来评价女性生殖内分泌情况。

四十八、在卵巢性激素作用下，宫颈黏液有何周期性变化？

宫颈黏液主要由子宫颈内膜腺体的分泌物组成，此外还包括少量来自内膜和输卵管的液体，以及来自子宫颈、宫腔的碎片和白细胞。月经期后，雌激素水平降低，宫颈黏液分泌量减少，随着雌激素水平不断提高，宫颈黏液在排卵期分泌量增加，每日高达 700mg。除了宫颈黏液的分泌量会发生周期性变化外，宫颈黏液的性质也呈现周期性变化。排卵期受雌激素影响，宫颈黏液稀薄、拉丝度好，有利于精子的穿透；排卵后在孕激素作用下，质地变黏稠、拉丝度差，可防止细菌穿透。此外，宫颈黏液还含有羊齿植物叶状结晶，这种结晶在月经周期的第 8～10 日出现，排卵前期达到高峰，排卵后在孕激素的作用下消失。临床上，根据羊齿植物叶状结晶检测结果，可了解卵巢功能。

四十九、卵巢性激素对输卵管的影响有哪些？

输卵管包括肌层和黏膜层，黏膜层由上皮细胞组成，包括纤毛细胞和分泌细胞。雌激素可促进输卵管黏膜上皮纤毛细胞和分泌细胞生长，为卵子提供运输和种植前的营养物质；促进输卵管发育及输卵管肌层的节律性收缩。孕激素会抑制输卵管黏膜上皮纤毛细胞生长，减低分泌细胞分泌黏液的功能，抑制输卵管肌层的节律性收缩。

五十、在卵巢性激素作用下，乳房有何周期性变化？

雌激素促进乳腺管增生，孕激素促进乳腺小叶及腺泡生长。由于乳腺管扩张、充血及乳房间质水肿，部分女性可在经期前有乳房肿胀和疼痛感，月经来潮后消退。

五十一、月经周期受什么调节？

月经周期主要受下丘脑-垂体-卵巢轴的神经内分泌调节，抑制素-激活素-卵泡抑制素系统也参与对月经周期的调节。

五十二、性腺轴的组成及功能有哪些？

性腺轴组成：下丘脑-垂体-卵巢轴是一个完整而协调的神经内分泌系统。它的每个环节均有其独特的神经内分泌功能，并且互相调节、互相影响。它的主要生理功能是控制女性发育、正常月经和性功能，因此又称性腺轴。此外，它还参与机体内环境和物质代谢的调节。

五十三、FSH 的主要生理作用包括哪些？

1. 直接促进窦前卵泡及窦卵泡颗粒细胞增殖与分化，分泌卵泡液，使卵泡生长发育。
2. 激活颗粒细胞芳香化酶，合成与分泌雌二醇。
3. 在前一周期的黄体晚期及卵泡早期，促使卵巢内窦卵泡群的募集。
4. 促使颗粒细胞合成分泌 IGF 及其受体、抑制素、激活素等物质，并与这些物质协同作用，调节优势卵泡的选择与非优势卵泡的闭锁退化。
5. 在卵泡期晚期与雌激素协同，诱导颗粒细胞生成 LH 受体，为排卵及黄素化做准备。

五十四、LH 的主要生理作用包括哪些？

1. 在卵泡期刺激卵泡膜细胞合成雄激素。
2. 排卵前促使卵母细胞最终成熟及排卵。
3. 在黄体期维持黄体功能，促进孕激素、雌二醇和抑制素 A 的合成与分泌。

五十五、雌激素对下丘脑的正负反馈的作用是什么？

1. 正反馈 在卵泡期晚期，随着卵泡的发育成熟，雌激素的分泌达到阈值，即可发挥正反馈作用，刺激 LH 分泌高峰。

2. 负反馈 在卵泡期早期，一定水平的雌激素负反馈作用于下丘脑，抑制垂体的促性腺激素分泌；在黄体期，协同孕激素对下丘脑产生负反馈作用。

五十六、孕激素在排卵前、黄体期的反馈作用是什么？

1. 在排卵前，低水平的孕激素可增强雌激素对促性腺激素的正反馈作用。
2. 在黄体期，高水平的孕激素对促性腺激素的脉冲分泌产生负反馈抑制作用。

五十七、月经周期的调节机制是什么？

月经是由下丘脑、垂体和卵巢三种生殖激素之间的相互作用来调节的。

1. 月经期和增殖期 血雌二醇和孕酮水平很低——腺垂体和下丘脑的负反馈作用减弱——下丘脑对促性腺激素的分泌增加——腺垂体分泌的卵泡刺激素和黄体生成素增加——卵泡发育——雌激素分泌增多——雌激素刺激子宫内膜——增殖期。

2. 排卵 黄体生成素使孕激素分泌增多导致排卵——雌激素与孕激素水平均升高。

3. 黄体退化 雌激素与孕激素升高对下丘脑和腺垂体可产生负反馈抑制加强，导致黄体退化，进而雌激素和孕激素水平降低。

4. 月经 子宫内膜失去两种激素支持即发生月经。此时，两种激素减少又开始了下一个月经周期。

五十八、甲状腺对月经周期的影响是什么？

1. 青春期以前发生甲状腺功能减退者，可出现月经失调，表现为月经过少、稀发，甚至闭经。
2. 轻度甲状腺功能亢进时，子宫内膜过度增生，表现为月经过多、过频，甚至发生功能失调性子宫出血。
3. 当甲状腺功能亢进发展至中、重度时，甲状腺素的分泌、释放及代谢等过程受抑制，临床表现为月经稀发、月经量减少，甚至闭经。

五十九、肾上腺对月经周期的影响是什么？

肾上腺为女性雄激素的主要来源，少量雄激素为正常妇女的阴毛、腋毛、肌肉及全身发育所必需。但若雄激素分泌过多，可抑制下丘脑分泌 GnRH，并有对抗雌激素的作用，使卵巢功能受到抑制而出现闭经，甚至男性化表现。

六十、胰腺对月经周期的影响是什么？

1 型糖尿病患者常伴有卵巢功能低下。在胰岛素拮抗的高胰岛素血症患者，过多的胰岛素将促进卵巢产生过多雄激素，从而发生高雄激素血症，导致月经失调，甚至闭经。

第三章 妇科病史及检查

一、如何有效采集妇科病史？

1. 为正确判断病情，要仔细询问病情并耐心倾听患者陈述。
2. 采集病史时，应做到态度和蔼、语言亲切、通俗易懂。
3. 询问病史应有目的性，勿遗漏关键性病史内容，以免造成漏诊或误诊。
4. 采用启发式提问，应避免暗示和主观臆测。
5. 对危重患者在初步了解病情后，应立即抢救，以免贻误治疗。
6. 外院转诊者，与对方医院转诊人员进行交接，并索阅病情介绍作为重要参考资料。
7. 对于不能口述的患者，可询问最了解其病情的家属或亲友。
8. 需考虑患者隐私，若遇不愿说出实情者（有无性生活、怀孕次数、手术情况等），不宜反复追问，可先行体格检查和辅助检查，待明确病情后再补充。或选择一个隐秘地方询问病情。

二、如何进行妇科患者入院护理评估？

1. **基本情况** 职业、民族、婚姻情况、文化程度、宗教信仰、入院诊断、入院方式、既往史、家族史、过敏史等。
2. **护理评估** 生命体征、意识状态、病情是否需要紧急干预、饮食、排便情况、生活自理能力、有无留置管道、皮肤黏膜情况、压疮风险评估、跌倒/坠床风险评估、疼痛评估（部位、性质等）。
3. **专科评估** 有无腹痛，腹痛的性质及程度，有无阴道流血、阴道流血量、阴道有无异常分泌物、阴道分泌物的性状及量、其他症状和体征。
4. **护理观察重点** 观察腹痛及阴道流血情况、观察血压脉搏情况、观察口腔及皮肤情况、术后康复知识、防跌倒、坠床、建立静脉通道等。
5. **住院告知** 住院相关制度（住院须知、物品管理、休息、探视、订餐等制度，介绍主管医师及护士），健康宣教（术前术后注意事项、异位妊娠观察注意事项、先兆流产注意事项、异常子宫阴道出血注意事项、药物流产注意事项、化疗注意事项），传染性疾病隔离相关知识及注意事项，常见疾病的相关知识和注意事项（如高血压、糖尿病、贫血等）。

三、妇科病史包括哪几个方面？

妇科病史包括一般项目、主诉、现病史、月经史、婚育史、既往史、家族史、遗传史。

四、什么是主诉？主诉的描述有何要求？

主诉是指促使患者就诊的主要症状（或体征）与持续时间。一般要求通过主诉初步估计疾病的大致范围。力求简明扼要，一般≤20字。

五、如何描述月经史？

月经史包括：初潮年龄、月经周期、经期持续时间、经量、经期伴随症状。书写格式举例：12岁初潮，月经周期28～30日，持续5日，可表达为：$12\dfrac{5}{28\sim30}$。

六、询问月经异常者需要注意什么？绝经后妇女应如何询问月经史？

一般询问并记录末次月经起始日期及经量和持续时间。若出血情况与以往月经不同，应问前次月经情况。绝经后患者，应询问绝经年龄、绝经后有无阴道流血、阴道分泌物增多或其他不适。

七、患者婚育史包含哪些内容？

婚育史包括：婚次、每次结婚年龄、是否有近亲结婚、男方健康状况、有无性病史及双方性生活情况。若该患者有多个性伴侣，性传播疾病、宫颈癌的风险增加，应问清楚性伴侣情况。

八、生育史如何记录？

生育史包括：足月产、早产及流产次数，以及现存子女数。例如，足月产 2 次，无早产，流产 2 次，现存子女 2 人，表达为：2-0-2-2，或孕 4 产 2（G_4P_2）。

九、患者既往史包括哪些内容？患者若有既往病史，该如何记录书写？

既往史包括以往健康状况、疾病史、传染病史、预防接种史、手术外伤史、输血史、药物过敏史。

若患者患过某种疾病，应记录疾病名称、患病时间、诊疗转归。

十、如何进行妇科体格检查？妇科检查包括哪些方面？

顺序：全身检查—腹部检查—盆腔检查。

妇科检查需检查：外阴、阴道、子宫颈、子宫体、双附件。

视诊：外阴：外阴发育及阴毛情况，有无畸形、皮炎、溃疡、赘生物或肿块，观察皮肤和黏膜情况，查看阴道前庭观察尿道口和阴道口周围黏膜及有无赘生物，检查时还可用力向下屏气，观察有无阴道前后壁膨出、子宫脱垂或尿失禁等。

阴道：观察阴道壁及阴道穹窿部情况，是否有阴道隔或双阴道等先天畸形，有无溃疡、赘生物或囊肿。查看阴道分泌物的量、质、色、有无异味。阴道分泌物异常者应做阴道分泌物检查。

子宫颈：暴露后，观察宫颈大小、颜色、外口形状，有无出血、肥大、糜烂样改变、撕裂、外翻、腺囊肿、息肉、赘生物，宫颈管内有无出血或分泌物。

触诊：双合诊、三合诊、直肠-腹部诊（见后章）。

十一、妇科检查常见要求有哪些？

1. 医师需体贴患者、态度严肃、语言亲切、动作轻柔、检查仔细。提前告知患者可能出现的不适，让患者尽量放松。

2. 除尿失禁患者外，检查前应嘱患者排空膀胱，必要时导尿。

3. 患者用物应清洁消毒，一人一物，尤其是垫巾，要一人一巾，避免交叉感染；进入体内的器械应灭菌。

4. 患者应取截石位，不宜搬动的危重患者，可在病床上检查。

5. 避免在经期做双合诊检查，若有阴道出血又必须检查者，需在检查前严格消毒外阴，佩戴无菌手套及器械，以防感染。

6. 无性生活者，禁用窥阴器检查及双合诊检查，可做直肠-腹部诊。确有检查需要时，需征得患者及家属知情同意后，方可执行。

7. 盆腔检查不满意者，可在麻醉下进行或改用超声检查。

十二、妇科检查的步骤有哪些？

1. 外生殖器官检查

（1）检查前的准备：①良好的照明条件。②确保检查在保护隐私的情况下进行。③检查前嘱患者排空膀胱并说明所要检查的项目。④患者平躺，取膀胱截石位。⑤戴一次性灭菌手套或消毒手套做内诊检查，如果有阴道出血必须使用消毒手套。

（2）主要观察项目：生殖器周围和外阴皮肤皱褶间有无包块、肿胀、溃疡、湿疣、皮疹、水疱、撕裂、瘢痕、异常分泌物，以及腹股沟淋巴结有无肿胀、包块或压痛等。外阴发育及阴毛情况，有无畸形、皮炎、溃疡、赘生物或肿块，观察皮肤和黏膜情况，查看阴道前庭，观察尿道口和阴道口周围黏膜和有无赘生物，检查时还可用力向下屏气，观察有无阴道前后壁膨出、子宫脱垂或尿失禁等。

2. 窥器检查

（1）检查前准备：使用前必须确保窥器已进行了严格消毒或灭菌（一次性窥器）。

（2）阴道窥器放置要求：①动作要轻柔缓慢，不要向前挤压敏感的尿道和阴蒂。②充分暴露宫颈后要保持固定。③每次使用后须对窥器进行清洗消毒。

（3）检查项目：①阴道壁有无红肿、充血、出血点、糜烂、溃疡、破溃或水疱等。②阴道分泌物的量、颜色和性状；分泌物 pH 检查，用 3.8～5.4 精密试纸测试。③子宫颈：有无感染体征，如黄色脓性分泌物、有无接触性出血；有无异常增生物或溃疡存在。④宫颈棉拭子试验：拭子插入宫颈管内色变黄为阳性，说明有宫颈感染。⑤胺臭味试验：将 10%氢氧化钾滴在有分泌物的窥器上，若嗅到胺臭味为阳性。⑥醋酸试验：将 3%～5%的冰醋酸涂于宫颈外口处，等待一分钟后，观察颜色改变情况，若呈现白色需进一步检查。⑦标本取材：正确的取材部位是实验室检测的关键，由于检验的项目和目的不同，取材的部位也不一样。

3. 内生殖器检查

（1）双合诊注意事项：①检查前后要认真用肥皂洗手。②做内诊检查或有阴道出血时必须使用无菌手套。③动作轻柔、认真仔细。④使用后的乳胶手套必须认真清洗后再消毒，以便下次使用。

（2）检查内容和步骤：①子宫颈：活动度、是否有举痛。②子宫体：位置、大小、形态、质地、活动度、压痛等。③输卵管和卵巢：正常时不易被触及。④最后检查阴道壁及阴道穹，有无肿物。

十三、阴道涂片、TCT、HPV 检查有何目的？如何取材？

标本采集前 24 小时内禁止性生活、阴道检查、阴道灌洗及用药，用具必须无菌干燥（表 3-1）。

表 3-1 阴道涂片、TCT、HPV 检查的目的及注意事项

检查项目	目的	取材方法	注意事项
阴道涂片	了解卵巢或胎盘功能	阴道侧壁上 1/3 或阴道穹后部处，用棉签轻刮，取黏液和细胞作涂片	动作轻柔，勿将深层细胞混入而影响诊断
TCT	检查宫颈细胞并进行细胞学分类诊断，用于宫颈癌筛查	将宫颈表面分泌物拭净，用配备的"细胞刷"置于宫颈管内，达宫颈外口上方 1cm 左右（转化区），在宫颈管内旋转 360° 后取出，旋转"细胞刷"附着于小刷子上的标本立即固定或洗脱于保存液中	①"细胞刷"刮取宫颈管上皮时，可能有少量出血，出血量多或时间≥3 天，随诊 ②炎症急性期，先行治疗，后再刮片 ③在非月经期进行取材 ④一般旋转数圈，以便取到足量细胞数量
HPV	利于 HPV 病毒的早期发现、准确分型、病毒定量，用于宫颈癌防治工作	将宫颈表面分泌物拭净，将宫颈刷伸入宫颈口处，轻轻搓动宫颈刷使其顺时针旋转 3～5 圈，慢慢抽出宫颈刷，装入有细胞保存液的样本管中，在管口处将多余的刷柄折断，将刷头留在样本管中	①刮取时，可能有少量出血，出血量多或时间≥3 天，随诊 ②3 天内禁阴道用药或阴道冲洗 ③检查应在非月经期内进行 ④检查前阴道不进行乙酸或碘液涂抹 ⑤样品应在 4℃保存

十四、子宫的正常位置是怎样？

子宫位于盆腔中央，前为膀胱，后为直肠，下端接阴道，两侧有输卵管和卵巢。子宫底位于盆骨入口平面以下，子宫颈外口位于坐骨棘水平稍上方。当膀胱空虚时，成人子宫的正常位置呈轻度前倾前屈位。

十五、如何区分前/后倾子宫？

"倾"是指子宫纵轴与身体纵轴的关系。若宫体朝向耻骨，称为前倾（子宫前位）；若宫体朝向骶骨，称为后倾（子宫后位）（图 3-1，图 3-2）。

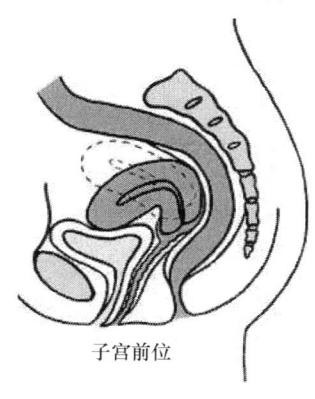
图 3-1 子宫前位

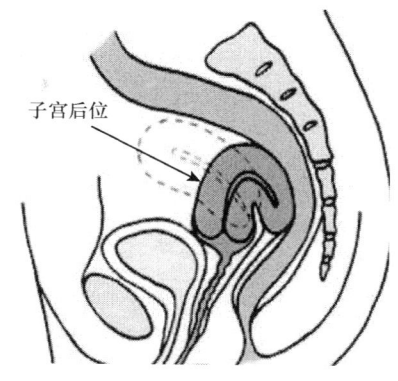
图 3-2 子宫后位

十六、什么是双合诊？

双合诊是指检查者一手的两指或一指放入患者阴道，另一手在腹部配合检查，是盆腔检查中最重要的项目。

十七、双合诊的目的是什么？应该如何进行？

1. 双合诊的目的 检查阴道、子宫颈、输卵管、卵巢、宫旁结缔组织及骨盆腔内壁有无异常。

2. 检查方法 检查者佩戴无菌手套，润滑一手示、中两指，顺阴道后壁轻轻插入，检查阴道通畅度、深度、弹性，有无畸形、瘢痕、肿块及阴道穹情况。再扪及宫颈大小、形状、硬度及外口情况，有无接触性出血，有无举痛。随后检查子宫体，将阴道内两指放在宫颈后方，另一手掌心朝下手指平放在患者腹部平脐部，当阴道内手指向上向前方抬举宫颈时，腹部手指指腹往下往后按压腹壁，并向耻骨联合部位移动，通过内、外手指同时分别抬举和按压，相互协调，即能扪清子宫位置、大小、形状、软硬度、表面状况、活动度及有无压痛。

十八、什么是三合诊？

三合诊是指经直肠、阴道、腹部联合的检查，是对双合诊检查的重要补充。

十九、三合诊的目的是什么？应该如何进行？

三合诊目的：能够扪清后倾或后屈子宫大小，发现子宫后壁、宫颈旁、直肠子宫陷凹、宫骶韧带和盆腔后部病变，估计盆腔内病变的范围及其与子宫或直肠的关系，尤其是癌肿与盆壁间的关系，以及扪及阴道直肠隔、骶骨前方或直肠内有无病变。

检查方法，双合诊结束后，一手示指放入阴道，中指插入直肠以代替双合诊时的两指，其余检查步骤与双合诊时相同。

二十、什么是直肠-腹部诊？应该如何进行？适用于哪些人群？

直肠-腹部诊：检查者一手示指伸入直肠，另一手在腹部配合检查。

适用于：无性生活史、阴道闭锁或有其他原因不宜行双合诊的患者。

二十一、行双合诊、三合诊、直肠-腹部诊时的注意事项有什么？

1. 检查者动作轻柔，内诊手指延阴道后壁缓慢插入，避免触及阴蒂，当两手指放入阴道后，患者感疼痛不适时，可用单示指代替双指进行检查。

2. 三合诊时，在将中指伸入肛门时，嘱患者像解大便一样同时用力向下屏气，使肛门括约肌自动放松，可减轻患者疼痛和不适感。

3. 双合诊外手不得用指尖应使用指腹,若患者腹肌紧张,可边检查边与患者交谈,使腹肌放松。

4. 当检查者无法查明盆腔内解剖关系时,不可强行扪诊,应停止检查,待下次检查。

二十二、妇科检查后如何记录?

盆腔检查后,应按解剖位置顺序书写记录,包括:外阴、阴道、子宫颈、子宫体、附件情况。

二十三、妇科疾病临床常见症状有哪些?

常见症状有阴道流血、白带异常、下腹坠痛、外阴瘙痒及下腹部肿块。

二十四、引起阴道流血的常见原因?

1. 卵巢内分泌功能失调 主要是无排卵性功能失调性子宫出血和排卵性月经失调。

2. 与妊娠相关的子宫出血 常见的有流产、异位妊娠、葡萄胎、产后胎盘残留、胎盘息肉、子宫复旧不全、妊娠滋养细胞肿瘤(gestational trophoblastic tumor,GTT)。

3. 生殖器炎症 阴道炎、急性宫颈炎、宫颈息肉、子宫内膜炎都可引起阴道出血。

4. 生殖器肿瘤 子宫肌瘤是引起阴道出血的常见良性肿瘤,分泌激素的卵巢肿瘤也可引起阴道出血。大部分恶性肿瘤可引起阴道出血,如宫颈癌、阴道癌、输卵管癌、滋养细胞肿瘤等。

5. 损伤、异物和外源性性激素 损伤,如骑跨伤、性交所致处女膜或阴道、阴道穿损伤;异物,如宫内节育器、幼女阴道内放入异物;外源性性激素,如雌激素或孕激素药物可引起"突破性出血"。

6. 与全身疾病有关的阴道出血 如血小板减少性紫癜、再生障碍性贫血、白血病、肝功能损害均可引起阴道出血。

二十五、阴道出血的形式有哪些?

1. 经量增多 指月经量增多>80ml 或经期延长,周期基本正常,是子宫肌瘤的典型症状。该症状亦可见于排卵性月经失调、宫内节育器、腺肌症等。

2. 周期不规则的阴道出血 多为无排卵性功能失调性子宫出血,围绝经期女性应排除早期子宫内膜癌,或者使用性激素或避孕药引起的"突破性出血"。

3. 无任何周期可辨的长期持续阴道流血 多见于生殖道恶性肿瘤,宫颈癌或子宫内膜癌较常见。

4. 停经后阴道流血 若为孕龄妇女,应首先考虑与妊娠有关,如流产、异位妊娠、葡萄胎等;若为围绝经期妇女,多为无排卵性功能失调性子宫出血,但应先排除子宫内膜癌可能。

5. 阴道流血伴白带增多 常见于晚期宫颈癌、子宫内膜癌或子宫黏膜下肌瘤伴感染者。

6. 接触性出血 常见于性交后或阴道检查时。若立即有鲜血出现,应考虑急性宫颈炎、宫颈癌、宫颈息肉或子宫黏膜下肌瘤可能。

7. 经间出血 若发生在经前 14~15 天,历时 3~4 天,且出血量少,可能伴有下腹痛或不适,多为排卵期出血。

8. 经前或经后点滴出血 月经前/后数日,极少量的阴道褐红色分泌物,多见于排卵期月经失调或宫内节育器不良反应。子宫内膜异位也可出现此情况。

9. 绝经多年后阴道出血 若出血少,一般 2~3 天,多为绝经子宫内膜脱落或萎缩性阴道炎引起;若出血量多、持续不干净或反复阴道出血,子宫内膜癌可能性大。

10. 间歇性阴道出血 输卵管癌可能性大。

11. 外伤后阴道出血 常见于骑跨伤,出血量视情况而定,时多时少。

二十六、不同年龄段女性患者出现异常阴道出血的可能原因有哪些？

不同年龄段女性患者异常出血原因见表 3-2。

表 3-2　不同年龄段女性患者异常出血原因

发生阴道出血的年龄段	原因
新生女婴出生后数日	离开母体后，雌激素水平骤然下降，内膜脱落导致
幼女	性早熟或生殖道恶性肿瘤可能
青春期	多为无排卵性功能失调性子宫出血
育龄妇女	首先考虑与妊娠相关疾病
围绝经期妇女	多以无排卵性卵巢功能失调性子宫出血，但需排除生殖道恶性肿瘤可能

二十七、针对异常阴道出血患者，护士在临床工作上该如何评估及观察？

1. 评估病情

（1）评估患者年龄、月经史、婚育史、避孕措施、既往史、有无慢性疾病（如肝病、血液病、高血压、代谢性疾病等）。

（2）评估患者可能导致异常阴道出血的疾病。

（3）评估患者出现异常阴道出血的经过，如时间，阴道出血前有无停经史及诊治经历，所用药物的名称和剂量、效果，诊断性刮宫的病理结果。

2. 临床观察

（1）重点观察：观察阴道出血的量、性状、气味等。如果为月经失调，还需询问月经周期、经量及经血性质的变化，是否伴有经前情绪紧张、乳房痛、下腹部胀痛及白带增多等症状。

（2）评估患者的全身状况：观察患者的精神和营养状态，有无肥胖、消瘦、贫血貌、出血点、紫癜、黄疸和其他疾病。有无贫血及感染的潜在危险，失血性休克的表现等。

（3）心理指导：评估患者的心理状况，年轻患者因害羞或其他顾虑而不及时就医，随着病情延长并发感染或止血效果不佳，大量出血者更容易产生恐惧及不安，围绝经期患者疑有肿瘤而焦虑不安、恐惧。

（4）实验室检查结果：血常规、激素测定、凝血功能测定、B 超、诊断性刮宫、宫腔镜检查、宫颈黏液结晶检查、阴道脱落细胞涂片检查、基础体温（basal body temperature，BBT）测定等。

3. 异常阴道出血患者的护理要点

（1）一般护理

1）休息与活动：出血期间避免过度疲劳和剧烈运动，保证休息，出血量较多或伴头晕者嘱卧床休息，避免过度疲劳及剧烈活动，协助生活护理，宣教防跌倒措施。

2）饮食护理：鼓励患者加强营养饮食，改善全身情况，按照患者的饮食习惯，为患者制订适合个人的饮食计划，进食含铁剂、维生素 C 和蛋白质丰富的饮食，如牛奶、鸡蛋、猪肝、豆角、胡萝卜、葡萄干等。

3）情绪护理：向患者解释病情及提供相关信息，鼓励患者说出内心感受，帮助患者澄清问题，解除思想顾虑，摆脱焦虑，也可交替采用放松方式，如看电视、听音乐、看书等分散患者的注意力。

（2）专科护理

1）病情观察：观察并记录患者生命体征、出血量等。必要时嘱患者保留出血期间使用的会阴垫及内裤，以便准确评估出血量。

2）贫血护理：贫血严重者，遵医嘱做好配血、输血、止血措施，注意贫血症状是否缓解，有无头晕症状，做好防跌倒相关注意事项。

3）预防感染：嘱患者保持外阴清洁，每日清洗会阴，勤换会阴垫，卧床者协助患者做好会阴护理，观察与感染有关的征象，如体温、脉搏、子宫压痛等，按医嘱监测血常规变化，如有感染征象，及时报告医师处理。有阴道出血者不宜坐浴、阴道灌洗/冲洗、阴道上药、进行性生活等。

4）用药护理：如若使用性激素类药物，需严格遵医嘱按时按量服用，保持药物在血中的稳定水平，不得随意停服和漏服，并观察用药后疗效及不良反应。

5）手术治疗：需要行诊断性刮宫术者，按清宫术后护理；行宫腔镜下子宫内膜消融术者，按宫腔镜检查术前术后护理；需二次手术者，按术前术后常规护理；需全子宫切除者，按全子宫切除护理。

4. 健康教育

（1）帮助患者认识精神紧张、过度劳累及环境改变可能与本病发生的关系，教导患者学会调节情绪、自我放松的方法。

（2）指导患者饮食以富含蛋白质、铁、维生素丰富的食物为主，食用动物肝、肾、瘦肉、鸡蛋、豆类、绿叶蔬菜及水果。

（3）如有服药，需按时按量服用性激素，不得随意停服和漏服，以免因性激素使用不当引起子宫出血。

（4）指导患者在服药期间严格按照医嘱正确服药，如出现不规则阴道出血，应及时就诊。

5. 出院指导

（1）注意休息，避免过度劳累和剧烈运动。

（2）加强营养，保持饮食均衡。

（3）保持外阴清洁，指导性生活，出血期间禁止性生活。育龄妇女进行生育、避孕指导。

（4）出院后遵医嘱按时按量服用药物。

（5）不适随诊，出血多于月经量及时就诊。

二十八、下腹痛起病缓急有何临床意义？

腹痛缓慢且逐渐加剧者，多为内生殖器炎症或恶性肿瘤所引起。腹痛急性骤发者，多考虑为卵巢囊肿蒂扭转破裂、或子宫浆膜下肌瘤蒂扭转。腹痛反复隐痛后突发撕裂样剧痛者，多为异位妊娠破裂或流产可能。

二十九、下腹痛可能出现的妇科疾病有哪些？

盆腔炎、卵巢囊肿蒂扭转/破裂，肌瘤蒂扭转，子宫肌瘤变性，黄体破裂，异位妊娠，流产，晚期生殖道恶性肿瘤，痛经，子宫内膜异位症，生殖道畸形（先天性无阴道、处女膜闭锁、阴道横膈等），宫腔手术导致宫腔、宫颈管粘连等可能出现下腹痛。

三十、下腹痛与月经周期有什么关系？

下腹痛与月经周期的关系见表3-3。

表3-3 下腹痛与月经周期有什么关系

与月经周期的关系	可能原因
月经周期中间，一侧下腹隐痛	排卵性疼痛
经期出现腹痛	原发性痛经、子宫内膜异位症
周期性下腹痛但无月经来潮	先天性生殖道畸形或术后宫腔、宫颈管粘连等

三十一、下腹痛的不同性质有何临床意义？

下腹痛的不同性质及可能原因见表3-4。

表 3-4 下腹痛的不同性质及可能原因

腹痛性质	可能原因
持续性钝痛	炎症、腹水所致
顽固性疼痛且难以忍受	晚期生殖道肿瘤所致
阵发性绞痛	子宫或输卵管等空腔器官收缩所致
撕裂样疼痛	异位妊娠或卵巢囊肿破裂所致
下腹坠胀痛	宫腔内积血或积脓无法排出所致

三十二、下腹痛的不同伴随症状在妇科有何临床意义？

下腹痛的不同伴随症状在妇科的临床意义见表3-5。

表 3-5 下腹痛的不同伴随症状在妇科的临床意义

腹痛伴随症状	临床意义
有停经史	多与妊娠合并疾病有关
伴恶心、呕吐	卵巢囊肿蒂扭转、异位妊娠破裂有关
伴畏寒、发热	盆腔炎性疾病有关
休克症状	考虑腹腔内出血
肛门坠胀感	直肠子宫凹陷积液所致
恶液质	晚期生殖道恶性肿瘤可能

三十三、外阴瘙痒的原因有哪些？

1. 局部原因 最常见为外阴阴道假丝酵母菌病和滴虫性阴道炎引起。细菌性阴道病、萎缩性阴道炎、阴虱、疥疮、蛲虫病、湿疹、疱疹、外阴扁平上皮增生，药物过敏、护肤品刺激或不良生活习惯也可导致外阴瘙痒。

2. 全身原因 糖尿病，黄疸，维生素A、维生素B缺乏，重度贫血，白血病，妊娠期肝内胆汁淤积症等都可引起外阴瘙痒。

3. 不明原因。

三十四、外阴瘙痒的临床表现有哪些？

1. 瘙痒部位 多以阴蒂、小阴唇、大阴唇、会阴甚至肛周等皮损区多见。

2. 特点 常为阵发性，也可为持续性，通常夜间加重。

三十五、常见的下腹部肿块有哪些？

常见的下腹部肿块：子宫增大、附件肿块、肠道或肠系膜肿块、泌尿系肿块、腹腔肿块、腹壁或腹膜后肿块。

三十六、出现子宫增大的可能原因有哪些？

1. 与妊娠有关 可能为正常妊娠，若子宫增多超过孕周，有双胎、多胎、葡萄胎可能。

2. 子宫肌瘤

3. 子宫腺肌症

4. 子宫恶性肿瘤 老年患者子宫增大且伴不规则出血，可能为子宫内膜癌；子宫增长迅速伴有腹痛及不规则阴道出血，可能为子宫肉瘤；有生育史或流产史，尤其是葡萄胎史，子宫迅速增大且外形不规则及子宫规则出血时，可能为妊娠滋养细胞肿瘤。

5. 子宫畸形 双角子宫、残角子宫。

6. 宫腔阴道积血或宫腔积脓 青春期无月经来潮但有周期性下腹痛者，可能为处女膜闭锁或阴道无孔横膈。子宫增大也可见于子宫内膜癌合并宫腔感染。

三十七、出现附件肿物的可能原因有哪些？

可能原因有输卵管妊娠、附件炎性肿块、卵巢子宫内膜异位囊肿、卵巢肿瘤。

三十八、出现肠道及肠系膜肿块的可能原因有哪些？

可能原因有粪块嵌顿、阑尾脓肿、腹部手术或感染后继发的肠管、大网膜粘连、肠系膜肿块、结肠癌。

三十九、出现泌尿系统肿块的可能原因有哪些？

可能原因有充盈膀胱、异位肾。

四十、出现腹腔肿块的可能原因有哪些？

可能原因有腹腔积液、盆腔结核包裹性积液、直肠子宫凹陷脓肿。

四十一、出现腹壁及腹膜后肿块的可能原因有哪些？

可能原因有腹壁血肿或脓肿、腹膜后肿瘤或脓肿。

第四章 外阴上皮非瘤样病变

一、外阴皮肤病包括哪些？

外阴皮肤病包括皮肤和黏膜上皮非瘤样病变、上皮内瘤变、浸润癌。

二、什么是外阴上皮非瘤样病变？

外阴上皮非瘤样病变是一组女性外阴皮肤和黏膜组织发生色素改变和变性的常见慢性病变，包括扁平上皮增生、外阴硬化性苔藓和其他皮肤病。

三、什么是外阴扁平上皮增生？

外阴扁平上皮增生是以外阴瘙痒为主要症状的扁平上皮细胞良性增生为主的外阴疾病，是最常见的外阴上皮非瘤样病变，多见于50岁左右妇女，恶变率为2%～5%。

四、外阴扁平上皮增生的临床表现有哪些？

1. 症状 外阴瘙痒，多表现为反复搔抓和瘙痒。

2. 体征 可见病变累及大阴唇、阴唇间沟、阴蒂包皮、阴唇后联合等处，可呈局灶性、多发性或对称性。病变早期皮肤暗红或粉红，角化过度部位呈白色。病变晚期皮肤增厚、色素增加、皮肤纹理明显，出现苔藓样变，似皮革样增厚且粗糙、隆起。

五、外阴扁平上皮增生的诊断方法有哪些？

该病确诊靠组织学检查，活检应在色素减退、皲裂、溃疡、隆起、硬结和粗糙处进行，应多点活检。

取材方法：活检前先以1%甲苯胺蓝涂抹局部皮肤，干燥后用1%醋酸溶液擦洗脱色，在不脱色区活检，有助于提高不典型增生或早期癌变的检出率。

六、如何区别外阴扁平上皮增生与外阴白癜风？

1. 外阴白癜风 外阴皮肤出现界线分明的发白区，表面光滑润泽，质地完全正常，且无任何自觉症状。

2. 外阴扁平上皮增生 外阴皮肤增厚，发白或发红，伴有瘙痒且阴道分泌物增多，排除各种阴道炎和外阴炎后，若分泌物中可查见病原体，炎症治愈后白色区逐渐消失。

七、糖尿病所致的外阴炎有什么临床表现？

若外阴皮肤出现对称性发红、增厚，伴有严重瘙痒，但无阴道分泌物增多，应考虑为糖尿病所致的外阴炎。此时患者可检测血糖情况，若合并糖尿病，需积极控制血糖情况，配合外阴炎治疗方法。

八、外阴扁平上皮增生如何治疗？

1. 局部药物治疗 目的是控制局部瘙痒。可采用糖皮质激素局部治疗，0.025%氟轻松软膏，0.01%曲安奈德软膏或1%～2%氢化可的松软膏等，清洁外阴后，局部涂抹3～4次/天。但是长期使用高效糖皮质激素类药物，可导致局部皮肤萎缩，故当瘙痒基本控制后，应改用作用较轻微的氢化可的松软膏，1～2次/天，局部涂抹，连续3周。药物治疗在瘙痒消失后，仍须长期使用，增生变厚的皮肤才有明显改善，有完全恢复的可能。

2. 物理治疗 对于缓解症状、改善病变有一定效果，常用方法：聚焦超声治疗（HIFU）；CO_2激光或氦氖激光；冷冻（液氮）；波姆光等。

3. 手术治疗 手术对于外阴外观及局部功能有一定影响，且术后容易复发，故一般适用于：

①局部病损组织出现不典型增生或有恶变可能者；②反复应用药物或物理治疗无效者。

九、外阴扁平上皮增生的护理要点有哪些？

1. 保持外阴部皮肤清洁、干燥。
2. 忌食过敏、辛辣食物，少饮酒。
3. 不宜用碱性肥皂、清洁剂或药物擦洗外阴。
4. 忌穿不透气的化纤内裤。
5. 交待患者外阴瘙痒时，勿抓挠，保持外阴部皮肤完整。
6. 遵医嘱坚持用药。
7. 对于精神紧张、瘙痒症状明显导致失眠者，可遵医嘱使用镇静、安眠和抗过敏药物。
8. 合理使用卫生巾：①月经期至少每2~4小时更换1次；②选择合格、安全、适合个人的卫生巾产品，慎用药物卫生巾，以防过敏；③更换卫生巾前洗手；④勿大量储存卫生巾，以免细菌滋生，污染卫生巾；⑤卫生巾不宜存放于卫生间，易滋生细菌；⑥平时少用卫生护垫；⑦若使用卫生棉条，棉条在阴道停留时间不可超过8小时，以防出现中毒性休克综合征。

十、什么是外阴硬化性苔藓？

外阴硬化性苔藓是一种以外阴及肛周皮肤萎缩变薄、色素减退呈白色病变为主要特征的疾病。

十一、外阴硬化性苔藓的临床表现是什么？

可发生于任何年龄段，但以绝经后妇女最常见，其次为幼女。

1. 症状 外阴病损区瘙痒及外阴灼烧感，瘙痒程度较外阴扁平上皮增生者轻。严重者可有性交痛，甚至性交困难。幼女的瘙痒症状不明显。

2. 体征 病损区常位于大阴唇、小阴唇、阴蒂包皮、阴唇后联合及肛周，多呈对称性。早期皮肤发红肿胀，出现粉红、象牙白色的有光泽的多角形小丘疹；进一步发展出现外阴萎缩，小阴唇变小甚至消失，大阴唇变薄，皮肤颜色变白、发亮、皱缩，弹性差，常伴有皲裂及脱皮；晚期皮肤进一步萎缩，检查时在外阴及肛周区可见锁孔状朱黄色花斑样或白色病损环，至青春期多数病变可能自行消失。该病很少发展为外阴癌。

十二、外阴硬化性苔藓的治疗方法是什么？

1. 局部药物治疗 使用2%丙酸睾酮或苯酸睾酮油膏或水剂，或丙酸睾酮制剂与1%或2.5%氢化可的松软膏混合，或0.3%黄体酮油膏，或0.05%氯倍他索软膏，涂擦患部治疗至瘙痒缓解，连续减少用药频率。若瘙痒顽固、局部用药无效，可用曲安奈德混悬液皮下注射。对使用睾酮无效者，也可用丙酸倍他米松2次/日，1个月后改为1次/日，连续2个月。

此病的幼女患者至青春期可能自愈，故一般不采用丙酸睾酮治疗，避免出现男性化表现。现多用1%氢化可的松软膏或0.3%黄体酮涂抹局部，症状多有缓解，但须长期定时随诊。

2. 全身用药 阿维A胶囊，20~30mg/d，口服，具有维持上皮和黏膜各结构功能，缓解皮肤瘙痒症状的作用。可口服多种维生素，有局部感染者使用抗生素；精神紧张、瘙痒症状明显者可使用镇静、安眠和抗过敏药物。

3. 物理治疗 对于缓解症状、改善病变有一定效果，常用方法：聚焦超声治疗（HIFU）；CO_2激光或氦氖激光；冷冻（液氮）；波姆光等。

4. 手术治疗 因恶变概率很小，故现在很少采用。

十三、如何进行皮肤给药？

皮肤给药注意事项见表4-1。

表 4-1 常见药物皮肤给药

剂型	常见药物	目的	适应证	用法	备注
溶液剂	3%硼酸溶液、依沙吖啶(利凡诺)溶液	清洁、收敛、消炎等	急性皮炎伴有大量渗液或脓液者	垫塑料布或橡胶单于患处下,用镊子夹持蘸湿药液的棉球洗抹患处,至清洁后用干棉球抹干	
糊剂	氧化锌糊、甲紫糊	保护受损皮肤、吸收渗液和消炎等	亚急性皮炎,有少量渗液或轻度糜烂者	用棉签将药糊直接涂于患处,药糊不宜涂得太厚,可将糊剂涂在纱布上,贴在受损皮肤处,外加包扎	
软膏	硼酸软膏、硫酸软膏	保护、润滑和软化痂皮等	慢性增厚性皮损	用擦药棒或棉签将软膏涂于患处,不必过厚,若为角化过度的皮损,可略加摩擦	除用于大面积溃疡或糜烂受损皮肤外,一般不需要包扎
乳膏剂	霜剂或脂剂	止痒、保护、消除轻度炎症		用棉签将乳膏剂涂于患处	禁用于渗出较多的急性皮炎
酊剂和醑剂	酊剂:不挥发性药物的乙醇溶液 醑剂:挥发性药物的乙醇溶液	杀菌、消毒、止痒	慢性皮炎苔藓样变	棉签蘸药涂于患处	药物有刺激性,不适宜有糜烂面的急性皮炎、黏膜、眼、口的周围
粉剂	滑石粉、痱子粉	干燥,保护皮肤	急性或亚急性皮炎而无糜烂渗液的受损皮肤	将药粉均匀地扑撒在受损皮肤处	多次使用后常有粉块形成,可用生理盐水湿润后除去。观察患者用药后局部皮肤反应

十四、外阴硬化性苔藓的护理要点有哪些?

1. 保持外阴部皮肤清洁、干燥。
2. 忌食过敏、辛辣食物,少饮酒。
3. 不宜用碱性肥皂、清洁剂或药物擦洗外阴。
4. 忌穿不透气的化纤内裤。
5. 交待患者外阴瘙痒时,勿抓挠,保持外阴部皮肤完整。
6. 遵医嘱坚持用药。
7. 对于精神紧张、瘙痒症状明显导致失眠者,可遵医嘱使用镇静、安眠和抗过敏药物。
8. 对于幼女患者,指导其家长不宜给其穿开裆裤,可穿棉质、透气、舒适裤子,增加更换尿布的频率,保持外阴干洁。

十五、外阴硬化性苔藓合并扁平上皮增生的临床表现及体征是什么?

1. **临床表现** 与外阴硬化性苔藓或扁平上皮增生相似,主要表现为外阴瘙痒、灼烧感及性交痛。
2. **体征** 外阴皮肤萎缩、变薄伴有局部隆起等。

十六、外阴硬化性苔藓合并扁平上皮增生的治疗方法是什么?

治疗应选用氟轻松软膏涂擦局部,3~4次/日,共用6周,继用2%丙酸睾酮软膏6~8周,之后2~3次/周,必要时可长期治疗,也可以选择物理疗法。

第五章　外阴及阴道炎症

一、为什么说女性生殖器官有自然防御功能？

1. 两侧大阴唇自然合拢遮盖阴道口、尿道口。
2. 由于盆底肌的作用，阴道口闭合，阴道前后壁紧贴在一起，可以防止外界污染。
3. 阴道自净作用，阴道上皮在卵巢雌激素作用下，增生变厚。上皮细胞中含有丰富的糖原，在阴道杆菌作用下分解为乳酸，维持阴道正常的酸性环境（pH≤4.5，多为3.8~4.4），从而增强抵抗病原体侵入的能力。
4. 子宫颈分泌的黏液形成黏液栓，堵塞子宫颈管。宫颈内口平时紧闭，病原体不易入侵。
5. 子宫内膜周期性剥脱，也是消除宫内感染的有利条件。
6. 输卵管黏膜上皮细胞的纤毛向宫腔方向摆动及输卵管的蠕动都有利于阻止病原体的侵入。

二、什么是阴道自净作用？

在维持阴道生态平衡中，乳杆菌、雌激素及阴道pH起重要作用。在生理情况下，雌激素使阴道上皮增生变厚并增加细胞内糖原含量，阴道上皮细胞分解糖原为单糖，阴道乳杆菌将单糖转化为乳糖，维持阴道正常的酸性环境（pH≤4.5，多为3.8~4.4），抑制其他病原体生长，称为阴道自净作用。

三、外阴及阴道炎症的共同特点是什么？

共同特点是阴道分泌物增多及外阴瘙痒，但病因不同，其分泌物的特点、性质及瘙痒程度有所不同。

四、为什么不同年龄的女性均易发生外阴及阴道炎症？

外阴阴道与尿道、肛门毗邻，局部潮湿，易受污染，育龄妇女性生活频繁，且外阴阴道是分娩、宫腔操作的必经之道，容易受到损伤及外界病原体的感染；绝经后妇女及婴幼儿雌激素水平低，局部抵抗力下降，也易发生感染。

五、外阴及阴道炎症常见的类型有哪些？

外阴及阴道炎症的常见类型有非特异性外阴炎、前庭大腺炎、前庭大腺囊肿、滴虫性阴道炎、外阴阴道假丝酵母菌病、细菌性阴道病、萎缩性阴道炎、婴幼儿外阴阴道炎。

六、哪些人易患外阴炎？

1. **尿瘘患者**　长期尿液浸湿，刺激外阴皮肤，容易引发外阴炎。
2. **不良生活习惯者**　不注意个人卫生，尤其是经期和产褥期卫生，易引起外阴炎。
3. **阴道炎患者**　常有阴道分泌物增多现象，阴道分泌物刺激外阴皮肤，易引起外阴炎。
4. **清洁过度**　长期使用浓度过高阴道洗液，破坏阴道内微生态，降低了阴道的自我抗菌能力，易造成阴道炎及外阴炎。
5. **滥用抗生素**　抗生素在杀灭致病菌的同时，也抑制了部分有益菌群，未被抑制的致病菌和外来耐药菌就会乘机大量繁殖，反而增加感染外阴炎的概率。

七、外阴炎为何有瘙痒症状？

外阴炎症产生的异常分泌物对外阴皮肤的理化刺激引起了外阴瘙痒的症状。

八、什么是非特异性阴道炎？

非特异性阴道炎是由物理、化学因素而非病原体所致的外阴皮肤或黏膜的炎症。例如，外阴透气性差、潮湿，当受到尿液、粪便和阴道分泌物刺激时导致的阴道炎。

九、非特异性外阴炎的常见原因是什么？

1. 宫颈炎、阴道炎或宫颈癌引起阴道分泌物过多，刺激外阴。
2. 经血、糖尿病患者的糖尿、尿瘘患者的尿液、粪瘘患者的粪便浸渍外阴。
3. 外阴部寄生的各种细菌，正常情况下不致病，一旦生理防御机制改变或皮肤受损，即导致继发性感染。
4. 使用月经垫、穿化纤内裤，以及平时不注意外阴清洁等，都有可能造成细菌感染，引起外阴炎。

十、哪类人群易因寄生虫引起外阴炎？该如何预防？

寄生虫引起的外阴炎儿童常见，多为蛲虫，若检查发现蛲虫卵，应及时予驱虫、杀虫治疗。告知其养成良好卫生习惯，饭前便后洗手，不抓挠外阴及肛门，不吸吮手指，勤剪指甲、勤换内衣裤及床上用品。

十一、非特异性外阴炎的临床表现有哪些？

患者主要表现为外阴瘙痒和疼痛，常伴有尿痛、排尿困难和发热等。

1. 常见症状
（1）外阴疼痛、红肿、灼热和瘙痒。
（2）有或无阴道分泌物增多。
（3）尿痛、排尿困难。
（4）发热、寒战。
（5）性交痛。
（6）反复发作者要注意有或无多饮、多尿等糖尿病症状，有无长期大小便失禁。

2. 常见体征
（1）主要为外阴皮肤黏膜发红、肿胀，可见浅表的水疱丘疹和湿疹样糜烂，或小的脓疱、溃疡。严重时腹股沟淋巴结肿大、压痛，体温升高及白细胞增多。
（2）慢性炎症可见抓痕、皮肤增厚、粗糙和皲裂。

十二、非特异性外阴炎的治疗原则是什么？

1. 保持局部清洁、干燥。
2. 局部应用抗生素。
3. 重视消除病因。

十三、非特异性外阴炎常用的治疗方法是什么？

1. 局部用药
（1）0.1%聚维酮碘液或1∶5000高锰酸钾溶液坐浴（41～43℃），2次/日，坐浴后涂抗生素软膏或紫草油。
（2）中药水煎熏洗外阴部，1～2次/日。
（3）急性期也可用微波或红外线局部物理治疗。

2. 病因治疗 积极寻找病因，发现糖尿病者应及时正规治疗糖尿病，若有尿瘘、粪瘘应及时行修补术。

3. 抗生素治疗 选择敏感的抗生素局部或全身应用。

4. 手术治疗 有疖肿者，应切开引流。

十四、非特异性外阴炎有哪些护理诊断？

1. 舒适改变 与外阴瘙痒、灼痛有关。

2. **焦虑** 与疾病影响正常性生活及治疗效果不佳有关。
3. **皮肤完整性受损** 与病原体的侵蚀、炎症分泌物刺激有关。

十五、非特异性外阴炎的护理要点有哪些？

1. 对尿瘘、粪瘘、糖尿病患者加强指导。
2. 保持外阴清洁、干燥，尤其在经期、产褥期，每天清洗外阴，更换内裤。
3. 患病期间勿饮酒，少进食辛辣食物。
4. 避免局部使用刺激性药物或清洗液。
5. 对妇女进行妇科疾病预防知识的宣教，不穿化纤内裤和紧身衣，着棉质内裤，月经期勤换卫生垫。
6. 寻找病因，积极治疗原发病。
7. 局部坐浴时注意溶液浓度（过浓易造成灼伤）、温度及坐浴时间（月经期、产褥期禁止坐浴），月经期避免性生活。
8. 嘱患者勿抓挠外阴部皮肤，避免破溃或合并细菌感染。勿用刺激性药物或肥皂擦洗。
9. 合理选择卫生用品：①月经期至少每2~4小时更换1次；②选择合格、安全、适合个人的卫生巾产品，慎用药物卫生巾，以防过敏；③更换卫生巾前洗手；④勿大量储存卫生巾，以免细菌滋生，污染卫生巾；⑤卫生巾不宜存放于卫生间，易滋生细菌；⑥平时少用卫生护垫；⑦若使用卫生棉条，棉条在阴道停留时间不可超过8小时，以防出现中毒性休克综合征。

十六、如何对非特异性外阴炎患者进行健康宣教？

1. 讲解外阴炎症的病因和预防护理的相关知识。
2. 指导患者保持外阴清洁干燥，注意四期（月经期、孕期、分娩期及产褥期）的卫生。
3. 指导患者纠正不正确的饮食及生活习惯。不饮酒，避免过多摄入辛辣刺激的食物。
4. 加强对尿瘘、粪瘘患者的生活指导，注意个人卫生，保持外阴部清洁干燥。
5. 对糖尿病患者加强指导，如自我监测血糖，饮食指导，注意个人卫生，保持外阴部清洁干燥。

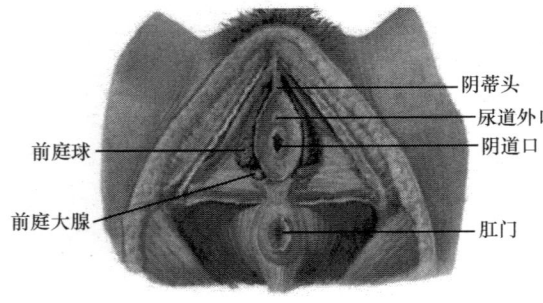

图 5-1 女性外阴结构

十七、什么是前庭大腺？

前庭大腺又称巴多林腺，位于两侧大阴唇后1/3部，被球海绵体肌覆盖，如黄豆大，左右各一。腺管细长（1~2cm），向内侧开口于阴道前庭后方小阴唇与处女膜之间的沟内。性兴奋时，分泌黏液起润滑作用。正常情况下不能触及此腺，若腺管口闭塞，可形成前庭大腺囊肿或前庭大腺脓肿（图 5-1）。

十八、什么是前庭大腺炎？前庭大腺炎的病因是什么？

病原体侵入前庭大腺引起炎症，称为前庭大腺炎。

病因：前庭大腺位于两侧大阴唇后1/3深部，腺管开口于处女膜与小阴唇之间，在性交、分娩等外阴污染时易发生炎症。多见于育龄妇女，绝经后妇女与幼女少见。

十九、前庭大腺炎的主要病原体有哪些？

主要的病原体：葡萄球菌、大肠杆菌、链球菌、肠球菌、淋病奈瑟菌、沙眼衣原体。

二十、前庭大腺炎的临床表现是什么？

前庭大腺炎多为单侧。急性期局部肿胀、疼痛、灼烧感，行走不便，有时会大小便困难，患者可出现发热，但寒战较少见；可见大阴唇下1/3处有红肿硬块，局部皮肤发热，压痛明显，患侧前庭大腺开口处可见白色小点。

二十一、前庭大腺炎的治疗方法是什么？

1. 急性炎症发作疼痛剧烈时需卧床休息，保持局部清洁。
2. 取前庭大腺开口处分泌物进行细菌培养，确定病原体。
3. 应用抗生素治疗，必要时可予止痛剂。
4. 中医辅助治疗，可选用清热解毒中药局部热敷或坐浴，如苦参、龙胆草、生甘草各30g煎煮去渣坐浴或熏洗患处。
5. 若脓肿形成，需行切开引流或造口术，并放置引流条。

二十二、什么是前庭大腺脓肿？

急性炎症发作时，病原体首先侵犯腺管导致前庭大腺管炎，腺管开口往往因肿胀或渗出物凝聚而阻塞，脓液不能外流、积存而成脓肿，称之为前庭大腺脓肿。

二十三、前庭大腺脓肿的临床表现是什么？

1. **局部** 多为单侧发病，当脓肿形成，疼痛加剧，脓肿直径可达3～6cm，局部可触及波动感，常伴有周围组织红肿，严重时可扩散至会阴及对侧外阴，腹股沟淋巴结可肿大。当脓肿压力增大时，表面皮肤变薄，脓肿自行破溃，若破口大，炎症消退快而痊愈，若破口小，引流不畅，则炎症持续不退，并可反复急性发作。
2. **全身** 常伴有发热、周身不适，活动受阻等。

二十四、前庭大腺炎的护理诊断有哪些？

1. **疼痛** 与炎症刺激导致不适有关。
2. **舒适的改变** 与外阴疼痛有关。
3. **焦虑** 与疾病影响正常性生活有关。
4. **皮肤完整性受损** 与病原体的侵蚀、炎症分泌物的刺激有关。

二十五、前庭大腺炎患者的护理要点有哪些？

1. 急性期疼痛剧烈，应卧床休息，局部可冷敷缓解疼痛。
2. 根据病原体选择抗生素，遵医嘱按疗程使用。
3. 观察患者有无发热，必要时可温水擦身、使用退热药物。
4. 积极治疗诱发因素，如阴道炎、宫颈炎、肠道蛲虫病、糖尿病等。
5. 保持外阴干洁。经期应勤换卫生垫，预防感染。应穿宽松、柔软、纯棉内裤，每天更换。换下的内裤可用消毒液浸泡后清洗。
6. 不宜性生活及盆浴。
7. 禁食辛辣、刺激性食物，饮食宜清淡，多食营养易消化食物，加强营养。
8. 患者宜穿着宽松、柔软、透气棉质裤子，减少摩擦。

二十六、什么是前庭大腺囊肿？

前庭大腺囊肿是因前庭大腺腺管开口堵塞，分泌物积聚于腺腔而形成。

二十七、前庭大腺囊肿的常见病因是什么？

1. 前庭大腺脓肿消退后，腺管阻塞，脓液吸收后由黏液分泌物所代替。
2. 先天性腺管狭窄或腺腔内黏液浓稠，分泌物排出不畅，导致囊肿形成。
3. 前庭大腺管损伤，如分娩时会阴与阴道裂伤后瘢痕阻塞腺管口，或会阴后-侧切开术损伤腺管。

二十八、前庭大腺囊肿的临床表现是什么？

前庭大腺囊肿多由小逐渐增大，囊肿多为单侧，也可为双侧。囊肿小且无感染，患者无自觉症状,妇检时发现。囊肿大时,患者有外阴坠胀感或性交不适。一般囊肿多呈椭圆形,大小不等,位于外阴后下方,可向大阴唇外侧突起。

二十九、前庭大腺囊肿有哪些护理诊断/问题?

1. 疼痛 与炎症刺激导致不适有关。

2. 舒适改变 与外阴疼痛有关。

3. 焦虑 与疾病影响正常性生活有关。

4. 皮肤完整性受损 与病原体的侵蚀、炎症分泌物刺激有关。

5. 体液不足 与炎症感染引起发热有关。

三十、前庭大腺囊肿患者的护理要点有哪些?

1. 禁食辛辣、刺激性食物,饮食宜清淡,多营养易消化食物,加强营养。
2. 根据病原体选择抗生素,遵医嘱按疗程使用。
3. 观察患者有无发热,必要时可予温水擦身、退热药物等。
4. 急性期应卧床休息,局部可冷敷缓解疼痛。
5. 保持外阴干洁,月经期、产褥期禁止性生活。经期应勤换卫生垫,预防感染。

三十一、前庭大腺囊肿的治疗方法是什么?

手术治疗:前庭大腺造口术,损伤小,保留腺管功能。也可以采用 CO_2 激光或微波行囊肿造口术。

三十二、前庭大腺脓肿/囊肿的术前护理要点有哪些?

1. 一般护理

(1)心理护理:安慰关心患者,耐心解释患者提出的具体问题,告知前庭大腺炎的病因及治疗措施,消除患者的思想顾虑。

(2)生活指导:①前庭大腺囊肿急性发作时,需卧床休息,避免疼痛加剧,可局部冷敷缓解疼痛。②保持局部清洁,行走不便者,协助生活护理。③注意饮食,避免辛辣、刺激性的食物,饮食清淡,加强营养,增强抵抗力。

2. 专科护理

(1)病情观察:①观察外阴肿胀的程度,是否有疼痛、破溃,脓肿破溃时注意脓液的性状。②观察阴道分泌物的颜色、性状、量、气味,监测体温、注意白细胞变化。

(2)用药护理:按医嘱予抗生素及止痛剂,并选用清热解毒的中药局部热敷或1:5000高锰酸钾溶液(41~43℃)坐浴,注意观察药物的不良反应及疗效。

(3)必要时做好术前准备,备皮。

三十三、前庭大腺脓肿/囊肿的术后护理要点有哪些?

1. 一般护理 囊肿切开后,局部放置引流条引流,引流条需每日更换,每日用消毒液行外阴抹洗2次,伤口愈合后,改1:5000高锰酸钾溶液(41~43℃)坐浴。

2. 健康教育

(1)嘱患者注意休息,加强营养。

(2)教会患者坐浴的方法,包括浴液的配制、温度、坐浴的时间及注意事项;取高锰酸钾片加开水配成1:5000溶液(41~43℃),肉眼观为淡玫瑰色,每次坐浴20分钟,每天1~2次,坐浴时会阴部浸没于溶液中。

(3)囊肿切开后,每次大小便后及时清洗外阴,指导清洁外阴的方法,擦大便时从前往后擦。

(4)做好女性卫生知识宣教,平时着棉质内裤,月经期勤换卫生巾,因经血是良好的细菌培养基,以免卫生垫放置时间过长,造成生殖道感染。

3. 出院指导

（1）嘱患者保持会阴清洁，合理饮食。

（2）保持局部清洁干燥、勤换护垫，月经期、产褥期禁止性生活。

（3）下次月经干净 3～7 天后妇科门诊复查。

（4）不适随诊。

三十四、什么是白带？

白带是由阴道黏膜渗出液、宫颈管及子宫内膜腺体分泌液等混合而成的，与雌激素作用有关。

三十五、如何区别生理性白带和病理性白带？

1. 生理性白带 呈白色稀糊状或蛋清样，黏稠、量少，无腥臭味，为正常白带。

2. 病理性白带 生殖道炎症，如阴道炎和急性宫颈炎或发生癌变时，白带量明显增多且性状改变。

三十六、常见的病理性白带有哪些？可能的病因是什么？

1. 透明黏性白带 外观与正常白带相似，但数量明显增多，可能与卵巢功能失调、阴道腺病或宫颈高分化腺癌等疾病有关。

2. 灰黄色或黄白色泡沫状稀薄白带 为滴虫性阴道炎特征，伴外阴瘙痒。

3. 凝乳块状或豆腐渣样白带 为假丝酵母菌阴道炎特征，伴严重外阴瘙痒或灼痛。

4. 灰白色匀质鱼腥味白带 常见细菌性阴道病，伴轻度外阴瘙痒。

5. 脓性白带 色黄或黄绿，黏稠，多有臭味，为细菌感染。阴道癌或宫颈癌并发感染、宫腔积脓或阴道内异物残留等也可导致脓性白带。

6. 血性白带 白带中混有血液，量多少不一，可能出现于宫颈癌、子宫内膜癌、宫颈息肉、黏膜下肌瘤、宫颈柱状上皮异位合并感染、放置宫内节育器后。

7. 水样白带 持续性淘米水样白带且奇臭，常见于晚期宫颈癌、阴道癌、黏膜下肌瘤伴感染。间断性清澈、黄红色或红色水样白带，考虑输卵管癌可能。

三十七、什么是滴虫阴道炎？其传播方式是什么？

滴虫性阴道炎是由阴道毛滴虫引起的常见阴道炎，也是常见的性传播疾病。

其主要传播方式为：

（1）经性交传播，为主要传播途径。

（2）间接传播：经公共浴池、浴盆、浴巾、游泳池、坐式便器、衣物、污染的器械及敷料等传播。

三十八、阴道毛滴虫有何特性？

阴道毛滴虫适宜在温度 25～40℃、pH 5.2～6.6 的潮湿环境中生长，在 pH5 以下或 7.5 以上的环境中则不生长。

三十九、滴虫性阴道炎的主要症状是什么？其阴道分泌物特点是什么？

1. 主要症状 阴道分泌增多及外阴瘙痒。

2. 分泌物的典型特点 呈泡沫状，有其他细菌混合感染时白带可呈黄绿色、稀薄脓性且有臭味。

四十、滴虫性阴道炎为什么可导致不孕？

阴道毛滴虫能吞噬精子，并能阻碍乳酸生成，影响精子在阴道内存活，可导致不孕。

四十一、滴虫性阴道炎为什么在月经前后易发作？

月经前后阴道 pH 发生变化，月经后接近中性，故隐藏在腺体及阴道皱襞中的滴虫于月经前、后常得以繁殖，引起炎症。

四十二、取阴道分泌物前后需要注意哪些问题？

**1. **取分泌物前 24～48 小时避免性交、阴道灌洗/冲洗或局部用药。
**2. **取分泌物时阴道窥器不涂润滑剂。
**3. **取分泌物后应及时送检，并注意保暖，防止因滴虫活力减弱，造成辨认困难。

四十三、滴虫性阴道炎的诊断方法有哪些？

最常用的诊断方法：阴道分泌物湿片法，镜下见到活动的阴道毛滴虫即可确诊。

四十四、滴虫性阴道炎患者用药时需要注意什么问题？

滴虫性阴道炎的主要治疗药物：甲硝唑和替硝唑。

甲硝唑用药期间及停药 24 小时内，替硝唑用药期间及停药 72 小时内禁止饮酒。甲硝唑可透过胎盘到达胎儿体内，也可从乳汁排泄，故孕 20 周前禁用，哺乳前不宜用药。

四十五、妊娠合并滴虫性阴道炎是否需要治疗？若不治疗可能出现什么结果？

妊娠合并滴虫性阴道炎需要治疗。妊娠期合并滴虫性阴道炎可导致胎膜早破、早产及低出生体重儿，治疗后可以减轻症状，减少传播，防止新生儿呼吸道和生殖道感染。但是，使用甲硝唑之前要取得患者及家属同意。

四十六、滴虫性阴道炎的治疗原则是什么？

1. 全身用药　常用甲硝唑或替硝唑。服药后常见胃肠道反应。若出现头痛、皮疹、白细胞减少等，应及时停药。
2. 性伴侣治疗　因为滴虫性阴道炎可以通过性生活传播，所以需要性伴侣用时治疗，并交待患者及性伴侣治愈前避免无保护性生活。
3. 随访治疗　滴虫性阴道炎再次感染率高，所以对考虑患有滴虫阴道炎的性活跃女性在最初感染 3 个月后应重新筛查。
4. 及时治疗　妊娠合并滴虫性阴道炎的患者需要及时治疗。
5. 排查　滴虫性阴道炎可合并其他性传播疾病，应排查有无其他性传播疾病。

四十七、滴虫性阴道炎有哪些护理诊断/问题？

1. 舒适改变　与外阴瘙痒、灼痛及白带增多有关。
2. 焦虑　与治疗效果不佳、反复发作有关。
3. 知识缺乏　缺乏阴道炎感染途径的认识及预防知识。
4. 皮肤完整性受损　与病原体的侵蚀、炎症分泌物刺激有关。
5. 睡眠形态紊乱　与外阴瘙痒、灼痛有关。

四十八、滴虫性阴道炎的护理要点有哪些？

1. 自我护理　注意个人卫生，保持外阴部清洁、干燥，尽量避免搔抓外阴致皮肤破损。治疗期间禁止性生活、勤换内裤。内裤、坐浴及洗涤用物应专人专用，并煮沸消毒 5～10 分钟以消灭病原体，避免交叉和重复感染的机会。
2. 指导患者配合检查　取分泌物前 24～48 小时避免性交、阴道灌洗/冲洗或局部用药。
3. 用药注意事项　①甲硝唑用药期间及停药 24 小时内，替硝唑用药期间及停药 72 小时内禁止饮酒，避免出现双硫仑样反应。②甲硝唑可透过胎盘到达胎儿体内，孕 20 周前禁用。③甲硝唑可通过乳汁排泄，故哺乳期服药间及服药 6 小时内不宜哺乳。④甲硝唑口服后偶见胃肠道反应，如食欲减退、恶心、呕吐。也可见头痛、皮疹、白细胞减少等，一旦发现应及时报告医师及停药。
4. 指导患者正确阴道用药　告知患者不同剂型的阴道用药方法，酸性药液冲洗阴道后再塞药原则。在阴道出血、经期停止坐浴、阴道冲洗及阴道用药。

5. 健康教育 取分泌物前 24～48 小时避免性交、阴道灌洗/冲洗或局部用药；告知患者治愈标准；告知患者随访及坚持治疗的重要性；告知患者及性伴侣同时治疗的必要性；告知用药的注意事项；加强卫生宣传，对工厂、机关、居民特别是集体宿舍的女工、女学生等，定期普查、普治，以消灭传染源。

四十九、滴虫性阴道炎的治愈标准是什么？

滴虫性阴道炎常于月经后复发，所以治疗后检查滴虫阴性时，仍需每次月经后复查阴道分泌物，3 次检查均阴性，称为治愈。

五十、如何预防滴虫性阴道炎的复发？

1. 注意个人卫生，保持外阴清洁、干燥，尽量避免搔抓外阴皮肤致皮肤破损。治疗期间禁止性生活、勤换内裤。内裤、坐浴及洗涤用物应专人专用，并煮沸消毒 5～10 分钟以消灭病原体，避免交叉和重复感染的机会。
2. 坚持用药及随访复查。
3. 夫妻同治。

五十一、如何预防滴虫性阴道炎？

1. 消灭传染源 由于本病易感染，流行极广，且有相当比例的健康带虫者，所以在妇产科门诊或住院部常规排查，尽早发现，及时治疗。可开展普查和治疗，注重夫妻同治。

2. 杜绝传播途径 提倡淋浴，公共厕所改坐便为蹲式。做好全民普教，严禁带虫者进入公共泳池，不出租泳衣和毛巾。医院使用过器械严格清洁、消毒；检查床定期清洁消毒，床上的治疗巾，必须一人一巾。

3. 健康教育 做好卫生宣传工作，提高预防意识。

五十二、什么是外阴阴道假丝酵母菌病？常见的病原体是什么？

外阴阴道假丝酵母菌病是由假丝酵母菌引起的外阴阴道炎症，曾称为外阴阴道念珠菌病。
常见病原体：假丝酵母菌，是机会致病菌，为内源性传染。

五十三、外阴阴道假丝酵母菌病的传播途径有哪些？

1. 主要是内源性传播，假丝酵母菌为条件致病菌，寄生于阴道、口腔、肠道，一旦条件适宜即可引起感染。
2. 少数可通过性传播。
3. 极少通过接触感染的衣物间传染。

五十四、外阴阴道假丝酵母菌病的常见发病诱因是什么？

1. 长期应用广谱抗生素 抑制乳杆菌生长，有利于假丝酵母菌繁殖。
2. 妊娠及糖尿病 机体免疫力下降，阴道组织内糖原增加，酸度增高，有利于假丝酵母菌繁殖。
3. 其他 穿紧身化纤内裤、肥胖等，可使会阴局部温度和湿度增加，利于假丝酵母菌繁殖引起感染。

五十五、外阴阴道假丝酵母菌病的主要症状有哪些？其分泌物有什么特点？

主要症状为外阴瘙痒、灼痛，部分患者有凝乳样阴道分泌物增多。
分泌物的特点：白色稠厚呈凝乳或豆腐渣样。

五十六、外阴阴道假丝酵母菌病为什么会出现尿痛？

排尿时，尿液刺激水肿的外阴及前庭可导致疼痛。

五十七、外阴阴道假丝酵母菌病的诊断依据是什么？

阴道分泌物检查发现假丝酵母菌的芽生孢子或假菌丝。阴道 pH 测定有重要鉴别意义：pH＜4.5，可能为单纯假丝酵母菌感染，pH＞4.5 可能存在混合感染，尤其是细菌性阴道病的混合感染。

五十八、外阴阴道假丝酵母菌病如何分类？

根据外阴阴道假丝酵母菌病临床评分标准划分，评分≥7 分为重度，而＜7 分则为轻、中度（表 5-1）。

表 5-1 外阴阴道假丝酵母菌病评分标准

评分项目	0 分	1 分	2 分	3 分
瘙痒	无	偶有发作、可被忽略	能引起重视	持续发作，坐立不安
疼痛	无	轻	中	重
阴道黏膜充血、水肿	无	轻	中	重
外阴抓痕、皲裂、糜烂	无	—	—	有
分泌物量	无	较正常稍多	量多，无溢出	量多，有溢出

五十九、外阴阴道假丝酵母菌病的治疗方法有哪些？

处理原则：消除诱因，根据患者情况选择局部或全身用药。

1. 消除诱因 积极治疗糖尿病，及时停用广谱抗生素、雌激素及皮质类固醇激素。

2. 单纯性外阴阴道假丝酵母菌病治疗

（1）局部用药：以局部短疗程抗真菌药物为主。唑类药物效果高于制霉菌素。常用药物：①咪康唑栓剂，1 粒（200mg）/晚，连用 7 日，或 1 粒（400mg）/晚，连用共 3 日，或 1200mg，单次用药。②克霉唑栓剂，塞阴道用，150mg/晚，连用 7 日，150mg 早晚各 1 次，连用 3 日，或 500mg，单次用药。③制霉菌素栓剂，1 粒（10 万 U），连用 10～14 天。

（2）全身用药：不能耐受或采用局部用药者，可选择口服药。常用氟康唑 150mg；顿服。

3. 复杂性外阴阴道假丝酵母菌病治疗

（1）严重外阴阴道假丝酵母菌病：延长用药治疗时间，局部用药延长至 7～14 天，若口服氟康唑 150mg，则 72 小时后加服 1 次。严重者，还可局部用低浓度糖皮质激素软膏或唑类膏剂。

（2）复发性外阴阴道假丝酵母菌病（recurrent vulvovaginal candidiasis，RVVC）：一年内有症状并经真菌学证实的外阴阴道假丝酵母菌病发作 4 次或以上。抗真菌治疗分为初始治疗+巩固治疗。根据培养和药敏结果选择药物，主张低剂量+长疗程，一般维持 6 个月。

六十、妊娠合并外阴阴道假丝酵母菌病是否需要治疗？

需要治疗。以局部治疗为主，以 7 日疗法效果最佳，可选用克霉唑栓剂等，但禁止口服唑类药物。

六十一、外阴阴道假丝酵母菌病患者如何进行随访？

若症状持续存在或诊断后 2 个月内反复发作，需复诊。RVVC 在治疗结束后 7～14 日、1 个月、3 个月、6 个月各随访 1 次，3 个月及 6 个月时建议同时进行真菌培养。

六十二、外阴阴道假丝酵母菌病有哪些护理诊断/问题？

1. 舒适改变 与外阴瘙痒、灼痛及白带增多有关。

2. 焦虑 与治疗效果不佳、反复发作有关。

3. 知识缺乏 缺乏阴道炎感染途径的认识及预防知识。

4. 皮肤完整性受损 与病原体的侵蚀、炎症分泌物刺激有关。

六十三、外阴阴道假丝酵母菌病的护理要点有哪些？

1. 一般护理

（1）个人卫生：培养健康的卫生习惯，保持局部清洁；避免交叉感染。选择透气性好的棉质内裤。非经期不使用卫生护垫。

（2）治疗期间勤换内裤，盆、毛巾专人专用，使用过的内裤、盆及毛巾均应用开水烫洗。治疗期间避免性生活。

（3）饮食：避免辛辣刺激性食物。

2. 专科护理

（1）取分泌物前24～48小时避免性交、阴道灌洗/冲洗或局部用药。

（2）用药护理：告知患者用药的目的和方法，告知遵医嘱完成正规疗程的重要性。并告知患者不同药物的使用方法，为保证局部用药的效果，一般宜睡前塞药，以阴道穹后部给药为佳。为了提高用药效果，可用2%～4%碳酸氢钠液坐浴或阴道冲洗后再用药。

（3）与女性患者接触后有龟头炎的男性伴侣，有症状者应及时行假丝酵母菌检查和治疗，预防女性反复感染。

（4）妊娠合并感染者：需积极治疗，否则阴道分娩时新生儿易传染为鹅口疮，为避免胎儿感染，应坚持局部用药，禁止口服唑类药物，一般可选择克霉唑栓剂等，一般以7日疗法效果为佳。

（5）向患者讲解病因，糖尿病患者注意血糖变化，消除病因。

六十四、如何预防外阴阴道假丝酵母菌病？

1. 消除发病诱因，积极治疗糖尿病，及时停用广谱抗生素或雌激素。

2. 坚持用药，按时复查。假丝酵母菌病易于经前复发，治疗后应在月经前复查白带。

3. 注意个人卫生，尤其是经期卫生，勤换内裤。内裤洗后应尽量在日光下晾晒，避免公共场所交叉感染。

4. 对于顽固性或经常反复发作的外阴阴道假丝酵母菌病患者，性传播也是导致复发的原因之一，故性伴侣患有霉菌性尿道炎者，应积极治疗，以防交叉感染。

5. 防止因穿着不当引起的阴道炎。减少穿着各种裤裆瘦短、透气性差的服装，减少细菌滋生。

6. 不可擅自使用任何阴道冲洗剂。若孕期合并外阴阴道假丝酵母菌病，应及时就医，在医师指导下使用适合孕妇的栓剂。

六十五、什么是细菌性阴道病？

细菌性阴道病为阴道内正常菌群失调所致的一种混合感染，但临床及病理特征无炎症改变。

六十六、细菌性阴道病的病因是什么？

1. 阴道内能产生过氧化氢的乳杆菌减少，导致其他微生物大量繁殖，主要以加德纳菌、厌氧菌、人型支原体，其中以厌氧菌居多。

2. 阴道菌群发生改变，可能与频繁性交、多个性伴侣或阴道灌洗/冲洗使阴道碱化有关。

六十七、细菌性阴道病的阴道分泌物有什么特点？

细菌性阴道病分泌物的特点：鱼腥臭味、稀薄阴道分泌物增加，但阴道检查无炎症改变。

六十八、如何诊断细菌性阴道病？

主要采取Amsel临床诊断标准，4项中有3项即可诊断。①匀质、稀薄、白色阴道分泌物，常黏附于阴道壁。②线索细胞（clue cell）阳性。③阴道分泌物pH>4.5。④胺臭味试验（whiff test）阳性：取阴道分泌物少许放在玻片上，加10%氢氧化钾溶液1～2滴，产生烂鱼肉样腥臭味。

六十九、如何治疗细菌性阴道病？

治疗原则：选用抗厌氧菌药物；主要有甲硝唑、替硝唑、克林霉素。甲硝唑是较理想的治疗药物，但是对支原体效果差。

1. 口服药物　首选甲硝唑 400mg，2 次/日，口服，共 7 日。替代方案：替硝唑 2g，口服，1 次/日，连续 3 日；或替硝唑 1g，口服，1 次/日，共 5 日；或克林霉素 300mg，2 次/日，连续 7 日。

2. 局部用药　甲硝唑栓剂 200mg，1 次/晚，连用 7 日；或 2%克林霉素软膏阴道涂抹，5g/（次·晚），连续 7 日。

3. 性伴侣治疗　一般不需要常规治疗。

4. 合并妊娠期者的治疗　该患者治疗的好处是减少阴道感染的症状和体征，减少细菌性阴道疾病相关感染的并发症及其他感染。

5. 随访　一般治疗后无症状者不需要常规随访。对妊娠合并细菌性阴道病者需随访治疗效果。此病较常复发，对症状持续或重复出现者，应告知患者复查及接受治疗。

七十、细菌性阴道病患者的性伴侣是否需要一起治疗？

性伴侣不需要同时治疗。虽然此病与多个性伴侣有关，但性伴侣治疗并未改善治疗效果及降低其复发。

七十一、细菌性阴道病可引起哪些不良结局？

1. 阴道炎。

2. 妊娠合并感染者　可导致绒毛膜羊膜炎、胎膜早破、早产。

3. 非孕者　可引起子宫内膜炎、盆腔炎、全子宫切除术后阴道残端感染。

七十二、妊娠期合并细菌性阴道病是否需要治疗？

妊娠合并细菌性阴道病者需要治疗。一般用药方案为甲硝唑 400mg，口服，2 次/日，连用 7 日；或克林霉素 300mg，口服，2 次/日，共 7 日。

七十三、细菌性阴道病是否需要随访？

一般治疗后无症状者不需要常规随访。对妊娠合并细菌性阴道病者需随访治疗效果。此病较常复发，对症状持续或重复出现者，应告知患者复查及接受治疗。

七十四、细菌性阴道病有哪些护理诊断/问题？

1. 舒适改变　与外阴瘙痒、灼痛及白带增多有关。

2. 焦虑　与疾病反复发作及外阴异常气味有关。

七十五、细菌性阴道病的护理要点有哪些？

1. 一般护理

（1）生活指导：嘱患者注意休息，避免劳累，保持外阴清洁、干燥，治疗期间禁性生活，勤换内裤，换下的内裤用开水煲 5～10 分钟，最好煮沸消毒，便前便后洗净双手。

（2）注意性生活卫生：避免过频或无保护的性生活，孕期注意个人卫生，教会其自我保护方法，保持外阴清洁，避免交叉感染。

（3）心理护理：安慰关心患者，解释患病的可能因素及治疗方案，解除思想顾虑。

2. 专科护理

（1）用药注意事项：①甲硝唑用药期间及停药 24 小时内，替硝唑用药期间及停药 72 小时内禁止饮酒。②甲硝唑可透过胎盘到达胎儿体内，孕 20 周前禁用。③甲硝唑可通过乳汁排泄，故哺乳期服药间及服药 6 小时内不宜哺乳。④甲硝唑口服后偶见胃肠道反应，如食欲减退、恶心、呕吐。也可见头痛、皮疹、白细胞减少等，一旦发现应及时报告医师及停药。

（2）缓解症状，促进舒适：局部奇痒难忍时，按医嘱酌情予止痒药膏，并嘱患者避免搔抓。

（3）指导患者配合治疗，正确阴道用药，观察用药后反应。

（4）妊娠期细菌性阴道病的治疗：任何有症状的细菌性阴道病孕妇均需筛查及治疗。用药方案为甲硝唑 400mg 口服，每日 2 次，连用 7 日；或克林霉素 300mg 口服，每日 2 次，连用 7 日。

3. 健康教育

（1）指导患者自我护理，注意个人卫生，保持外阴清洁、干燥、穿棉织品内裤，尽量避免搔抓外阴部皮肤以免破损。

（2）指导局部用药的方法，用药前洗净双手及会阴，不随意中断疗程。

（3）细菌性阴道病复发较常见，对症状持续或症状重复出现者，应告知患者复诊、接受治疗的重要性。

（4）传授知识：向患者讲解细菌性阴道病的病因、诱发因素、预防措施。

（5）普查普治：积极开展普查普治，指导患者定期进行妇科检查，及早发现异常，及时治疗。

七十六、如何鉴别细菌性阴道病、外阴阴道假丝酵母菌病和滴虫性阴道炎？

细菌性阴道病、外阴阴道假丝酵母菌病和滴虫性阴道炎的鉴别见表 5-2。

表 5-2　细菌性阴道病、外阴阴道假丝酵母菌病和滴虫性阴道炎的鉴别

	正常阴道	细菌性阴道病	外阴阴道假丝酵母菌	滴虫性阴道炎
病原菌	非感染的乳酸杆菌占优势	阴道加特纳菌及厌氧菌	假丝酵母菌	阴道毛滴虫
症状	无	分泌物增多，无或轻度瘙痒	重度瘙痒，烧灼感	分泌物增多，轻度瘙痒
分泌物特点	无色或白色，絮状、非均一性，无味	白色，匀质，腥臭味	白色，豆腐渣样	稀薄、脓性，泡沫状
阴道黏膜	正常	正常	水肿、红斑	散在出血点
阴道 pH	≤4.5	≥4.5	≤4.5	≥4.5
胺试验	无	存在	无	可能存在
显微镜检查	正常上皮细胞，乳酸杆菌占优势	线索细胞，极少白细胞	芽生孢子及假菌丝，少量白细胞	阴道毛滴虫，大量白细胞

七十七、萎缩性阴道炎是什么？

萎缩性阴道炎常见于自然绝经或人工绝经后妇女，也可见于产后闭经或药物假绝经治疗的妇女。主要症状为外阴灼热不适，瘙痒及阴道分泌物增多，常伴有性交痛。常为需氧菌感染。

七十八、萎缩性阴道炎好发于哪些人群？为什么？

好发于绝经后妇女，包括自然绝经、人工绝经、药物治疗造成的假绝经、产后闭经的患者。原因：①绝经后卵巢功能衰退，雌激素水平下降；阴道壁萎缩，黏膜变薄，上皮细胞内糖原减少。②阴道 pH 增高，一般为 5.0～7.0，嗜酸性乳杆菌不再为优势菌，局部抵抗力降低。导致其他致病菌过度繁殖或容易入侵引起炎症。

七十九、萎缩性阴道炎的阴道分泌物有什么特点？

萎缩性阴道炎分泌物特点：稀薄，呈淡黄色，感染严重者呈脓血性白带。

八十、萎缩性阴道炎的治疗原则是什么？

治疗原则为：补充雌激素，增强阴道抵抗力，抑制细菌生长。

1. 补充雌激素，增强阴道抵抗力　为主要治疗方法。可以局部给药，也可全身用药。常用雌三醇软膏局部涂抹，1～2 次/日，连续 14 日。

2. 抑制细菌生长　可局部使用抗生素：诺氟沙星 100mg，阴道用药，1 次/日，7～10 日为一疗程。阴道干涩明显者，可应用润滑剂。

八十一、萎缩性阴道炎有哪些护理诊断/问题？

1. **舒适改变** 与外阴瘙痒、灼痛及白带增多有关。
2. **焦虑** 与治疗效果不佳，反复发作有关。
3. **知识缺乏** 缺乏阴道炎感染途径的认识及预防知识。
4. **皮肤完整性受损** 与病原体的侵蚀、炎症分泌物有关。

八十二、萎缩性阴道炎的护理要点有哪些？

1. 一般护理
（1）心理护理：安慰关心患者，解除思想顾虑。
（2）生活指导：嘱患者注意休息，勤换内裤，保持外阴清洁。
（3）加强锻炼，增强自身抵抗力。

2. 专科护理
（1）增加阴道抵抗力：针对病因，补充雌激素是萎缩性阴道炎的主要治疗方法。
（2）治疗期避免性生活。
（3）指导患者配合治疗，正确阴道用药，观察用药后反应。

3. 健康教育
（1）指导患者自我护理，注意个人卫生，保持外阴清洁、干燥、穿棉织品内裤，尽量避免搔抓外阴皮肤以免破损。
（2）尽量避免盆浴，必要时专人专盆。
（3）指导患者便后由前往后擦拭，防止粪便污染外阴。
（4）指导患者注意性生活卫生，必要时可用润滑剂减少对阴道的损伤。
（5）指导局部用药的方法，用药前洗净双手及会阴，不随意中断疗程，并向患者讲解有关药物的作用、不良反应，使患者明确各种不同剂型药物的用药途径，以保证疗效和疗程。
（6）老年患者自己用药有困难，教会其使用内配给药装置，必要时指导其家属协助或由医务人员帮助用药，乳腺癌或子宫内膜癌患者慎用雌激素制剂。
（7）指导患者有关萎缩性阴道炎的病因及预防措施。
（8）告知患者复查白带前24~48小时禁止阴道灌洗、局部用药及性生活，避免影响检查结果。
（9）积极开展普查普治，指导患者定期进行妇科检查，及早发现异常，及时治疗。

八十三、婴幼儿外阴阴道炎好发于哪个年龄段？

婴幼儿外阴阴道炎常见于5岁以下幼女。

八十四、婴幼儿为何易发生婴幼儿外阴阴道炎？

1. 婴幼儿解剖特点所致，其外阴发育差，不能遮盖尿道口及阴道前庭，细菌易侵入。
2. 婴幼儿阴道环境与成人不同。新生儿出生后2~3周，因雌激素水平下降，阴道上皮薄，糖原少，pH 6~8，乳杆菌为非优势菌，抵抗力低，易受到细菌感染。
3. 婴幼儿卫生习惯不良，外阴不洁、大便污染、外阴损伤或蛲虫感染可引起炎症。
4. 阴道勿放异物，可造成继发感染。
5. 告知患儿或家属，预防性侵相关知识。

八十五、如何告知患儿或家属，预防儿童性侵相关知识？

1. 不在外面或陌生人面前暴露隐私部位。
2. 外出时，结伴而行，不到偏僻危险的地方。
3. 不接受陌生人的食物和邀约。
4. 对不当或不适的身体接触敢于说不。
5. 告知患儿或家属，发生性侵可能时，大声呼救、寻求帮助；发生性侵时，①一定要告知信任的人；②记住歹徒特征、保护证物；③及时报案；④接受医院检查治疗；⑤必要时需接受心理辅导。

八十六、婴幼儿外阴阴道炎的常见病原体有哪些？

常见病原体有：大肠杆菌、葡萄球菌、链球菌。淋病奈瑟菌、阴道毛滴虫、白假丝酵母菌也是常见菌。一般通过患病母亲或保育员的手、异物、毛巾、浴盆等间接传播。

八十七、婴幼儿外阴阴道炎的临床表现有哪些？

主要症状为阴道分泌物增多，呈脓性，有外阴瘙痒。有时伴有泌尿道感染，严重者可见外阴表面有溃疡，小阴唇粘连等。

八十八、婴幼儿外阴阴道炎的治疗原则有哪些？

1. 保持外阴清洁、干燥，减少摩擦。
2. 针对病原体选择相应的口服抗生素治疗。
3. 对症处理：蛲虫者，予驱虫治疗；阴道异物者，应及时取出；小阴唇粘连者，可外涂雌激素软膏，多可松解，严重者可行粘连分离术，必要时使用抗生素。

八十九、婴幼儿外阴阴道炎的护理要点有哪些？

1. 一般护理

（1）生活指导：保持外阴清洁、干燥，减少摩擦；女童清洁用品应固定，不要与别人混用，避免交叉感染。

（2）心理指导：缓解患儿家属的紧张感，告知预防疾病的保健知识，积极配合治疗。

2. 专科护理

（1）按医嘱口服抗生素治疗或用吸管将抗生素滴入阴道，有蛲虫者，行驱虫治疗，观察用药后反应。

（2）行阴道异物取出者，术后注意观察阴道分泌物情况及有无阴道出血。

3. 健康教育

（1）指导家属注意患儿护理，保持外阴清洁、干燥，洗涤用品与大人分开放置，单独使用，如患儿经常哭闹不安或用手搔抓外阴应及时就诊。

（2）监测及教育婴幼儿，防止阴道内放置异物，发现阴道有异物或异味，应马上告知家长并及时就诊。

（3）有蛲虫感染者，及时治疗。

（4）患有阴道炎的母亲或其他照顾者应及时治疗阴道炎，同时注意手卫生，防止通过手、衣物、毛巾等间接传播。

九十、阴道炎是否影响受孕？

阴道炎会影响受孕，主要取决于阴道炎的轻重和感染的病种。

原因：①阴道滴虫可直接吞噬精子，使精子数量减少，质量降低。②滴虫性阴道炎可通过性生活传染给丈夫，引起男性尿道炎、前庭腺炎、附睾炎，影响精子的产生和活动力，导致不孕。③大量脓细胞会吞噬精子，降低精子的活动力，改变阴道内酸碱环境，缩短精子寿命，导致不孕。④阴道衣原体或支原体感染，产生稠厚的浆糊状白带，阻碍精子穿透，使精子不能上行进入子宫及输卵管，导致不孕。

九十一、阴道炎为何容易复发？

1. 较常见的原因是用药不规范，治疗不彻底。一般阴道炎的治疗需要一定疗程，而瘙痒等症状的改善往往在用药后短时间内就很明显。
2. 忽略用药后的复查，实际上，阴道炎一定要复查后才能确定是否治愈。
3. 性伴侣没有治疗可能会反复交叉感染。
4. 服用大剂量抗生素或患糖尿病者，可增加阴道假丝酵母菌病的发病机会。如果不停用抗生素或血糖未控制好，也可使女性反复发病。

5. 大部分女性在出现外阴瘙痒等不适时，未及时做好防护措施，使有害细菌滋生，症状加重。

6. 不洁的性生活或性伴侣携带病原体的患者很容易反复感染。

7. 不良卫生习惯，如内裤与其他衣物一起洗、内裤晾晒在阴暗不通风处，也可能增加阴道炎反复发作的概率。

8. 合理使用卫生巾：①月经期至少每2~4小时更换1次；②选择合格、安全、适合个人的卫生巾产品，慎用药物卫生巾，以防过敏；③更换卫生巾前洗手；④勿大量储存卫生巾，以免细菌滋生，污染卫生巾；⑤卫生巾不宜存放于卫生间，易滋生细菌；⑥平时少用卫生护垫；⑦若使用卫生棉条，棉条在阴道停留时间不可超过8小时，以防出现中毒性休克综合征。

九十二、不同阴道炎治疗的原则是什么？

1. 治疗阴道炎的主要原则是采取局部治疗的方法，使阴道菌群平衡，可使用酸性溶液进行阴道冲洗，控制阴道菌群的生长。

2. 要严格遵循医嘱，按疗程、合理使用药物治疗。不主张长期使用大剂量的药物，避免阴道正常菌群的失衡。

3. 若有其他病原体的感染，需先行药敏试验，再使用敏感药物进行治疗。在用药同时，注意全身情况，同时要运用提高免疫力的疗法。

九十三、阴道炎是否会发生传染？

通常情况下，细菌性阴道病是没有传染性的，但外阴阴道假丝酵母菌病及滴虫性阴道炎具有感染性。最直接的传播途径是性接触。另外间接接触传播是外阴阴道假丝酵母菌病的一条传播途径。接触公厕的座便器、浴盆、浴池座椅、毛巾，使用不洁卫生纸，都可能造成感染。

九十四、如何针对各种阴道炎选择灌洗/冲洗溶液？

各种阴道炎选择灌洗/冲洗溶液的种类及原因见表5-3。

表5-3　各种阴道炎选择灌洗/冲洗的溶液和原因

类型	选择灌洗/冲洗溶液	原因
滴虫性阴道炎	酸性溶液	阴道毛滴虫适宜在25~40℃、pH 5.2~6.6的潮湿环境中生长，在pH<5或>7.5则不生长
外阴阴道假丝酵母菌病	碱性溶液	假丝酵母菌感染的阴道pH在4.0~4.7，一般<4.5
非特异性阴道炎	一般消毒液/生理盐水	—
术前准备者	聚维酮碘（碘伏）溶液、高锰酸钾溶液、苯扎溴铵溶液	—

九十五、阴道灌洗/冲洗的目的有哪些？

阴道灌洗/冲洗的目的：可促进阴道血液循环，减少阴道分泌物，缓解局部充血，从而控制和治疗炎症。

九十六、阴道灌洗/冲洗时的适应证有哪些？

1. 治疗各种阴道炎、宫颈炎。

2. 子宫切除术前或阴道手术前的常规阴道准备。

九十七、阴道灌洗/冲洗时的禁忌证有哪些？

1. 月经期、产后或人工流产（artificial abortion）子宫宫口未闭合或阴道出血者，不宜阴道灌洗/冲洗，以防引起上行性感染。

2. 宫颈癌有活动性出血者，禁止灌洗/冲洗，以防因阴道灌洗/冲洗引起大出血。

3. 无性生活患者不宜灌洗/冲洗，若需要，应告知，可用导尿管进行阴道灌洗/冲洗，不可使用阴道窥器。

4. 急性盆腔炎、异位妊娠、卵巢黄体破裂、卵巢囊肿蒂扭转患者不宜行阴道灌洗/冲洗。

九十八、阴道灌洗/冲洗时的护理要点有哪些？

1. 灌洗筒与床沿的距离一般为 60～70cm，以免压力过大，水流过快，冲洗液或污物进入宫腔内造成逆行性感染；或冲洗液与局部作用时间不足，影响阴道灌洗/冲洗效果。

2. 灌洗液的温度以 41～43℃为宜。温度过低，可引起患者不适；温度过高，可能烫伤患者阴道黏膜。

3. 因根据不同的灌洗/冲洗目的，选择合适的灌洗液。一般灌洗液量为 500～1000ml。

4. 灌洗头不宜插入过深，灌洗器的弯头应向上，避免刺激阴道穹后部引起不适，或损伤阴道局部组织引起出血。用阴道窥器冲洗时，应轻轻旋转阴道窥器，使灌洗液能达到阴道各部位，提高阴道灌洗/冲洗的效果。

5. 在阴道灌洗/冲洗过程中，动作应轻柔，勿损伤阴道壁和宫颈组织。

6. 产后 10 天或妇产科手术 2 周后的患者，若合并阴道分泌物混浊、有臭味、阴道伤口愈合不良、黏膜感染坏死者，可行低位灌洗/冲洗，灌洗筒与床沿的距离≤30cm，以避免污物进入宫腔内或损伤阴道残端伤口。

7. 宫颈癌有活动性出血的患者，为防止大出血禁止灌洗/冲洗，但可行外阴擦洗，保持外阴干洁，预防感染。

九十九、产后/妇科手术后患者能否进行阴道灌洗/冲洗？

产后/妇科手术后，患者可以进行阴道灌洗/冲洗。但是一般产后 10 天或妇产科手术 2 周后的患者，若有灌洗/冲洗的必要，可行低位灌洗/冲洗。灌洗筒与床沿的距离≤30cm。

一百、未婚妇女能否进行阴道灌洗/冲洗？

一般不主张给未婚/无性生活女性进行阴道灌洗/冲洗。若病情需要，应告知，可用导尿管代替进行灌洗/冲洗，不可使用阴道窥器。

一百〇一、阴道灌洗/冲洗备物有哪些？

1. 一次性垫巾 2 块、一次性手套 1 副、水温计 1 支。

2. 灌洗袋 1 个、输液架 1 个、弯盘 1 个、阴道窥器 1 个、消毒棉签数支（或卵圆钳 1 把、消毒大棉球数个）。

3. 根据患者病情选择灌洗溶液：常用灌洗溶液有 0.1%安多福溶液、生理盐水、2%～4%碳酸氢钠溶液、1%乳酸溶液、1∶5000 高锰酸钾溶液等（图 5-2）。

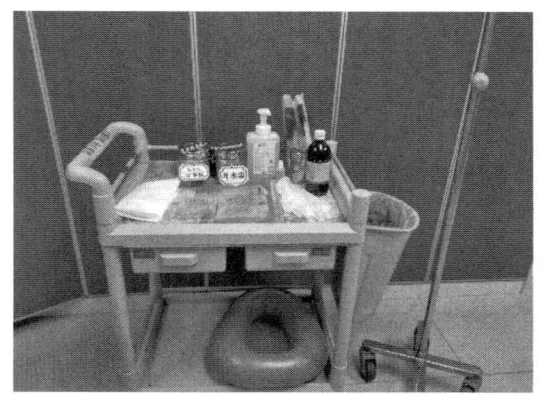
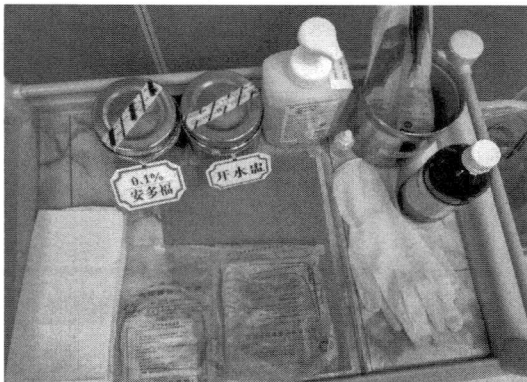

图 5-2　物品准备示意图

一百〇二、阴道灌洗/冲洗操作流程是什么？

1. 核对患者身份，包括床号、住院号、姓名，评估患者病情、活动能力等，向患者解释说明阴道灌洗/冲洗的目的、方法，取得患者的理解和配合。
2. 嘱患者排空膀胱，清洗外阴，引导其到检查室或操作室。
3. 根据患者病情需要，配置好灌洗液 500~1000ml，将装有灌洗液的灌洗袋挂于检查床旁输液架上，一般高度为距床沿 60~70cm，排去管内空气，试水温（41~43℃），适宜后备用。
4. 患者到检查室后，再次核对患者身份，协助患者上妇科检查床，取膀胱截石位，臀下垫好一次性垫巾，放好便盆。
5. 检查室室温 22℃以上，关闭门窗并遮挡好患者。尤其在冬天，可适当调高室温。
6. 洗手，穿戴整齐。操作者戴一次性手套，右手持冲洗头，先用灌洗液冲洗外阴部，然后用阴道窥器暴露宫颈，若有阴道分泌物时先擦拭干净分泌物后再冲洗，冲洗时不停地转动阴道窥器，使整个阴道穹后部及阴道侧壁冲洗干净再将阴道窥器按下，使阴道内残余的液体完全流出。或者用左手将小阴唇分开，将灌洗头沿阴道纵侧壁的方向缓缓插入阴道达到阴道穹后部，边冲洗边将灌洗头围绕宫颈轻轻地上下左右移动。
7. 当灌洗液约剩 100ml 时，关闭灌洗器，拔出灌洗头和阴道窥器，再一次冲洗外阴部，然后扶患者坐浴便盆上，使阴道内的残留液体完全流出。
8. 阴道灌洗/冲洗结束后，擦干外阴部，撤出便盆、一次性治疗单，协助患者整理衣裤，下妇科检查床。
9. 洗手，登记执行签名，整理用物。

一百〇三、什么是坐浴？

坐浴是借助水温与药液的作用，促进局部组织的血液循环，增强抵抗力，减轻外阴局部的炎症及疼痛，使创面清洁，有利于组织恢复。

一百〇四、坐浴的目的是什么？

1. 清洁外阴。
2. 改善局部血液循环。
3. 消除炎症。
4. 有利于组织修复。

一百〇五、坐浴的常用溶液是什么？

不同阴道炎选择的坐浴溶液和原因见表 5-4。

表 5-4 不同阴道炎选择的坐浴溶液和原因

疾病名称	选择坐浴溶液	原因
滴虫性阴道炎	0.5%醋酸溶液、1%乳酸溶液或 1:5000 高锰酸钾溶液	阴道毛滴虫适宜在温度 25~40℃、pH 5.2~6.6 的潮湿环境中生长，在 pH<5 或>7.5 时则不生长
外阴阴道假丝酵母菌病	2%~4%碳酸氢钠溶液	假丝酵母菌感染的阴道 pH 在 4.0~4.7，一般<4.5
萎缩性阴道炎	0.5%~1%乳酸溶液	阴道 pH 增高，为 5.0~7.0
外阴炎及其他非特异性阴道炎、外阴阴道术前准备	1:5000 高锰酸钾溶液、1:1000 苯扎溴铵（新洁尔灭）溶液、0.02%聚维酮碘溶液、中成药等	

注：月经期、阴道出血者、孕妇、产后 7 天内的产妇禁止坐浴。

一百〇六、如何配置 1:5000 高锰酸钾溶液？

一般 1g 高锰酸钾片+5000ml 水，即可配成 1:5000 高锰酸钾溶液。一般高锰酸钾片的规格为

0.1g/片或 0.2g/片。故 0.1g 4 片+2000ml 水，或者 0.2g 2 片+2000ml 水即可。

一百〇七、使用高锰酸钾片的注意事项有哪些？

1. 现配现用，使用凉水或稍温水配用。由于高锰酸钾在长时间放置或温度过高的情况下会发生氧化还原反应，形成二氧化锰物质而失效。
2. 使用时，不可直接用手接触，以免烧伤皮肤。因为高锰酸钾是强腐蚀剂，只有配成合理浓度时，才可以直接接触。
3. 配药时，一定要等高锰酸钾片完全溶解方可使用，以免灼伤皮肤。
4. 高锰酸钾片保存时需避光。
5. 长时间使用，易使皮肤着色，停用后可逐渐消失。
6. 用药部位如有灼烧感、红肿等情况，应立即停止用药，并将局部药物洗净，必要时需报告医师。
7. 高浓度反复多次使用时可引起腐蚀性灼伤。
8. 只可外用，切忌口服。

一百〇八、坐浴的适应证是什么？

1. 外阴、阴道手术或经阴道行子宫切除术术前准备。
2. 治疗或辅助治疗外阴炎、阴道非特异性炎症或特异性炎症、子宫脱垂的患者。
3. 会阴切开愈合不良时。

一百〇九、如何有效指导患者进行坐浴？

1. 根据不同情况，选择合适的坐浴温度。
2. 坐浴溶液必须严格按照比例配置，浓度过高易造成黏膜烧伤，浓度太低影响治疗效果。
3. 水温适中，不能过高，以免烫伤皮肤。
4. 坐浴溶液一般约 2000ml。
5. 坐浴前应嘱患者先清洗外阴及肛周皮肤。
6. 坐浴时，应将臀部及全部外阴浸入药液中。
7. 一般坐浴时间为 20 分钟。
8. 坐浴过程中，注意保暖，以防受凉。
9. 坐浴过程中，警惕体位性低血压的发生，做好防跌倒宣教，坐浴时，尤其是老年人，最好旁边有扶手或者家人陪同。

一百一十、根据水温可将坐浴分为哪几类？有何区别？

坐浴根据水温可分为 3 类：热浴、温浴、冷浴（表 5-5）。

表 5-5 热浴、温浴、冷浴的区别

坐浴种类	水温	适用情况	坐浴持续时间
热浴	41~43℃	渗出性病变、急性炎性浸润	20 分钟
温浴	35~37℃	慢性盆腔炎、术前准备	20 分钟
冷浴	14~15℃	膀胱阴道松弛、性无能、功能性无月经	2~5 分钟

注：冷浴的原理为刺激肌肉神经，使其张力增加，改善血液循环。

一百一十一、阴道/宫颈上药的目的是什么？适应证是什么？

1. **阴道/宫颈上药的目的** 治疗各种阴道和宫颈炎。
2. **适应证** 各种阴道炎、宫颈炎或术后阴道残端炎。

一百一十二、阴道/子宫颈上药常见的方法有哪些？

1. 阴道后穹隆塞药 常用于治疗滴虫性阴道炎、阴道假丝酵母菌病、老年性阴道炎及慢性阴道炎患者。最佳用药时间：睡前用药。

2. 局部用药 常用于治疗宫颈炎和阴道炎患者。

3. 宫颈棉球上药 适用于宫颈亚急性或急性炎症伴出血者。操作时，用阴道窥器充分暴露宫颈，用长镊子夹持带有尾线的宫颈棉球（用纱布包裹棉球，以防拔棉球时造成残留）或纱球浸蘸药液后外压至宫颈处，同时将阴道窥器轻轻退出阴道，然后取出镊子，以防退出阴道窥器时将棉球/纱球带出，将线尾露于阴道口外，并用胶布固定于阴阜侧上方。嘱患者于放药 12~24 小时后牵引棉球/纱球尾线自行取出。

4. 喷雾器上药 适用于非特异性阴道炎和萎缩性阴道炎患者。各种阴道用药的粉剂均可用喷雾器喷射，使药物粉末均匀散布在炎性组织表面上。

一百一十三、阴道/子宫颈上药的操作方法是什么？

1. 核对患者身份，并向其解释说明阴道/子宫颈上药的目的、方法、效果及预后，取得患者理解和配合。

2. 嘱患者排空膀胱，协助患者取截石位，臀部垫一次性垫巾。

3. 上前应先行阴道冲洗或抹洗，将阴道窥器暴露阴道、宫颈后，用消毒干棉球拭去子宫颈及阴道穹后部、阴道壁的黏液或炎性分泌物，使药物直接接触炎性组织，提高疗效。

一百一十四、阴道/子宫颈上药的护理要点有哪些？

1. 上非腐蚀性药物时，应转动阴道窥器，使阴道四壁均能涂上药物。

2. 应用腐蚀性药物时，应注意保护阴道壁及正常组织。上药前应将纱布或干棉球垫于阴道后壁及阴道穹后部，以免药液下流灼伤正常组织。药液涂好后用干棉球吸干，立即如数取出所垫纱布或棉球。宫颈如有腺囊肿，应先刺破，并挤出黏液后再上药。

3. 棉签上的棉花必须捻紧，涂药时应按同一方向转动，防止棉花落入阴道难以取出。

4. 阴道栓剂最好于晚上或休息时上药，以免起床后脱落，影响治疗效果。

5. 给未婚/无性生活妇女上药时不可使用阴道窥器，应用长棉签涂抹或用手指将药片推入阴道。

6. 经期或子宫出血者不宜经阴道给药。

7. 用药期间应禁止性生活。

第六章　子宫颈炎症

一、什么是子宫颈?

子宫下部较窄呈圆柱状,称为子宫颈,简称宫颈。子宫体与子宫颈之间最狭窄的部分称为子宫峡部。子宫颈以阴道为界,分为上下两部,上部占子宫颈 2/3,两侧与子宫主韧带相连,为子宫颈阴道上部;下部占子宫颈的 1/3,伸入阴道内,称为子宫颈阴道部。子宫颈内腔呈梭形,称为子宫颈管,其下端称为子宫颈外口,通向阴道。子宫颈外口柱状上皮与鳞状上皮交界处是宫颈癌好发部位(图6-1)。

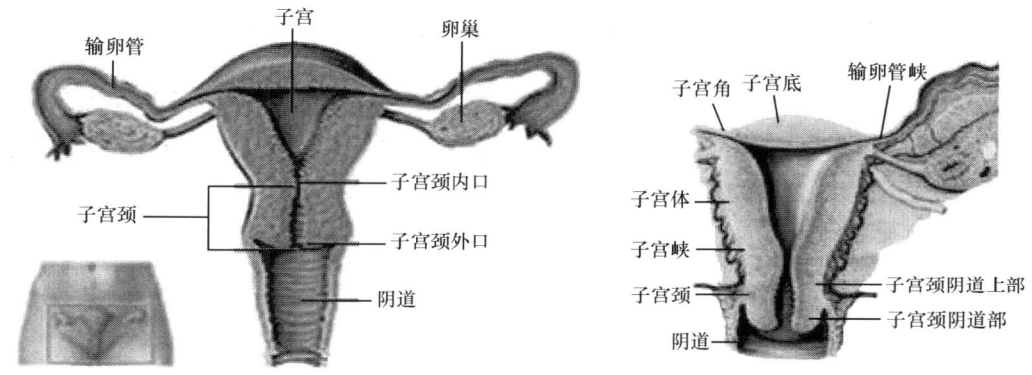

图 6-1　女性内生殖器

二、常见的子宫颈炎症有哪些?

子宫颈炎症包括子宫颈阴道部炎症及子宫颈管黏膜炎症。临床较常见的是急性宫颈管黏膜炎,但若未及时诊治或病原体持续存在,可导致慢性宫颈炎。

三、子宫颈好发炎症的原因是什么?

1. 子宫颈阴道部扁平上皮与阴道扁平上皮相延续,阴道炎症均可引起宫颈阴道部炎症。
2. 子宫颈管黏膜上皮为单层柱状上皮,抗感染能力较差,易发生感染。

四、什么是急性宫颈炎?

急性宫颈炎,是指子宫颈发生急性炎症,包括局部充血、水肿,上皮变性、坏死,黏膜、黏膜下组织、腺体周围见大量中性粒细胞浸润,腺腔中可有脓性分泌物。

五、急性宫颈炎常见的病原体有哪些?

常见的病原体有以下三种。
1. **性传播疾病病原体**　淋病奈瑟菌、沙眼衣原体。
2. **内源性病原体**　与细菌性阴道病病原体、生殖支原体感染有关。
3. **部分病原体不明**

六、急性宫颈炎的临床表现有哪些?

大部分患者无临床表现。有症状者临床表现如下。
1. 阴道分泌物增多,呈黏液脓性。
2. 阴道分泌物刺激可引起外阴瘙痒及灼热感。
3. 经间期出血、性交后出血。

4. 可伴有泌尿系统感染。
5. 可伴有发热。

七、如何诊断急性宫颈炎？

1. 特征性体征（具备 1 个即可初步诊断）
（1）于子宫颈管或子宫颈管棉拭子标本上，肉眼见到脓性或黏液脓性分泌物。
（2）用棉拭子擦拭子宫颈管时，易诱发宫颈管内出血。
2. 白细胞检测　阴道分泌物白细胞增多，但要排除引起白细胞增多的阴道炎症。
3. 病原体检测

八、急性宫颈炎的治疗原则是什么？

治疗原则以抗生素药物治疗为主。
1. 经验性抗生素治疗　对于有性传播疾病高危因素的患者，在病原体检测结果出来前，可采用的方案：阿奇霉素 1g 单次顿服，或多西环素 100mg/次，2 次/日，共 7 日。
2. 针对病原体的抗生素治疗
（1）单纯急性淋病奈瑟菌性宫颈炎：主张大剂量、单次给药，常用头孢菌素。
（2）沙眼衣原体感染所致宫颈炎
1）四环素类：多西环素 100mg/次，2 次/日，共 7 日。
2）红霉素类：阿奇霉素 1g 单次顿服；或红霉素 500mg/次，4 次/日，共 7 日。
3）喹诺酮类：氧氟沙星 300mg/次，2 次/日，共 7 日；左氧氟沙星 500mg/次，1 次/日，共 7 日；莫西沙星 400mg/次，1 次/日，共 7 日。
（3）合并细菌性阴道病：需同时治疗细菌性阴道病，否则宫颈炎将长期存在。
3. 性伴侣的治疗　部分性伴侣需同时治疗。

九、急性宫颈炎患者的性伴侣是否需要治疗？

部分性伴侣需同时治疗，如病原体为沙眼衣原体及淋病奈瑟菌感染者，性伴侣应同时治疗。

十、急性宫颈炎有哪些护理诊断/问题？

1. 组织完整性受损　与宫颈糜烂有关。
2. 焦虑　与出现血性白带及性交后出血，担心癌变有关。
3. 疼痛　与局部炎症刺激有关。
4. 知识缺乏　缺乏相关疾病知识。

十一、急性宫颈炎的护理要点有哪些？

1. 一般护理
（1）休息：做好生活护理，保证患者充分休息。
（2）卫生：及时更换衣物，保持患者外阴清洁。
（3）饮食：予患者高蛋白、高维生素饮食。
（4）心理：观察病情，及时给予患者心理上的关怀。
2. 专科护理
（1）积极治疗，预防慢性宫颈炎的发生。
（2）遵医嘱针对病原体给予患者全身抗生素治疗。
（3）观察患者病情变化及用药反应。
（4）对症护理：体温过高患者予物理降温。

十二、什么是慢性宫颈炎？

慢性宫颈炎，是指宫颈间质内有大量淋巴细胞、浆细胞等慢性炎细胞浸润，可伴有子宫颈腺上皮及间质的增生和扁平上皮化生。

十三、慢性宫颈炎是否一定由急性宫颈炎发展而来？

慢性宫颈炎可以由急性宫颈炎发展而来；也可为病原体持续感染所致。

十四、慢性宫颈炎的病原体有哪些？

慢性宫颈炎常见的病原体与急性宫颈炎相似。
（1）性传播疾病病原体：淋病奈瑟菌、沙眼衣原体。
（2）内源性病原体：与细菌性阴道病病原体、生殖支原体感染有关。
（3）部分病原体不明。

十五、慢性宫颈炎的病理表现有哪些？

慢性宫颈管黏膜炎、子宫颈息肉、子宫颈肥大。

十六、慢性宫颈炎的临床表现有哪些？

慢性宫颈炎患者多无症状。妇科检查可见子宫颈糜烂样改变、息肉、肥大。

有症状者临床表现为①阴道分泌物增多，为淡黄色或脓性；②性交后出血；③经间期出血；④因阴道分泌物引起外阴瘙痒或不适。

十七、什么是宫颈糜烂样改变？

宫颈糜烂样改变是指生理性柱状上皮异位，即子宫颈外口处的子宫颈阴道部外观呈细颗粒状的红色区，阴道镜下表现为宽大的转化区，肉眼所见的红色区是由于柱状上皮菲薄，其下间质透出而呈红色。

十八、宫颈糜烂样改变是生理性还是病理性改变？

宫颈糜烂样改变可为生理性改变，也可为病理性改变。

生理性改变多见于青春期及生育年龄妇女中雌激素分泌旺盛者、口服避孕药或处于妊娠期，因为雌激素的作用，鳞柱交界部外移，子宫颈可呈局部糜烂样改变。

病理性改变为子宫颈上皮内瘤变（cervical intraepithelial neoplasia，CIN）及早期宫颈癌可使子宫颈呈糜烂样改变。

所以，有宫颈糜烂样改变的患者，需要进行子宫颈细胞学检查和（或）HPV 检测，必要时行阴道镜及组织活检，以排除 CIN 或宫颈癌。

十九、宫颈糜烂如何分型？

1. 根据糜烂深浅程度，可分为 3 型：单纯型糜烂、颗粒型糜烂、乳突型糜烂。

2. 根据糜烂面积的大小，可分为 3 度。
（1）轻度（Ⅰ度）：糜烂面积＜整个宫颈面积 1/3。
（2）中度（Ⅱ度）：糜烂面积占整个宫颈面积 1/3～2/3。
（3）重度（Ⅲ度）：糜烂面积＞宫颈面积的 2/3。

二十、慢性宫颈炎的治疗原则是什么？

1. 对于宫颈糜烂样改变者，无症状的生理性柱状上皮异位无须治疗。

2. 对于宫颈糜烂样改变者，伴有阴道分泌物增多、乳头状增生或接触性出血，可予局部物理治疗，也可给予中药保妇康栓治疗或辅助物理治疗。但治疗前需筛查排除 CIN 及宫颈癌。

二十一、慢性宫颈炎有哪些护理诊断/问题？

1. 组织完整性受损 与宫颈糜烂有关。
2. 焦虑 与出现血性白带及性交后出血，担心癌变有关。
3. 疼痛 与局部炎症刺激有关。

4. **知识缺乏** 缺乏相关疾病知识。

二十二、慢性宫颈炎的护理要点有哪些？

1. 一般护理

（1）注意个人卫生，保持局部清洁干燥。

（2）指导育龄妇女采取避孕措施，减少人工流产的发生。

2. 专科护理

（1）药物治疗：局部用药前后注意手的卫生，药物准确放入。

（2）手术及物理治疗前护理

1）正确时机：在月经干净后 3~7 日，无性生活、无急性生殖器官炎症，且在治疗前先行宫颈刮片细胞学检查排除早期宫颈癌后方可进行治疗。

2）术前检查生命体征（体温、血压），术前排空膀胱。

3）心理护理。

（3）手术及物理治疗后护理

1）保持患者外阴清洁，清洗外阴 2 次/日。

2）手术患者于术后第一天清晨取出阴道内带尾纱布块。

3）患者物理治疗后分泌物增多，在术后 10 日左右为脱痂期，有少量阴道出血，避免剧烈活动及搬运重物以免引起出血过多。

4）患者术后 2 个月内禁盆浴、性生活及阴道冲洗，并于术后 2 周、4 周、2 个月返院复查。

二十三、如何针对宫颈炎患者进行健康指导？

1. 教育患者养成良好的卫生习惯，避免无保护及不洁性生活，减少疾病发生。
2. 指导患者正确局部用药，提高治疗效果。
3. 指导定期体检。
4. 采取预防措施避免分娩、流产时器械损伤宫颈。

二十四、子宫颈腺囊肿是如何形成的？

子宫颈转化区内扁平上皮取代柱状上皮过程中，新生的扁平上皮覆盖子宫颈腺管口或伸入腺管，将腺管口阻塞，导致腺体分泌物引流受阻，潴留形成囊肿。子宫颈腺囊肿大多数情况下是生理性变化。

二十五、物理治疗的种类主要有哪些？

物理治疗主要包括激光、冷冻、微波治疗等。

二十六、物理治疗的注意事项有哪些？

1. 治疗前，应常规进行宫颈癌筛查。
2. 有急性生殖道炎症者禁止行物理治疗。
3. 治疗时间一般为月经干净后 3~7 日内。
4. 物理治疗后有阴道分泌物增多，甚至出现大量水样排液，术后 1~2 周脱痂时可有少量出血，需嘱患者注意个人卫生，保持外阴的干燥清洁，勤换卫生垫等。
5. 在创面未完全愈合前（4~8 周）禁止盆浴、性生活及阴道冲洗。
6. 物理治疗可能引起术后出血、宫颈狭窄、不孕、感染，治疗后应定期复查。需观察创面愈合情况直到痊愈，同时关注有无子宫颈管狭窄。

二十七、什么是妇科激光治疗？

激光治疗具有简便、迅速、疗效高、并发症少的特点，同时激光刀不接触组织，易于掌握对烧灼组织的深度。一般用于慢性宫颈炎有宫颈糜烂表现者的治疗，常用为 CO_2 激光，多采用凝固炭化氧化法。

二十八、妇科激光治疗的禁忌证有哪些？

1. 患有内外生殖器官急性炎症，如滴虫性或真菌性阴道炎、急性盆腔炎者需待治疗后才能进行手术。

2. 患有全身性疾病，如有严重的心脏病、肝病、血液病等不宜进行手术治疗。

3. 宫颈癌患者。

二十九、妇科激光治疗术前准备有哪些？

1. 详细询问病史，进行体格检查及妇科检查，检验阴道分泌物情况。

2. 宫颈刮片或宫颈活检以排除癌变或者其他特异性炎症，如结核等。

3. 治疗时间一般在月经干净后 3～7 日进行，术前 3 日禁止性生活。

三十、妇科激光治疗的常见并发症有哪些？

1. 宫颈创面出血 一般术后 7～14 日创面脱痂时，部分患者可能出血。出血多者需及时返院治疗。一般处理方法为找到出血点，局部使用止血粉剂、明胶海绵或纱条压迫止血，并嘱患者休息，勿剧烈运动。

2. 感染 部分患者术后可能发生局部或脓性分泌物，可局部或全身使用抗生素。

3. 子宫颈管粘连或狭窄 手术时，导光管进入子宫颈管过深或时间较长，引起局部组织损伤而形成粘连、狭窄。

三十一、什么是冷冻治疗？

冷冻治疗是应用冷冻机快速产生超低温度使组织局部冻结，导致组织发生冷冻型坏死脱落，使新生组织生长，从而达到治疗目的的方法。冷冻疗法对于治疗多种妇科疾病有效。临床上常用于治疗外阴与宫颈的良性病变，对于慢性宫颈炎伴有宫颈糜烂样改变者效果最好。

三十二、冷冻治疗运用于妇科疾病治疗的优缺点？

1. 优点

（1）冷冻治疗可对病变组织起到较大的破坏作用，而不致损害健康组织。

（2）冷冻可起到局部的麻醉镇痛作用，手术时患者无痛苦或痛苦小，术后出血少。

（3）冷冻治疗发生宫颈狭窄或粘连概率低。

2. 不足处 术后阴道有大量水样白带，给患者造成不便。

三十三、微波热疗的主要原理有哪些？

1. 微波热疗是微波照射到病变部位后，病变组织吸收微波后能自身产生热量，因此病变组织比其他热敷升温快，并且温度分布均匀。

2. 微波有选择加热的特性：人体的各种组织的介电常数是不相同的，因此各种组织吸收微波的能力也不相同。吸收微波能力强的组织升温快，吸收能力弱的升温慢。病变组织往往比正常组织吸收微波能力强，升温快，从而达到选择治疗的目的。其他热疗方法不具有此特性。

3. 微波热疗可以确诊病变部分，而其他热敷治疗方法则不能。若病变部位是炎症，病变部位的微血管因被炎症组织压迫而变窄，造成血液循环不畅，当用微波照射病变部位时，难免同时照射到与病变部位相毗邻的健康组织。对于健康组织而言，吸收微波产生的热量大部分被循环的血液带走，通过皮肤散发到体外。对于病变组织，因血液循环不畅而急剧升温。当局部病变组织温度升到 38～39℃时，患部就有疼痛感。疼痛部位就是病变部位，从而准确确定了病变位置，这一特点对提高疗效、缩短疗程大有裨益。

三十四、微波热疗运用于妇科炎症的机制是什么？

炎症往往是由于受伤、细菌或病毒感染、某种维生素缺乏和过敏等引起的局部病变。病变的主要特征是血液循环不畅。当微波照射到病变部位时，病变组织迅速升温，当某一部位温度超过某一阈值时，人体就会产生自我保护反应，即加强对该部位供血，改善病变部位的血液循环条件，同时增加病变处营养情况，从而打通被压迫堵塞的毛细血管，使该部位的血液循环趋于正常，使炎症逐渐消失。

三十五、使用微波治疗的注意事项有哪些？

　　1. 微波治疗时间每次以不超过 30 分钟为宜。
　　2. 微波治疗的功率以患者的温热舒适感为宜。
　　3. 有金属植入物处不得用微波直接照射，以免灼伤。
　　4. 带有心脏起搏器者应远离微波治疗仪。
　　5. 微波治疗仪不可直接照射眼睛。
　　6. 对热不敏感的患者慎用微波治疗。

三十六、波姆光治疗主要适应证是什么？

　　波姆光治疗适用于妇女宫颈糜烂、阴道炎、宫颈息肉的治疗。

三十七、波姆光治疗原理是什么？

　　原理是根据正常组织与病变组织对一定波段的光能量照射具有不同选择性吸收的特性而进行治疗。它能在较短时间内促使病变组织蛋白质固化，并产生一系列良性反应，促进新的扁平上皮细胞生成，恢复创面，从而达到治愈目的，对正常组织无不良反应，这一治疗手段达到的效果是目前国内其他疗法难于做到的。

　　此方法操作简便安全，无需专门培训，照射枪不接触创面，无烟无味，对患者损伤小，无痛苦、无不良反应，愈后患处不留瘢痕，表面光滑，恢复弹性，患者最易接受。波姆光治疗法疗程短、疗效高，便于普查、普治和普及推广，是目前国内外治疗妇女宫颈疾病的最理想最新型的光疗器械，优于目前所有传统疗法。

三十八、波姆光治疗的禁忌证是什么？

　　1. 对于各种良、恶性肿瘤禁止使用。
　　2. 患各种严重的心肝肾等疾病、出血性疾病、急性生殖系统感染、发热等暂不宜进行治疗。
　　3. 血液凝固性差者慎用此法。

三十九、波姆光治疗仪使用的注意事项是什么？

　　1. 波姆光治疗部分
　　（1）必须从头盒取出照射枪并与面板上光功率输出口连接好后，方可打开电源开关。
　　（2）设备不得直接对眼部进行照射。
　　（3）建议必要时，操作者应佩戴随设备提供的防护眼镜进行操作。
　　（4）如治疗过程中不慎有分泌物集结在光棒头上，应将照射枪光棒头冲下，用医用酒精擦拭干净即可。
　　（5）在放置照射枪时，应关闭输出控制开关。
　　（6）没有维修经验的人员不得随意拆卸。
　　2. 电灼器部分注意事项
　　（1）开机前应检查电灼器刀头是否与刀柄连接完好，若未连好，应将其按紧连好。
　　（2）在每次治疗前和治疗结束后，操作者须用酒精棉球为电灼器刀头消毒，在使用一段时间后，应将刀片磨光再用。
　　（3）若操作者在治疗过程中突然感到输出异常，请立即关掉电源开关。
　　（4）在使用电灼器时，要尽量拉直连接线，避免将连接线弄折或弯曲。
　　（5）若电灼器连续工作超过 30 分钟，应关机休息 5 分钟后，再继续使用，以延长使用寿命。

第七章 盆腔炎性疾病及生殖器结核

一、什么是盆腔炎？

盆腔炎是常见的女性上生殖道感染性疾病，若未及时处理或者处理不彻底，将严重影响妇女的生殖道健康。炎症可局限于一个部位，也可以同时累及几个部位，多发生在性活跃期及有月经的妇女。

二、女性盆腔炎性疾病有哪些类型？

女性盆腔炎性疾病是指女性上生殖道的一组感染性疾病，主要包括子宫内膜炎、输卵管炎、输卵管卵巢脓肿、盆腔腹膜炎。

三、女性生殖道有哪些自然防御功能？

女性生殖道特殊的解剖、生理、生化及免疫学特点使其具有比较完善的自然防御功能，包括以下几点。

1. 两侧大阴唇自然合拢，遮掩阴道口、尿道口。
2. 阴道口闭合，阴道前后壁紧贴，可防止外界污染。
3. 宫颈内口紧闭，子宫颈管黏膜被分泌黏液的单层柱状上皮覆盖，黏膜形成皱褶、嵴突或陷窝，可增加黏膜表面积；子宫颈管分泌大量黏液形成胶冻状黏液栓，成为上生殖道感染的机械屏障；黏液栓内含乳铁蛋白、溶菌酶，可抑制病原体侵入子宫内膜。
4. 育龄妇女子宫内膜周期性剥脱，是消除宫腔感染的有利条件。
5. 输卵管黏膜上皮细胞的纤毛向宫腔方向摆动，以及输卵管的蠕动，均有利于阻止病原体侵入。
6. 子宫颈和子宫聚集有不同数量淋巴组织及散在淋巴细胞，均在局部有重要的免疫功能，发挥抗感染的作用。

四、引起盆腔炎的主要原因是什么？

1. 不注意月经期间的个人卫生。
2. 性活动频繁，有多个性伴侣，初次性交年龄小及性伴侣有性传播疾病者。
3. 产后或流产后引起感染。
4. 宫腔内手术操作后感染。
5. 临近器官炎症的直接蔓延，如阑尾炎、腹膜炎等。
6. 各种盆腔炎性疾病再次急性发作。

五、盆腔炎主要的感染途径是什么？

1. 沿生殖道黏膜上行蔓延淋病奈瑟菌、沙眼衣原体及葡萄球菌等，常沿此途径扩散。
2. 经淋巴系统蔓延是产褥感染、流产后感染及宫内放置节育器后感染的主要途径，链球菌、大肠埃希菌、厌氧菌等沿此途径蔓延。
3. 经血循环传播是结核菌感染的主要途径。
4. 腹腔内其他脏器感染后，可直接蔓延到内生殖器，如阑尾感染可引起右侧输卵管炎症。

六、导致盆腔炎的病原体有哪些？

盆腔炎性疾病的病原体有内源性的也有外源性的，两种病原体可单独存在，也可混合感染。

七、引起盆腔炎的外源性病原体有哪些？

外源性病原体主要为性传播疾病的病原体，如沙眼衣原体、淋病奈瑟菌。其他有支原体，包括人型支原体、生殖支原体及解脲支原体。

八、引起盆腔炎的内源性病原体有哪些？

内源性病原体主要来自寄居于阴道内的菌群，包括需氧菌和厌氧菌，可以仅为需氧菌或者厌氧菌感染，常以两者混合感染多见。主要的需氧菌及兼性厌氧菌有金黄色葡萄球菌、溶血性链球菌、大肠埃希菌；厌氧菌有脆弱拟杆菌、消化球菌、消化链球菌。

九、急性子宫内膜炎及子宫肌炎有哪些病变特点？

急性子宫内膜炎会使子宫内膜充血、水肿，甚至有炎性渗出物，严重者内膜坏死、脱落形成溃疡，镜下可见白细胞浸润，炎症向深部侵入形成子宫肌炎。

十、急性输卵管炎有哪些病变特点？

急性输卵管炎主要由化脓菌引起，根据不同的传播途径而有不同的病变特点。若病原菌通过宫颈的淋巴播散到宫旁结缔组织，首先侵及浆膜层，发生输卵管周围炎，然后累及肌层，而输卵管黏膜层可不受累或受累极轻。若炎症经子宫内膜向上蔓延，首先引起输卵管黏膜炎，输卵管黏膜肿胀、间质水肿、充血及大量中性粒细胞浸润，重者输卵管上皮发生退行性变或成片脱落，引起输卵管黏膜粘连，导致输卵管管腔及伞端闭锁，若有脓液积聚于管腔内则形成输卵管积脓。卵巢很少单独发生炎症，白膜是良好的防御屏障，卵巢常与发生炎症的输卵管伞端粘连而形成输卵管卵巢炎，习称附件炎。

十一、急性盆腔腹膜炎有哪些病变特点？

盆腔内器官发生严重感染时，往往蔓延到盆腔腹膜，导致腹膜充血、水肿，并产生少量含纤维素的渗出液，形成盆腔脏器粘连。大量脓性渗出液积聚于粘连的间隙内，可形成散在小脓肿；若积聚于直肠子宫陷凹处则形成盆腔脓肿。脓肿的前方为子宫，后方为直肠，顶部为粘连的肠管及大网膜，脓肿可破入直肠而使症状突然减轻，也可破入腹腔引起弥漫性腹膜炎。

十二、急性盆腔结缔组织炎有哪些病变特点？

内生殖器急性炎症或阴道、宫颈有创伤时，病原体经淋巴管进入盆腔结缔组织而引起结缔组织充血、水肿及中性粒细胞浸润。其中以宫旁结缔组织炎最常见，初期结缔组织局部增厚，质地较软，边界不清，然后向两侧盆壁呈扇形浸润，若组织化脓则形成盆腔腹膜外脓肿，可自发破入直肠或阴道。

十三、盆腔炎可引起哪些并发症？

盆腔炎可引起败血症及脓毒血症。当病原体毒性强、数量多、患者抵抗力降低时，常发生败血症。见于严重的产褥感染、感染流产及放置宫内节育器、输卵管结扎手术损伤器官等引起的败血症。若不及时控制，往往很快出现感染性休克，甚至死亡。发生感染后，身体其他部位发现多处炎症病灶或脓肿者，应考虑有脓毒血症存在，可经血培养证实。

十四、盆腔炎常见的症状和体征有哪些？

盆腔炎因炎症轻重及范围大小有不同的表现，轻者无症状或者症状轻微，常见症状为下腹痛伴发热，若病情严重可有寒战、高热、头痛、食欲减退、阴道分泌物增多。腹痛为持续性，活动或者性交后加重。月经期发病可出现经量增多、经期延长。

若有腹膜炎，可出现恶心、呕吐、腹胀、腹泻等消化系统症状。若有脓肿形成，则有下腹包块及局部压迫刺激症状，包块位于前方可出现排尿困难、尿频、尿痛等膀胱刺激症状；包块位于后方可有直肠刺激症状，若在腹膜外可致腹泻、里急后重感和排便困难。

十五、盆腔炎患者阴道检查可有哪些体征？

1. 阴道充血，并有大量脓性分泌物，将宫颈表面的分泌物拭净，若见脓性分泌物从宫颈口外流，说明宫颈黏膜或宫腔有急性炎症。

2. 穹隆有明显触痛，宫颈充血、水肿、举痛明显。

3. 宫体稍大，有压痛，活动受限。

4. 子宫两侧压痛较明显，若只是单纯输卵管炎，可触及增粗的输卵管，有明显压痛；若是输卵管积脓或输卵管卵巢脓肿，则可触及包块且压痛明显。

5. 宫旁结缔组织炎时，可扪到宫旁一侧或两侧有片状增厚，或两侧宫骶韧带高度水肿、增粗，压痛明显；若有脓肿形成且位置较低时，可扪及阴道穹后部或阴道穹侧部有肿块且有波动感。

十六、盆腔炎的诊断标准是什么？

根据病史、症状和体征可作出初步诊断。此外，还需结合血常规、尿常规、子宫颈管分泌物及阴道穹后部穿刺物检查。急性盆腔炎的临床诊断标准，需同时具备以下三项。

1. 下腹压痛伴或不伴反跳痛。

2. 宫颈或宫体举痛或摇摆痛。

3. 附件区压痛。

十七、诊断盆腔炎的辅助检查有哪些？

下列辅助检查可增加诊断的特异性。

1. 宫颈分泌物培养或革兰染色涂片淋病奈瑟球菌阳性或沙眼衣原体阳性。

2. 阴道穹后部穿刺抽出脓性液体。

3. 双合诊或 B 型超声检查发现盆腔脓肿或炎性包块。

4. 腹腔镜检查能提高盆腔炎的确诊率。

十八、盆腔炎需与哪些疾病相鉴别？

盆腔炎性疾病应与急性阑尾炎、输卵管妊娠流产或破裂、卵巢囊肿蒂扭转或破裂等急症相鉴别。

十九、盆腔炎的治疗原则是什么？

主要是抗生素药物治疗，必要时手术治疗，抗生素治疗原则是经验性、广谱、及时及个体化。

二十、门诊治疗盆腔炎的方案有哪些？

若患者一般情况好，症状较轻，可在门诊给予口服或者注射抗生素治疗，常用方案有两种。

1. 氧氟沙星 400 mg 口服，每日 2 次，或者左氧氟沙星 500 mg 口服，每日一次，同时加服甲硝唑 400mg，每日 2~3 次，连用 14 日。

2. 头孢曲松钠 250 mg 单次肌内注射，或头孢西丁钠 2 g 单次肌内注射，同时口服丙磺舒 1g，然后改为多西环素 100 mg，每日 2 次，连用 14 日，可同时口服甲硝唑 400 mg，每日 2 次，连用 14 日。

二十一、盆腔炎什么情况下需住院治疗？

若患者一般情况差，病情严重，伴随发热、恶心、呕吐，有盆腔腹膜炎、输卵管卵巢脓肿，门诊治疗无效，不能耐受口服抗生素，或诊断不清楚等情况应住院治疗。

二十二、手术治疗盆腔炎的指征是什么？

手术治疗主要用于抗生素治疗不满意或有盆腔脓肿的患者，手术指征有以下三个。

1. 药物治疗无效。

2. 脓肿持续存在。

3. 脓肿破裂。

二十三、手术治疗盆腔炎有哪些注意事项？

手术范围应根据病变范围、患者年龄、一般状态等全面考虑，原则以切除病灶为主，年轻女性尽量保留卵巢功能，采取保守性手术治疗为主；年龄大、双侧附件受累或附件脓肿屡次发作者，行全子宫及双附件切除术；对极度衰弱危重患者的手术范围需按具体情况而定。

二十四、中药治疗盆腔炎的注意事项是什么？

中药治疗主要为活血化瘀、清热解毒药物，常用中药有银翘解毒汤、安宫牛黄丸或紫血丹等。

二十五、盆腔炎可引起哪些后遗症？

盆腔炎性疾病未及时治疗可引起一系列的后遗症，包括下列四种。
（1）输卵管阻塞、输卵管增粗。
（2）输卵管卵巢粘连形成输卵管卵巢肿块。
（3）输卵管积水或输卵管卵巢囊肿。
（4）骶韧带增生、变厚，若病变广泛，可使子宫固定。

二十六、盆腔炎患者是否可以正常进行性生活及注意事项是什么？

尽量避免性生活刺激，急性期应禁止性生活。

二十七、盆腔炎是否会引起不孕？

盆腔炎性疾病若引起输卵管阻塞可导致不孕，急性盆腔炎发病后不孕发生率为20%～30%。

二十八、出现盆腔炎后遗症的患者应如何治疗？

不孕患者可采取辅助生育技术协助受孕，对慢性盆腔痛，尚无有效的治疗方法，对症处理或给予中药、理疗等综合治疗。对盆腔炎性疾病反复发作者，在抗生素药物治疗的基础上根据具体情况选择手术治疗，输卵管积水者需行手术治疗。

二十九、如何预防盆腔炎的发生？

1. 月经期间注意卫生，使用消毒合格的卫生巾并及时更换。
2. 月经期忌盆浴，避免到公共浴池洗澡或者游泳。
3. 注意性生活卫生，减少性传播疾病。
4. 及时治疗下生殖道感染。
5. 加强公共卫生教育，提高公众对生殖道感染的认识及预防感染的重要性。
6. 行人工流产、清宫术等须到正规医院，防止因器械消毒不严格带入细菌至宫腔。
7. 人工流产或清宫术后及产褥期应注意会阴清洁，每天用温水清洗外阴至少2次，并禁止性生活3个月。
8. 严格掌握妇科手术指征，做好术前准备，严格无菌操作，预防感染。
9. 及时治疗盆腔炎性疾病，防止后遗症发生。

三十、盆腔炎患者随访的内容是什么？

对于抗生素治疗的患者，72小时内随诊，明确临床症状有无改善。患者在治疗后的72小时内临床症状应得到改善，如体温下降、腹部压痛、反跳痛减轻、宫颈举痛、子宫压痛、附件区压痛减轻。若此期间症状无改善，需进一步检查，重新进行评价，必要时行腹腔镜或手术探查。

三十一、盆腔炎的护理要点是什么？

1. 加强营养，鼓励患者进食高蛋白、高维生素、高热量，且清淡易消化的食物。
2. 体温超过38.5℃时，给予物理降温，可以温水擦浴、酒精擦浴等。
3. 及时更换内衣裤，保持外阴清洁。
4. 急性期应卧床休息，并取半卧位，以利于炎症局限及脓液引流等，并避免性生活和不必要的妇科检查。
5. 仔细观察和询问患者的自觉症状，如出现烦躁、乏力、出冷汗、心悸、血压下降等休克先兆症状，以便及时发现和控制感染性休克。

6. 对慢性盆腔炎患者，鼓励其树立战胜疾病的信心，加强营养和锻炼，提高机体的免疫功能，并遵医嘱按时服药，争取一次性彻底治愈，防止复发。

7. 对于采用手术治疗者，严格按照围术期护理要求进行护理。

三十二、什么是生殖器结核？

由结核杆菌引起的女性生殖器炎症称为生殖器结核，又称结核性盆腔炎。

三十三、生殖器结核发病年龄一般是多少？

生殖器结合多见于 20～40 岁妇女，也可见于绝经后的老年妇女。

三十四、生殖器结核一般继发于什么部位结核？

生殖器结核常继发于身体其他部位结核，如肺结核、肠结核、腹膜结核、肠系膜淋巴结核等，也可继发于淋巴结核、骨结核或泌尿系结核，约 10%的肺结核患者伴有生殖器结核。

三十五、生殖器结核的感染途径有哪些？

1. 血行传播 是最主要的传播途径。青春期时正值生殖器发育，血供丰富，结核菌易血行传播。结核杆菌感染肺部后，大约 1 年内可感染内生殖器，因输卵管黏膜有利于结核菌的潜伏感染，结核杆菌先侵犯输卵管，后依次扩散到子宫内膜、卵巢，侵犯子宫颈、阴道、外阴者较少。

2. 直接传播 腹膜结核、肠结核可直接蔓延到内生殖器。

3. 淋巴传播 较少见。消化道结核可通过淋巴管传播感染内生殖器。

4. 性交传播 极为罕见。男性患泌尿系结核，可通过性交传播，上行感染。

三十六、生殖器结核有几种类型？

1. 输卵管结核占女性生殖器结核的 90%～100%，双侧性居多。

2. 子宫内膜结核常由输卵管结核蔓延而来，占生殖器结核的 50%～80%。

3. 卵巢结核亦由输卵管结核蔓延而来，占生殖器结核的 20%～30%。

4. 宫颈结核常由子宫内膜结核蔓延而来或经淋巴或血循环传播，较少见，占生殖器结核的 10%～20%。

5. 盆腔腹膜结核多合并输卵管结核。

三十七、输卵管结核的病变特点是什么？

输卵管结核双侧可有不同表现：少数在其浆膜面见多个粟粒结节，有时盆腔腹膜、肠管表面及卵巢表面也布满类似结节，或并发腹水型结核性腹膜炎；有的输卵管增粗肥大，其伞端外翻如烟斗嘴状，或伞端封闭，管腔内充满干酪样物质；有的输卵管增粗，管壁内有结核结节；有的输卵管僵直变粗，峡部有多个结节隆起。在输卵管管腔内见到干酪样物质，有助于同非结核性炎症相鉴别。输卵管常与其邻近器官如卵巢、子宫、肠曲等广泛粘连。

三十八、子宫内膜结核的病变特点是什么？

子宫内膜结核病变首先出现在宫腔两侧角，随着病情进展，子宫内膜受到不同程度结核病变的破坏，最后形成瘢痕组织，可使宫腔粘连（intrauterine adhesion，IUA）变形、缩小。

三十九、卵巢结核的病变特点是什么？

因有白膜包围，多数仅有卵巢周围炎症，侵犯卵巢深层较少，但由血循环传播的感染，可在卵巢深部形成结节及干酪样坏死性脓肿。

四十、宫颈结核的病变特点是什么？

宫颈结核病变可表现为乳头状增生或溃疡，这时外观容易与宫颈癌相混淆。

四十一、盆腔腹膜结核的病变特点是什么?

盆腔腹膜结核分为渗出型和粘连型。渗出型以渗出为主,特点为腹膜上布满大小不等的散在灰黄色结节,渗出物为浆液性草黄色澄清液体,积聚于盆腔,有时因粘连可形成多个包裹性囊肿;粘连型以粘连为主,特点为腹膜增厚,与邻近脏器之间发生紧密粘连,粘连的组织间经常发生干酪样坏死,形成瘘管。

四十二、生殖器结核有哪些症状?

生殖器结核的临床表现轻重不一,不少患者可无症状,有的患者则症状较重。

1. **不孕**
2. **月经失调**
3. **下腹坠痛** 由于盆腔炎症和粘连,可有不同程度的下腹坠痛,经期加重。
4. **全身症状** 若为活动期,可有结核病的一般症状,如发热、盗汗、乏力、食欲减退、体重减轻等,轻者全身症状不明显,有时仅有经期发热,但症状重者可有高热等全身中毒症状。
5. **全身及妇科检查** 由于病变程度与范围不同而有较大差异,较多患者因不孕行诊断性刮宫、子宫输卵管碘油造影(hysterosalpingography,HSG)及腹腔镜才发现患有盆腔结核,而无明显体征和其他自觉症状。较严重患者若有腹膜结核,检查时腹部有柔韧感或腹水征,形成包裹性积液时,可触及囊性肿块,边界不清,不活动,表面因有肠管粘连,叩诊空响。子宫一般发育较差,往往因周围有粘连使活动受限。若附件受累,在子宫两侧可触及大小不等及形状不规则的肿块,质硬、表面不平、呈结节或乳头状突起,或可触及钙化结节。

四十三、生殖器结核可引起哪些并发症?

1. **不孕** 由于输卵管或子宫内膜受到结核病灶的破坏,绝大多数患者表现为不孕。在原发性不孕患者中生殖器结核常为主要原因之一。
2. **月经失调** 早期可有经量过多,多数患者就诊时患病已久,子宫内膜已遭受不同程度破坏,表现为月经稀少或闭经。

四十四、如何诊断生殖器结核?

多数患者无明显症状,阳性体征不多,诊断时不易发现,为提高确诊率,应详细询问病史,当患者患有原发不孕、月经稀少或闭经时;或者未婚女青年有低热、盗汗、盆腔炎或腹水时;或慢性盆腔炎久治不愈时;既往有结核病接触史或本人曾患肺结核、结核性胸膜炎、肠结核时,应高度怀疑有生殖器结核的可能性。

四十五、诊断生殖器结核需做哪些辅助检查?

诊断生殖器结核常用的辅助检查方法如下。

1. **子宫内膜病理检查**
2. **X线检查** 胸部X线摄片、盆腔X线摄片、子宫输卵管碘油造影等。
3. **腹腔镜检查**
4. **结核菌检查**
5. **结核菌素试验**
6. **其他实验室检查**

四十六、诊断生殖器结核时做子宫内膜病理检查有哪些注意事项?

子宫内膜病理检查是诊断子宫内膜结核最可靠的依据。因经前子宫内膜较厚,若有结核菌,此时阳性率高,故应选择在经前1周或月经来潮6小时内做刮宫术。术前3日及术后4日应每日肌内注射链霉素0.75g及口服异烟肼0.3g,以预防刮宫引起结核病灶扩散。将刮出物送病理检查,在病理切片上找到典型结核结节,即可诊断结核感染,但阴性结果并不能排除结核的可能。

四十七、诊断生殖器结核时做子宫输卵管碘油造影有哪些注意事项？

1. 造影前准备　子宫输卵管造影对生殖器结核的诊断辅助较大，但造影前3日应做碘过敏试验，无碘过敏者方可进行。此外因输卵管造影有将输卵管管腔中的干酪样物质及结核菌带到腹腔的危险，应在造影前后肌内注射链霉素及口服异烟肼等抗结核的药物。

2. 造影时间　应在正常月经干净后3～7日进行，或在产后6个月、诊断性刮宫及人工流产等宫腔手术6周后，造影前3日禁止性交。

3. 操作前测量生命体征　血压、脉搏、体温等，若有异常应暂停操作。

4. 排空膀胱　造影前应排空膀胱，取膀胱截石位。

5. 造影后注意事项　造影后24小时内卧床休息，遵医嘱使用抗生素3日；造影后禁止性生活及盆浴2周，以防感染发生。

四十八、诊断生殖器结核时做结核菌检查的常用方法有哪些？

1. 涂片抗酸染色　查找结核菌。

2. 结核菌培养

3. 分子生物学方法　如PCR技术。

4. 动物接种

四十九、生殖器结核需与哪些疾病相鉴别？

生殖器结核应与盆腔炎性疾病后遗症、子宫内膜异位症、卵巢肿瘤、卵巢癌等相鉴别。

五十、生殖器结核的治疗原则是什么？

生殖器结核的治疗原则是抗结核药物治疗为主，休息、营养支持为辅。

五十一、生殖器结核抗结核药物治疗的常用药物有哪些？

常用药物有利福平、异烟肼、乙胺丁醇、链霉素及吡嗪酰胺等抗结核药物。

五十二、生殖器结核药物治疗方案是什么？

目前常用两阶段药物治疗方案，前2～3个月为强化期，后4～6个月为巩固期或继续期。常用的治疗方案如下。

1. 强化期2个月，每日链霉素、异烟肼、利福平、吡嗪酰胺4种药物联合使用，后4个月为巩固期，每日连续应用异烟肼、利福平或巩固期每周3次间歇应用异烟肼、利福平。

2. 强化期每日链霉素、异烟肼、利福平、吡嗪酰胺4种药物联合使用2个月，巩固期每日应用异烟肼、利福平、乙胺丁醇连续6个月，也可采用间歇疗法，强化期2个月，每周3次联合使用链霉素、异烟肼、利福平、吡嗪酰胺，巩固期6个月，每周3次应用异烟肼、利福平、乙胺丁醇。

五十三、生殖器结核患者用药期间有哪些注意事项？

1. 为降低抗结核药物的毒性，增强疗效，防止或者延缓抗药性的产生，应采用联合用药的方法。

2. 用药期间应严格遵医嘱用药，不可擅自停药或漏服，以免药量不足，难于达到治疗效果。

3. 使用链霉素时，应注意其毒性反应的发生，因链霉素的主要不良反应是易产生过敏及对脑神经产生毒性，大剂量还可以出现恶心、呕吐、厌食、腹痛、腹泻及肝肾功能等损害，当出现耳鸣、耳聋或上述不适时，应及时报告医师。

4. 大剂量异烟肼可有外周神经炎的表现，如四肢感觉异常、腱反射消失、肌肉轻瘫等症状，或者有中毒性神经病、癫痫样发作情况，甚至出现肝功能损害的现象，因此有精神病史、癫痫病史者应慎用。

5. 利福平可有食欲减退、腹胀、肝大、氨基转移酶升高、药物热、药物过敏、药疹、头痛、头晕、嗜睡等不良反应，若出现此不适，应及时报告医师。

五十四、生殖器结核什么情况下需手术治疗？

1. 盆腔包块经药物治疗后缩小，但不能完全消退，特别是不能排除恶性肿瘤者。
2. 治疗无效或治疗后又反复发作者。
3. 子宫内膜结核严重，内膜破坏广泛，结核药物治疗无效者。
4. 盆腔结核形成较大的包块或较大的包裹性积液者。

五十五、手术治疗生殖器结核需做哪些术前准备？

1. 为避免手术时感染，提高手术治疗效果，手术前后均需使用抗结核药物治疗。
2. 由于生殖器结核所致的粘连常较为广泛而紧密，术前应口服肠道消毒药物并作清洁灌肠。
3. 术前做好心理护理工作，向患者及家属解释手术的风险和注意事项，取得配合。
4. 遵医嘱完善各项相关检查。

五十六、如何预防生殖器结核？

加强营养，增强体质，做好卡介苗的预防接种，积极预防肺结核、淋巴结核和肠结核等。

五十七、如何指导生殖器结核患者进行自我调理？

1. 急性期应卧床休息，原则上在三个月内需加强休养，并根据病情决定活动强度。
2. 保持良好的心态，避免各种不良刺激。
3. 保持足够的睡眠，避免剧烈的活动或过度疲劳。
4. 饮食以高蛋白、高热量、高纤维素食物为宜。
5. 用药期间多饮水，促进药物的代谢。
6. 忌食辛辣等刺激性食物，忌食烟、酒、茶、咖啡等。

第八章　子宫内膜异位症与子宫腺肌病

一、什么是子宫内膜异位症？

当有生长功能的子宫内膜组织出现在子宫腔黏膜以外的身体其他部位时称子宫内膜异位症。

二、子宫内膜可侵犯身体哪些部位？

1. 卵巢　卵巢子宫内膜异位症最多见。

2. 宫骶韧带、直肠子宫陷凹和子宫后壁下段　这些部位处于盆腔后部较低或最低处，与经血中的内膜碎屑接触机会最多，故为内膜异位症的好发部位。

3. 子宫颈　内膜异位累及子宫颈者较少。

4. 输卵管　一般直接累及黏膜者少，偶可在其管壁浆膜层见到紫褐色斑点或小结节。

5. 腹膜　早期病变通过腹腔镜检查可见。

6. 其他　脐、膀胱、肾、输尿管、肺、胸膜、乳腺、淋巴结，甚至手、臂、大腿处均可发病。

三、子宫内膜异位症流行病学特征是什么？

子宫内膜异位症的发病率近年明显增高，是目前常见妇科疾病之一。在妇科剖腹手术中，5%～15%患者发现有此病。此病一般仅见于25～45岁生育年龄妇女，初潮前无发病者，绝经后或切除卵巢后异位内膜组织可逐渐萎缩吸收，妊娠或使用性激素抑制卵巢功能可暂时阻止此病的发展，故子宫内膜异位症的发病与卵巢的周期性变化有关。流行病学调查显示，妇女直系亲属中患此病的可能性较对照组明显增加，提示此病与遗传有关，可能为多基因遗传。

四、子宫内膜异位症的病因有哪些？

1. 子宫内膜异位症的病因和发病机制尚未明确，但是有许多相关理论的不同学说，如子宫内膜种植学说、淋巴及静脉播散学说、免疫学说、体腔上皮化生学说等。

2. 影响因素：肥胖、身高超过均值，初潮早、月经周期≤27日、经期≥7日者较正常妇女发病的危险高2倍以上。

五、子宫内膜种植学说认为子宫内膜异位症是如何发生的？

1921年Sampson最先提出，经期时经血中所含内膜腺上皮和间质细胞可随经血反流，经输卵管进入腹腔，种植于卵巢和邻近的盆腔腹膜，并在该处继续生长和蔓延，以致形成盆腔子宫内膜异位症。先天性阴道闭锁或宫颈狭窄等经血潴留患者常并发子宫内膜异位症，说明经血反流可导致内膜种植。临床上剖宫取胎术后继发腹壁切口子宫内膜异位症或分娩后会阴切口出现子宫内膜异位症，都是术时将子宫内膜带至切口直接种植所致。此外，猕猴实验也证实其经血直接流入腹腔可在盆腔内形成典型的子宫内膜异位症。虽然目前内膜种植学说已为人们所接受，但无法解释盆腔外的子宫内膜异位症是如何形成的。

六、淋巴及静脉播散学说认为子宫内膜异位症是如何发生的？

不少学者在光镜检查的时候发现，在盆腔淋巴管和淋巴结中有子宫内膜组织，有学者在盆腔静脉中、淋巴结、盆腔淋巴管等也发现子宫内膜组织，提出子宫内膜可通过淋巴和静脉向远处转移，并认为远离盆腔部位的器官如肺、手或大腿的皮肤和肌肉发生的子宫内膜异位症可能是通过淋巴或静脉播散的结果。

七、体腔上皮化生学说认为子宫内膜异位症是如何发生的？

卵巢表面上皮、盆腔腹膜都是由胚胎期具有高度化生潜能的体腔上皮分化而来的。Meyer提出上述由体腔上皮分化而来的组织，在持续受到经血、慢性炎症或卵巢激素刺激后，均可被激活而衍化为子宫内膜样组织,最终形成子宫内膜异位症。但至今为止,此学说尚无充分的临床及实验依据。

八、免疫调节是否可影响子宫内膜异位症的发生?

多数妇女在月经来潮时均有部分经血经输卵管反流至腹腔,仅少数发生盆腔子宫内膜异位症,因此认为该病的发生可能与患者免疫力有关。有学者认为免疫功能正常的情况下,血中的单核细胞可以抑制子宫内膜细胞的异位种植和生长,同时腹腔中活化的巨噬细胞、自然杀伤细胞(NK 细胞)则可将残留的子宫内膜细胞破坏和清除,而在内膜异位症患者中,可能由于外周血单核细胞功能改变,反而刺激子宫内膜细胞在异位种植和生长,同时腹腔中的巨噬细胞、NK 细胞、T 淋巴细胞的细胞毒作用又被抑制,不足以将反流至腹腔内的内膜细胞杀灭时,即发生子宫内膜异位症。

九、子宫内膜异位症是否会遗传?

子宫内膜异位症具有家族聚集性,患者一级亲属的发病风险是无家族史者的 7 倍,说明该病可能通过多基因或多因素遗传。

十、子宫内膜异位至卵巢时可以出现哪些病变特点?

病变早期在卵巢表面上皮及皮层中见紫褐色斑点或小泡,随着病变发展,卵巢内的异位内膜可因反复出血而形成单个或多个囊肿,但以单个多见,称为卵巢子宫内膜异位囊肿,囊肿内含暗褐色黏糊状陈旧血,状似巧克力液体,又称为卵巢巧克力囊肿,卵巢多固定在盆腔内,不能活动。

十一、子宫内膜异位至宫底韧带时可出现哪些病变特点?

早期宫骶韧带、直肠子宫陷凹或子宫后壁下段有散在紫褐色出血点或颗粒状散在结节。随着病变的发展,子宫后壁与直肠前壁粘连,使直肠子宫陷凹变浅,甚至完全消失,严重者向直肠阴道隔发展,在隔内形成包块,并向阴道穹后部或直肠腔凸出,但极少穿透阴道或直肠黏膜层。

十二、子宫内膜异位至盆腔腹膜时可出现哪些病变特点?

早期病变在腹腔镜检查时,可在盆腔内见到典型的色素沉着子宫内膜异位病灶,还可在一些早期病灶发现无色素的早期子宫内膜异位腹膜病灶,有白色混浊腹膜灶、火焰状红色灶、腺样息肉灶和卵巢下粘连等。这些无色素灶发展为典型的色素灶需时 6~24 个月。

十三、子宫内膜异位至输卵管及子宫颈时可出现哪些病变特点?

内膜异位于子宫颈时,病灶可位于表浅的黏膜面或间质内,浅表者多是子宫内膜直接种植引起,在子宫颈表面能见暗红色或紫蓝色小颗粒,月经期略增大,容易被误诊为子宫颈腺囊肿。深部病灶可能是由直肠子宫陷凹异位灶直接蔓延而来的,在子宫颈剖面见紫蓝色小点或含陈旧血液的小囊腔。内膜异位于输卵管时,直接累及黏膜者少见,偶可在其管壁浆膜层见到紫褐色斑点或小结节,输卵管常与周围病变组织粘连,严重时因扭曲而影响其蠕动,但管腔多通畅。

十四、子宫内膜异位症有哪些症状?

子宫内膜异位症的症状因人而异,且可因病变部位不同而出现不同症状。约 20%患者可无明显不适。

1. 痛经和持续下腹痛 继发性痛经是子宫内膜异位症的典型症状,且随着局部病变加重而逐年加剧。疼痛多数位于下腹部及腰骶部,甚至可放射至阴部、会阴、肛门或大腿,常于月经来潮前 1~2 日开始,经期第一日疼痛最剧,以后慢慢减轻,至月经干净时消失。疼痛的程度与病灶大小不一定成正比。病变严重者如较大的卵巢子宫内膜异位囊肿可能疼痛较轻,而散在的盆腔腹膜小结节病灶反可导致剧烈痛经。亦有周期性腹痛出现稍晚,与月经不同步者。少数晚期患者诉长期下腹痛,至经期更剧。

2. 月经失调 15%~30%患者有经量增多、经期延长或经前点滴出血。月经失调可能与卵巢无排卵、黄体功能不足或同时合并有子宫腺肌病或子宫肌瘤有关。

3. 不孕 正常妇女不孕率约为 15%,本病患者不孕的患病率可高达 40%。

4. 性交不适 多见于直肠子宫陷凹有异位病灶或局部粘连使子宫后倾固定的患者，性交时碰撞或子宫收缩上提而引起疼痛，一般表现为深部性交痛，且月经来潮前性交疼痛最明显。

十五、子宫内膜异位症有哪些体征？

子宫内膜异位于卵巢且囊肿较大时可在腹部扪及与子宫粘连的囊块，当囊肿破裂时可出现腹膜刺激征阳性，但一般腹部检查均无明显异常。在行双合诊盆腔检查时，可发现子宫后倾固定，直肠子宫陷凹、宫骶韧带或子宫后壁下方可扪及触痛性结节。在一侧或双侧附件处扪及与子宫相连的囊性偏实且活动度差的包块，可有轻压痛。如果病变累及直肠阴道间隙时，可在阴道穹后部触及甚至可看到隆起的紫蓝色斑点、小结节或包块。

十六、子宫内膜异位症的诊断方法是什么？

育龄妇女若有继发性痛经且进行性加重、不孕或慢性盆腔疼痛史，盆腔检查时触及盆腔内有触痛性结节或与子宫相连的、不活动的囊性包块，即可初步诊断为子宫内膜异位症。临床上常需借助一些辅助检查，特别是腹腔镜检查和活组织病理检查后才能最后确诊。

十七、子宫内膜异位症需做哪些辅助检查？

子宫内膜异位症常用的辅助检查有以下三种。

1. 影像学检查 B超声检查是诊断卵巢异位囊肿和膀胱、直肠内膜异位症的非常重要的方法，可确定异位囊肿的位置、大小和形状，偶能发现盆腔检查时未能扪及的包块。其敏感性和特异性在96%以上。此外，盆腔CT及MRI对盆腔异位症有诊断价值，但费用高，不作为初步筛查的诊断方法。

2. 血清CA125测定 内膜异位症患者的血清CA125水平可能增高，病情严重者更为明显，但血清CA125的变化范围比较大，临床上多用于重度内膜异位症和疑有深部异位病灶的患者。

3. 腹腔镜检查 是目前国际上公认的内膜异位症诊断的最佳方法，除了阴道或其他部位的直视可见的病变之外，腹腔镜检查是确诊盆腔内内膜异位症的标准方法。在腹腔镜下见到大体病理所述的典型病灶或可疑病变进行活组织检查即可确诊。

十八、子宫内膜异位症需与哪些疾病相鉴别？

子宫内膜异位症容易与卵巢恶性肿瘤、盆腔炎性包块、子宫腺肌病等疾病相混淆，应注意鉴别。

1. 卵巢恶性肿瘤 早期无症状，晚期出现持续性腹痛、腹胀的症状，且病情发展较快，一般情况差。

2. 盆腔炎性包块 多有急性或反复发作的盆腔感染史，疼痛无周期性规律，平时亦可有下腹部隐痛，可伴有发热和白细胞的升高，抗生素治疗无效。

3. 子宫腺肌病 痛经的症状与内膜异位症比较相似，但是此病疼痛多位于下腹部中间且更剧烈，子宫多呈均匀性增大且质硬。经期检查时，子宫触痛明显。子宫腺肌病常与子宫内膜异位症并存。

十九、子宫内膜异位症的治疗原则是什么？

子宫内膜异位症的治疗目的是缩减和去除病灶，减轻和控制疼痛，治疗及促进生育，减少和预防复发。治疗应根据患者年龄、症状、病变部位和范围，以及对生育要求等不同情况全面考虑。原则上症状轻微者可选用期待疗法；有生育要求的轻度患者经充分评估后可先行药物治疗，病变较重者行保留生育功能的手术；年轻且无生育要求的重度患者可采用保留卵巢功能的手术，并辅以激素治疗；症状和病变均严重的无生育要求患者可考虑根治性手术。

二十、治疗子宫内膜异位症的药物有哪些？

运用药物抑制疼痛的对症治疗即采用性激素治疗，抑制雌激素合成使异位内膜萎缩退化，适用于有慢性盆腔疼痛、经期痛经症状明显、有生育要求且无卵巢囊肿形成的患者，采用使患者假孕或假绝经性激素疗法,是目前临床上治疗内膜异位症的常用方法,但是对于卵巢内膜异位囊肿较大,尤其是卵巢包块性质未明确者,宜采用手术治疗。常用的药物有口服避孕药、孕激素、孕激素受体拮抗剂、孕三烯酮、达那唑、GnRH激动剂等。

二十一、手术治疗子宫内膜异位症的方法有哪些?

当药物治疗后症状不缓解,局部病变加剧或生育功能未恢复者,或卵巢内膜异位囊肿较大者可选择手术治疗。目前认为腹腔镜确诊、手术+药物为治疗内膜异位症的金标准。

1. 保留生育功能手术 适用于药物治疗无效,年轻有生育要求的患者,手术范围为尽量切净或破坏所有可见的内膜异位灶,但保留子宫和双侧、一侧或至少部分卵巢。手术可经腹腔镜或剖腹直视下进行。

2. 保留卵巢功能手术 切除盆腔内病灶及子宫,以杜绝子宫内膜再经输卵管反流种植和蔓延的可能性,但要保留至少一侧的卵巢或部分卵巢以维持患者卵巢功能。此手术适用于年龄在45岁以下,且无生育要求的重症患者。但有5%患者在术后仍有复发。

3. 根治性手术 切除子宫、双侧附件及盆腔内所有内膜异位病灶,适用于45岁以上近绝经期的重症患者。当卵巢切除后,即使体内残留部分异位内膜灶,亦将逐渐自行萎缩退化直至消失。

二十二、因子宫内膜异位症导致的不孕应如何治疗?

可先用药物治疗2~3个月以使内膜异位灶缩小,再采用保留生育功能的手术治疗,术后亦可给予药物治疗2~3个月以使残留的内膜异位灶萎缩退化。从而降低术后复发率。

二十三、如何预防子宫内膜异位症的发生?

子宫内膜异位症的病因不明确,是由多因素共同作用导致的,预防该病的发生,主要要做好以下四点。

1. 防止经血反流 及时发现并治疗引起经血潴留的疾病,如先天性生殖道闭锁、畸形、狭窄和继发性宫颈粘连、阴道狭窄等。

2. 防止医源性异位内膜种植 尽量避免多次的宫腔操作,避免因手术操作所引起的子宫内膜异位,凡进入宫腔内的经腹手术,特别是孕中期剖宫取胎术,均应用纱布垫保护好子宫切口周围术野,以防宫腔内容物溢入腹腔或腹壁切口,缝合子宫壁时避免缝针穿透子宫内膜层;关闭腹腔后应用生理盐水洗净腹壁切口。月经来潮前禁做各种输卵管通畅试验,以免将子宫内膜碎屑推入腹腔。宫颈及阴道手术如宫颈电灼、激光和微波治疗及整形术等均应在月经干净后3~7日内进行,否则有下次月经来潮时脱落的子宫内膜种植在尚未愈合的手术创面的风险。人工流产负压吸宫术时,宫腔内负压不能过高,吸管应缓慢拔出,否则腔内外压差过大,使宫腔内血液和内膜碎片随负压吸入腹腔内。

3. 药物避孕 口服避孕药抑制排卵,可促使子宫内膜萎缩和经量减少,因而经血及内膜碎屑反流至腹腔的机会亦相应减少,内膜异位症的发病风险有所降低,对有高发家族史、容易带器妊娠者,可以选择此方法。

4. 月经期注意事项 月经期避免双合诊和剧烈运动,避免在月经期或月经刚结束时性交。

二十四、子宫内膜异位症患者的用药注意事项有哪些?

子宫内膜异位症在运用药物治疗时应注意以下三点。

1. 在应用达那唑治疗时,有些患者可出现燥热、潮红、痤疮、发音低沉、恶心、呕吐、食欲减退、体重增加等反应,有个别患者可能出现谷丙转氨酶升高的症状,可在医师指导下适当减量或应用保肝的药物。

2. 甲羟孕酮治疗时,可能出现类似早孕反应的症状,如恶心、呕吐、情绪不稳定,个别患者甚至出现头痛、头晕、头麻木等血压增高的症状,症状轻者坚持2~3个月可逐渐减轻,重者应及时报告医师,切忌擅自停药。

3. 甲睾酮治疗可使部分患者出现痤疮、发音低沉、阴蒂肥大、体重增加等症状，症状严重时应及时报告医师，在医师的指导下逐渐减量，不可擅自停药或减量，防止病情反复。

二十五、如何指导子宫内膜异位症患者进行自我调理？

子宫内异位症患者自我调理非常重要。

1. 急性期应卧床休息，以减轻疼痛或其他不适。
2. 伴有巧克力囊肿的患者，尤其是囊肿较大者，应避免剧烈的活动，防止发生囊肿破裂。
3. 当疼痛严重影响正常休息时，应及时到医院就医。
4. 避免过度劳累和精神疲劳，适当放松身心；
5. 注意饮食营养，增强体质，以免抵抗力下降使症状加重。

二十六、如何对子宫内膜异位症患者进行心理护理？

1. 耐心向患者解释本病的相关知识，消除患者焦虑、恐惧和紧张的心理，使其积极配合治疗。
2. 该病治疗时间长，应指导患者增强自信心，坚持配合治疗。
3. 告诉患者所有药物的不良反应及出现不良反应时的处理措施，指导患者遵医嘱用药。
4. 向患者解释假孕疗法和假绝经治疗的有关事项及可能出现的不良反应，告知患者出现不良反应时亦不能擅自停药，不要恐慌，症状轻者可加以克服，症状重者应及时联系医师，遵医嘱停药或更换药物。
5. 鼓励患者保持良好的心态，尽量避免不良刺激，积极面对疾病。

二十七、什么是子宫腺肌病？

子宫腺肌病是指子宫内膜腺体及间质侵入子宫肌层形成弥漫或局限性的病变，多发生于30～50岁经产妇，约50%患者同时合并子宫肌瘤，约15%患者合并子宫内膜异位症。

二十八、引起子宫腺肌病的原因有哪些？

子宫腺肌病的病因主要有以下两点。

1. 多次妊娠和分娩、人工流产、慢性子宫内膜炎等引起子宫壁的创伤和炎症。
2. 与高水平雌孕激素的刺激有关。

二十九、子宫腺肌病的病变特点是什么？

子宫腺肌病患者的子宫多呈均匀增大，但很少超过12周妊娠子宫大小。少数子宫内膜在子宫肌层中呈局限性生长形成结节或团块，类似肌壁间肌瘤，称子宫腺肌瘤。由于异位内膜细胞属基底层内膜，对卵巢激素、特别是对孕激素不敏感，故异位腺体常处于增生期，仅偶尔见到局部区域有分泌期改变。

三十、子宫腺肌病有哪些临床症状？

约30%患者无任何临床症状，部分患者可出现以下症状。

1. **痛经** 多发生在月经前或月经期，主要变现为继发性进行性疼痛。
2. **月经失调** 主要表现为经量增多和经期延长。
3. **妇科检查** 子宫均匀性增大、质地较硬，有压痛，月经期更明显，如有腺肌瘤，可扪及子宫局部凸起。

三十一、子宫腺肌病如何诊断？

凡30岁以上的经产妇，出现经量增多、经期延长及逐年加剧的进行性痛经，且检查时子宫呈均匀性增大或有局限性结节隆起，质硬并有压痛，经期压痛尤为显著时，首先考虑为子宫腺肌病。

三十二、子宫腺肌病需做哪些辅助检查？

子宫腺肌病可采用B型超声检查辅助诊断，可在肌层中见到种植内膜所引起的不规则回声增强，但确诊取决于手术后的病理学检查。

三十三、子宫腺肌病如何治疗？

治疗应视患者症状和年龄而定。

1. 手术治疗 对于症状严重，无生育要求的患者，可行全子宫切除术，卵巢是否保留取决于患者年龄和卵巢有无病变。

2. 药物治疗 睾酮可减轻绝经前者盆腔充血，减轻疼痛。

三十四、如何对子宫腺肌病患者进行健康指导？

1. 加强心理护理，耐心向患者解释本病的相关知识，解答患者及家属的疑问，以减轻患者焦虑、恐惧的心理状态。
2. 鼓励和帮助患者，增加战胜疾病的信心，鼓励患者配合医疗和护理，坚定战胜疾病的意志。
3. 指导患者注意营养，适当运动，增强体质，提高机体的免疫力。
4. 指导患者月经期应注意休息，避免吃辛辣等刺激食品，以减少经血量。
5. 食物中增加铁、维生素 B_{12} 及叶酸的含量，如动物血、内脏、大豆、新鲜瓜果蔬菜等，预防患者因经血过多引起贫血。
6. 指导患者保持经期卫生，预防因经期过长引起感染。
7. 指导患者遵医嘱使用药物治疗，避免擅自停药或减量。

第九章 女性生殖器官发育异常

一、女性生殖系统是如何发育的？

受精卵的染色体决定性别，胚体期8周左右女性生殖系统开始分化，女性生殖系统发生过程包括生殖腺发生、生殖管道发生和外生殖器发生。在形成和发育过程中，因受到遗传和环境的影响，原始的性腺、内外生殖器的分化、发育可发生改变，导致各种发育异常。

二、生殖腺是如何形成的？

胚胎第3~4周时，在卵黄囊内胚层内，有多个大于体细胞的生殖细胞，称为原始生殖细胞；在胚胎第4~5周时体腔背面肠系膜基底部两侧各出现2个由体腔上皮增生所形成的隆起，称泌尿生殖嵴；在胚胎第4~6周末，原始生殖细胞沿肠系膜迁移到生殖嵴，并且被性索包围，形成原始生殖腺。原始生殖腺具有向睾丸或卵巢分化的双向性，有无睾丸决定因子的存在决定其进一步的分化。若无睾丸决定因子的存在，在胚胎第8周时，原始生殖腺即分化为卵巢。

三、生殖管道是如何形成的？

生殖嵴外侧的中肾有两对纵行管道，一对为中肾管，为男性生殖管道的始基；另一对为副中肾管，为女性生殖管道始基。若生殖腺发育为睾丸，在人绒毛膜促性腺激素（human chorionic gonadotropin，HCG）的刺激下，间质细胞产生的睾酮，使同侧胚胎中肾管发育为副睾、输精管和精囊；睾丸中的支持细胞则分泌副中肾管抑制因子抑制同侧副中肾管的发育，使生殖管道向男性分化。若生殖腺发育为卵巢，中肾管退化，两侧副中肾管的头段形成两侧输卵管，两侧中段和尾段开始并合，构成子宫及阴道上段。初并合时保持有中隔，分为两个腔，中隔约在胎儿12周末消失，成为单一内腔。副中肾管最尾端与泌尿生殖窦相连，并同时分裂增殖，形成一实质圆柱状体称为阴道板。随后阴道板由上向下穿通形成阴道腔，阴道腔与尿生殖窦之间有一层薄膜为处女膜。

四、外生殖器是如何形成的？

胚胎初期的泄殖腔分化为后方的直肠与前方的尿生殖窦，尿生殖窦两侧隆起为泌尿生殖褶，褶的前方左右相会合呈结节形隆起，称生殖结节，长大后称为初阴；褶外侧隆起为左右阴唇阴囊隆起。当生殖腺为卵巢时，约在第12周末生殖结节发育成阴蒂，两侧的尿生殖褶不合并，形成小阴唇，左右阴唇阴囊隆起发育成大阴唇。尿生殖沟扩展，并与尿生殖窦下段共同形成阴道前庭。当生殖腺为睾丸时，在雄激素的作用下，初阴伸长形成阴茎，两侧的尿生殖褶沿阴茎的腹侧面，从后向前合并成管，形成尿道海绵体部，左右阴唇阴囊隆起，移向尾侧，并相互靠拢，在中线处连接成阴囊。

五、外生殖器的分化受什么影响？

外生殖器的分化虽受性染色体支配，但若在其分化以前切除胚胎生殖腺，则胚胎不受睾丸或卵巢所产生的激素影响，其外生殖器必然向雌性分化；反之，若给予雄激素，则向雄性分化，说明外生殖器向雌性分化是胚胎发育的自然规律，它不需雌激素的作用，而向雄性方向分化则必须有雄激素如睾酮的作用。虽然外生殖器向雄性分化依赖睾酮的存在，但睾酮还必须通过外阴局部靶器官组织中的5α-还原酶的作用，衍化为二氢睾酮，再与外阴细胞中相应的二氢睾酮受体相结合后，才能使外阴向雄性分化。因此，即使睾丸分泌睾酮，但若外阴局部组织中缺乏5α-还原酶或无二氢睾酮受体存在，外生殖器仍将向女性转化，表现为两性畸形。

六、常见的女性生殖器官发育异常有哪些？

1. 正常管道发育受阻所致的异常 处女膜闭锁、阴道横膈、阴道纵隔、阴道闭锁和宫颈闭锁等。

2. 副中肾管衍化物发育不全所致的异常 无子宫、无阴道、子宫发育不良、单角子宫、始基子宫、输卵管发育异常等。

3. 副中肾管衍化物融合障碍所致的异常 包括双子宫、双角子宫、鞍状子宫和纵隔子宫等。

七、什么叫处女膜闭锁？

处女膜闭锁系泌尿生殖窦上皮未能贯穿前庭部所致，又称无孔处女膜，临床上较常见。

八、处女膜闭锁患者有哪些临床症状？

患处女膜闭锁的少女至青春期初潮时，经血无法排出，最初经血积在阴道内，多次月经来潮后，经血越积越多，逐渐发展至子宫积血、输卵管积血，甚至腹腔内积血。绝大多数患者至青春期表现为逐渐加剧的周期性下腹痛，严重者伴便秘、肛门坠胀、尿频或尿潴留等症状。

九、处女膜闭锁患者常见辅助检查有哪些？

检查时可见处女膜向外膨隆，表面呈紫蓝色，无阴道开口。当食指放入肛门内时，可扪及阴道内有球状包块向直肠前壁突出；行直肠腹部诊在下腹部可扪及位于阴道包块上方的另一较小包块（为经血潴留的子宫），且压痛明显。用手往下按压此包块时，可见处女膜向外膨隆更明显；盆腔型超声检查可发现子宫及阴道内有积液。

十、处女膜闭锁的处理原则是什么？

确诊为处女膜闭锁后，应立即进行手术治疗，先用粗针穿刺处女膜正中膨隆部，抽出褐色积血证实诊断后，即将处女膜做"X"形切开，引流积血，积血大部分排出后，常规检查宫颈是否正常，但不宜进一步探查宫腔以免引起上行感染。积血吸尽后，切除多余的处女膜瓣，使切口呈圆形，再用3-0肠线缝合切口边缘黏膜，以保持引流通畅和防止创缘粘连。

十一、处女膜闭锁患者术后如何护理？

1. 术后遵医嘱留置导尿管1～2日。
2. 外阴部置消毒会阴垫，保持外阴干燥清洁。
3. 每日擦洗外阴1～2次，直至积血排净为止。
4. 术后给予抗感染药物。

十二、什么叫先天性无阴道？

先天性无阴道是双侧副中肾管发育不全的结果，几乎均合并无子宫或仅有痕迹子宫，但卵巢一般均正常。

十三、先天性无阴道患者有哪些症状？

患者多系青春期后一直无月经来潮，或因婚后性交困难而就诊。检查可见外阴和第二性征发育正常，但无阴道口或仅在阴道外口处见一浅凹陷，有时可见到由泌尿生殖窦内陷所形成的约2cm的短浅阴道盲端。肛查和盆腔B超检查无子宫，约15%合并泌尿道畸形。

十四、先天性无阴道的处理原则是什么？

对准备结婚的先天性无阴道患者，可行人工阴道成形术，手术应在结婚前进行。有短浅阴道者可采用机械扩张法，即用由小到大的阴道模型，局部加压扩张，以逐渐加深阴道长度，直至能满足性生活要求为止，个别先天性无阴道患者仍有发育正常的子宫，至青春期时因宫腔积血出现周期性腹痛，直肠腹部诊可扪及增大而有压痛的子宫，应在初潮时即行人工阴道成形术，同时引流宫腔积血以保存子宫生育功能。无法保留子宫者，应予切除。

十五、先天性无阴道的手术方法有哪些？

有短浅阴道者可采用机械扩张法，即用由小到大的阴道模型，局部加压扩张，以逐渐加深阴道长度，阴道模型应夜间放置日间取出，方便日常工作和生活；不适宜机械扩张或机械扩张无效者行阴道成形术，乙状结肠阴道成形术效果较好。

十六、什么叫阴道闭锁？

阴道闭锁是泌尿生殖窦未参与形成阴道下段所造成的。闭锁位于阴道下段，长 2～3cm，其上多为正常阴道。阴道闭锁症状与处女膜闭锁相似，检查时亦无阴道开口，但闭锁处黏膜表面色泽正常，亦不向外膨隆，肛查可触及向直肠凸出的阴道积血包块。其位置较处女膜闭锁高。

十七、阴道闭锁的手术注意事项有哪些？

阴道闭锁应尽早手术，手术时应先切开闭锁段阴道并游离阴道积血下段的阴道黏膜，再切开积血包块，待排净积血后，利用已游离的阴道黏膜覆盖创面，术后定期扩张阴道以防挛缩。

十八、什么叫阴道横膈？

阴道横膈是因为两侧副中肾管会合后的尾端与尿生殖窦相接处未贯通或部分贯通。横膈可位于阴道内任何部位，但以上、中段交界处多见，其厚度约为 1cm。完全性阴道横膈较少见，多数是隔中央或侧方有一小孔，经血可自小孔排出。

十九、阴道横膈如何处理？

一般应将横膈切开并切除其多余部分，最后缝合切口边缘以防粘连形成。术后短期放置阴道模型防止瘢痕挛缩。

二十、阴道横膈患者是否影响性生活及分娩？

若横膈位于上段则不影响性生活，常因为偶然或不孕检查时发现，横膈位置较低者少见，多因性生活不满意而就医。若是在分娩时发现横膈阻碍胎先露部下降，横膈薄者，当胎先露部下降至横膈鼓起撑得极薄时，切开后胎儿即能经阴道娩出；横膈厚者应行剖宫产结束分娩。

二十一、什么叫阴道纵隔？

阴道纵隔是双侧副中肾管会合后，其中隔未消失或未完全消失所致，有完全纵隔和不完全纵隔两种，完全纵隔形成双阴道，常合并双宫颈、双子宫。

二十二、阴道纵隔患者有哪些症状？

绝大多数阴道纵隔患者无症状，个别患者婚后性交困难才被发现，若纵隔偏向一侧形成斜隔，导致该侧阴道完全闭锁，可出现因经血潴留所形成的阴道侧方包块。

二十三、阴道纵隔如何处理？

若斜隔妨碍经血排出或纵隔影响性交，应将其切除，创面缝合以防粘连。若临产后发现纵隔阻碍胎先露部下降，可沿隔的中部切断，分娩后缝合切缘止血，因阴道纵隔不孕的患者切除纵隔可能提高受孕的概率。

二十四、先天性宫颈闭锁如何治疗？

先天性宫颈闭锁临床上罕见，患者子宫内膜有功能时，青春期后可因宫腔积血而出现周期性腹痛，经血还可经输卵管反流入腹腔，引起盆腔子宫内膜异位症。治疗时可手术穿通子宫颈，使子宫与阴道相通，若子宫颈未发育，应行子宫切除术。

二十五、什么叫先天性无子宫？

先天性无子宫是两侧副中肾管中段及尾段未发育和会合所致，常合并无阴道，但卵巢发育正常，第二性征不受影响。直肠-腹部诊扪不到子宫。

二十六、什么叫始基子宫？

始基子宫又称痕迹子宫，系两侧副中肾管会合后不久即停止发育所致，常合并无阴道。子宫极小，仅长 1～3cm，无宫腔。

二十七、什么叫子宫发育不良?

子宫发育不良又称幼稚子宫,是副中肾管会合后短时期内即停止发育所致。子宫较正常小,有时极度前屈或后屈,子宫颈呈圆锥形,相对较长,宫体与宫颈之比为1:1或2:3,患者的月经量很少,婚后无生育。直肠-腹部诊可扪及小而活动的子宫。

二十八、子宫发育不良如何治疗?

子宫发育不良的治疗方法是主张小剂量雌激素加孕激素序贯用药,一般可自月经第5日开始每晚口服结合雌激素0.625mg或戊酸雌二醇2mg,连服21日,服药后11日加服乙酸甲羟孕酮8mg,每日1次,连用10日,共服6~12个周期,定期测子宫径线。

二十九、什么叫双子宫?

双子宫指两侧副中肾管完全未融合,各自发育形成两个子宫和两个宫颈,阴道也完全分开,左右侧子宫各有单一的输卵管和卵巢。患者无任何自觉症状,通常是在人工流产、产前检查甚至分娩时偶然发现。早期人工流产时可能误刮未孕侧子宫,以致漏刮胚胎,妊娠继续。妊娠时妊娠晚期胎位异常率增加,分娩时未孕侧子宫亦可能阻碍胎先露部下降,子宫收缩乏力多见,使剖宫产率增加。孕期复孕偶可见于双子宫患者,即不同时期卵子受精后,每侧子宫各有一胎儿。亦有双子宫、单阴道,或阴道内有一纵隔,此情况类似上述双子宫,但可能因阴道内纵隔妨碍性交,出现性交困难或性交痛。

三十、什么叫双角子宫和鞍状子宫?

宫底部融合不全而呈双角,称双角子宫,轻度者仅宫底部稍下陷呈鞍状称鞍状子宫。双角子宫一般无症状,但妊娠时易发生胎位异常,以臀先露者居多。双角子宫发生反复流产时,应行子宫整形术。

三十一、什么叫中隔子宫?

中隔子宫是两侧副中肾管融合不全,在宫腔内形成中隔。从宫底至宫颈内口将宫腔完全分隔为两部分者为完全中隔;仅部分隔开者为不全中隔。中隔子宫易发生不孕、流产、早产和胎位异常;若胎盘粘连在隔上,可出现产后胎盘滞留。

三十二、中隔子宫如何处理?

中隔子宫外形正常,可经子宫输卵管碘油造影或子宫镜检查确诊。对有不孕和反复流产的中隔子宫患者,可在腹腔镜监视下通过宫腔镜切除中隔,或经腹手术切除,术后宫腔内放置金属宫内节育器,防止中隔创面形成粘连,数月后取出宫内节育器。

三十三、什么叫单角子宫?

只有一侧副中肾管发育而成为单角子宫,另一侧副中肾管完全未发育或未形成管道。未发育侧的卵巢、输卵管、肾亦往往同时缺如。妊娠可发生在单角子宫,但流产、早产较多见。

三十四、什么叫残角子宫?

残角子宫是一侧副中肾管发育正常,另一侧发育不全形成残角子宫,可伴有该侧泌尿系统发育畸形。检查时容易将残角子宫误诊为卵巢肿瘤。多数残角子宫与对侧正常宫腔不相通,仅有纤维带相连;偶有两者间有狭窄管道相通者。若残角子宫内膜无功能,一般无症状;若内膜有功能且与正常宫腔不相通,往往因宫腔积血而出现痛经,甚至并发子宫内膜异位症,需切除残角子宫。

三十五、残角子宫对妊娠有何影响?

若妊娠发生在残角子宫内,至妊娠16~20周时往往破裂而出现典型的输卵管妊娠破裂症状,出血量更多,若不及时手术切除破裂的残角子宫,患者可因大量内出血而死亡。

三十六、输卵管发育异常有哪些类型?

1. 单侧输卵管缺失 是因为该侧副中肾管未发育所致。

2. 双侧输卵管缺失　常见于无子宫或痕迹子宫患者。
3. 单侧（偶尔双侧）副输卵管　为输卵管分支，具有伞部，内腔与输卵管相通或不通。
4. 输卵管发育不全、闭塞或中段缺失　类似结扎术后的输卵管。

三十七、输卵管发育异常是否可手术校正？

输卵管发育异常可能是不孕的原因，亦可能导致输卵管妊娠，因临床罕见，几乎都在手术时偶然发现。除输卵管部分节段缺失可整形吻合外，其他均无法手术。希望生育的患者可借助辅助生殖技术。

三十八、卵巢发育异常有哪些类型？

卵巢发育异常有：①单侧卵巢缺失，见于单角子宫；②双侧卵巢缺失，极少，一般为卵巢发育不全，卵巢外观细长而薄，色白而质硬，甚至仅为条状痕迹；③多余卵巢，罕见，一般多余卵巢远离卵巢部位，可位于腹膜后；④偶尔卵巢可分裂为几个部分。

三十九、何谓两性畸形？

男女性别可根据性染色体、生殖腺结构、外生殖器形态及第二性征加以区分。但有些患者生殖器官同时具有某些男女两性特征，称两性畸形，两性畸形对患者的心理、生活、工作和婚姻等带来诸多困扰，必须早诊断和处理。

四十、两性畸形有哪些类型？

两性畸形分为女性假两性畸形、男性假两性畸形和生殖腺发育异常3种类型，生殖腺发育异常又包括真两性畸形、混合型生殖腺发育不全和单纯型生殖腺发育不全3种类型。

四十一、什么是女性假两性畸形？

女性假两性畸形的患者内生殖器，包括子宫、卵巢和阴道均存在，但外生殖器出现部分男性化，男性化程度与胚胎暴露于高雄激素时期早晚和雄激素剂量密切相关，可从阴蒂中度粗大直至阴唇后部融合和出现阴茎，雄激素过高原因或是先天性肾上腺皮质增生，或是非肾上腺来源。

四十二、女性假两性畸形产生的原因有哪些？

女性假两性畸形产生的原因有先天性肾上腺皮质增生和孕妇在妊娠早期服用具有雄激素作用的药物。

先天性肾上腺皮质增生：又叫肾上腺生殖综合征，为常染色体隐性遗传病，是最常见的女性假两性畸形类型，其基本病变为胎儿肾上腺合成皮质醇的一些酶缺乏。

妊娠早期服用具有雄激素作用的药物：人工合成孕激素、达那唑或甲基睾酮等都有不同程度的雄激素作用，若用于妊娠早期保胎或服药过程中同时受孕，均可导致女胎外生殖器男性化，类似先天性肾上腺皮质增生所致畸形，但程度较轻，而且出生后男性化不再加剧，至青春期月经来潮，可正常生育。

四十三、先天性肾上腺皮质增生引起的女性假两性畸形有哪些体征？

先天性肾上腺皮质增生使女性胎儿外生殖器部分男性化，通常，患者出生时即有阴蒂肥大，阴唇融合遮盖阴道口和尿道口，仅在阴蒂下方见一小孔，尿液由此排出。严重者两侧大阴唇肥厚有皱褶，并有程度不等的融合，型状似阴囊，但其中无睾丸；子宫、输卵管、阴道均存在，但阴道下段狭窄，阴道口难以发现。随着婴儿长大，男性化日益明显，几岁时即有阴毛和腋毛出现，至青春期乳房不发育。内生殖器发育受抑制，无月经来潮。虽然幼女期身高增长快，但因骨骺愈合早，至成年时反较正常妇女矮小。

四十四、什么是男性假两性畸形？

男性假两性畸形患者的染色体核型为46，XY。生殖腺为睾丸，无子宫，但因阴茎极小及生精功能异常，一般无生育能力。

四十五、男性假两性畸形的类型有哪些？

根据外阴组织对雄激素不敏感的程度不同，可分为完全型和不完全型两种。①完全型雄激素不敏感综合征患者出生时外生殖器完全为女性，又称为睾丸女性化综合征。患者体内睾酮通过芳香化酶转化为雌激素，至青春期乳房发育丰满，但乳头小，乳晕较苍白，阴毛、腋毛多缺如，阴道为盲端，较短浅，无子宫。两侧睾丸大小正常，位于腹腔内、腹股沟或偶在大阴唇内。血睾酮、FSH、尿17-酮均为正常男性值，血LH较正常男性增高，雌激素略高于正常男性。②不完全型较完全型少见，外阴多程两性畸形，表现为阴蒂肥大或短小阴茎，阴唇部分融合，阴道极短或仅有浅凹陷，至青春期可出现阴毛、腋毛增多和阴蒂继续增大等男性改变。

四十六、男性假两性畸形产生的原因有哪些？

男性假两性畸形是由于男性胚胎或胎儿在宫腔内接触的雄激素过少所致。发病机制有：①促进生物合成睾酮的酶缺失或异常；②外周组织5α-还原酶缺乏；③外周组织和靶器官缺少雄激素受体或受体功能异常。由于男性假两性畸形多为外周组织雄激素受体缺乏所致，故临床上一般将此病称为雄激素不敏感综合征。此病是X连锁隐性遗传，常在同一家族中发生。

四十七、什么是真两性畸形？

真两性畸形是患者体内有睾丸和卵巢两种生殖腺同时存在，是两性畸形中最罕见的一种。可能一侧生殖腺为卵巢，另一侧为睾丸，或每侧生殖腺内同时含卵巢及睾丸两种组织，称为卵睾，或一侧或卵睾，另一侧仅是卵巢或睾丸。

四十八、真两性畸形有哪些体征？

真两性畸形的临床表现与其他两性畸形相同，外生殖器多是混合型，可以以男性为主亦可以以女性为主，但多有具有勃起功能的阴茎，乳房则几乎均为女性型，体内同时具有略高的雌激素和雄激素，体内雌激素水平达正常男性的两倍，多数患儿出生时阴茎较大，往往按男婴抚育，若能及早确诊，绝大多数患者应以女婴抚育为宜，个别有子宫的患者在切除睾丸组织后不但月经来潮，还可具有正常生育能力。

四十九、什么是混合型生殖腺发育不全？

混合型生殖腺发育不全是指一侧为异常的睾丸，另外一侧是未分化的生殖腺，或生殖腺呈索状痕迹，或生殖腺缺如，患者外阴部分男性化，表现为阴蒂增大，外阴不同程度融合、尿道下裂，睾丸则有输精管，未分化生殖腺侧有输卵管、发育不良的子宫和阴道，出生时多以女婴抚养，但是到青春期往往出现男性化，女性患者很少见，出现女性化时，应考虑为生殖腺分泌雌激素肿瘤所致。

五十、什么是单纯型生殖腺发育不全？

单纯型生殖腺发育不全的染色体核型为46，XY，但生殖腺未能分化为睾丸而呈索状，故无雄激素分泌，副中肾管亦不退化，患者表现为女性，但体型较高大，有发育不良的子宫、输卵管，青春期乳房及毛发发育差，无月经来潮。

五十一、两性畸形如何诊断？

诊断两性畸形，应根据以下几点：

1. 病史和体检 询问患者母亲在孕早期有无服用高效孕酮或达那唑类药物史，家族中有无类似畸形史，并详细体检。注意阴茎的大小、尿道口的位置，有无阴道和子宫，直肠-腹部诊触及子宫，说明多是女性假两性畸形，但应除外真两性畸形的可能。若在腹股沟部、大阴唇或阴囊内触及生殖腺则应该是睾丸组织，但仍不能排除真两性畸形。

2. 实验室检查 染色体核型为46，XX，血雌激素值低，血雄激素值高，尿17-酮及17α-羟孕酮均呈高值者，为先天性肾上腺皮质增生。染色体核型为46，XY，血FSH值正常，LH值升高，血睾酮在正常男性值范围，雌激素高于正常男性但低于正常女性值者，为雄激素不敏感综合征。

3. 生殖腺活检　真两性畸形往往需通过腹腔镜检或剖腹探查取生殖腺活检，才能最后确诊。

五十二、两性畸形处理原则是什么？

诊断明确后应根据患者原社会性别、本人愿望及畸形程度给以矫治。原则上无论何种两性畸形，除阴茎发育较好者外，均应该按女性抚养为宜。

五十三、不同类型的两性畸形如何治疗？

不同类型的两性畸形治疗方法不同：

1. 先天性肾上腺皮质增生　确诊后应立即开始且须终身给予可的松类药物，以抑制垂体促肾上腺皮质激素的过量分泌及防止外阴进一步男性化及骨骺提前闭合，还可促进女性生殖器官发育和月经来潮，甚至有受孕和分娩的可能；切除部分肥大的阴蒂，仅保留阴蒂头，使之接近正常女性阴蒂大小；外阴部有融合畸形的患者，应给予手术矫治，使尿道外口和阴道口分别显露在外。

2. 雄激素不敏感综合征　无论是完全型还是不完全型均应以女性抚育为宜。完全型患者待其青春期发育成熟后切除双侧睾丸以防恶变，术后应长期给予雌激素以维持女性第二性征。不完全型患者有外生殖器男性化畸形，应提前做整形术并切除双侧睾丸，阴道过短有碍性生活者可行阴道成形术。

3. 其他男性假两性畸形　混合型生殖腺发育不全或单纯型生殖腺发育不全患者的染色体核型中含有 XY 者，其生殖腺发生恶变的概率较高，且发生的年龄可很小，故在确诊后应尽早切除未分化的生殖腺。

4. 真两性畸形　性别的确定主要取决于外生殖器的功能状态，应切除不需要的生殖腺，保留与其性别相适应的生殖腺。一般除阴茎粗大，能勃起，且同时具有能推纳入阴囊内的睾丸可按男性抚育外，仍以按女性抚育为宜。

第十章　盆底功能障碍性及生殖器官损伤疾病

一、什么是盆底功能障碍？

女性盆底功能障碍性疾病是多种因素引起的一组因盆底支持组织缺陷或退化、损伤而引起的盆腔器官位置移动，进而造成其他盆腔器官功能和位置异常，是中老年女性的常见疾病，发病率为20%～40%，对妇女的生活质量和健康水平造成严重的影响，以盆腔器官脱垂、女性压力性尿失禁和生殖道损伤为常见。

二、什么是盆腔器官脱垂？

女性盆腔器官的正常位置维持需借助于盆底肌肉、筋膜及子宫韧带的解剖和功能，当盆底组织退化、创伤或者先天发育不良及某些疾病引起损伤、张力减低导致其支持功能降低时，则会导致女性生殖器官和相邻器官向下移位，称为盆腔器官脱垂，主要有阴道前壁脱垂、阴道后壁脱垂和子宫脱垂。

三、盆腔器官脱垂的危险因素有哪些？

1. 年龄　盆腔器官脱垂的发病率随着年龄的增长而不断升高，通常认为，年龄与女性尿失禁的发病率有关。

2. 妊娠　妊娠期盆底结构和功能发生较大变化，随着妊娠的进展，子宫不断增大，盆底肌纤维松弛，肌肉张力下降，出现尿失禁、盆腔器官脱垂等症状。

3. 分娩损伤　分娩时的会阴及阴道的损伤，导致盆底肌张力下降，不能维持正常的功能，从而引发盆腔器官的脱垂。

4. 长期腹压增加　如肥胖、慢性咳嗽等，大多文献已经明确，肥胖是尿失禁发生或导致尿失禁加重的致病因素之一，体重增加可以向下挤压盆底组织，使盆底肌肉、神经和其他结构长期受到压力牵拉作用而变弱。

5. 绝经和雌激素　雌激素是保持盆底组织的结构、张力、胶原含量、血供及神经功能等所必需的重要因素之一，当老年妇女，尤其是绝经后雌激素下降则引起盆底组织的松弛，从而加速尿道萎缩，从而使压力性尿失禁发生率增加。

6. 其他　如盆底组织的先天缺陷或各种妇科手术操作的损伤等。

四、阴道前壁脱垂的病因有哪些？

膀胱底部和尿道紧贴阴道前壁，阴道前壁主要依靠耻骨膀胱宫颈筋膜及泌尿生殖隔的深筋膜等组织支持，前者起自耻骨联合后方和耻骨弓，沿着膀胱底部向前外方伸展，附着于子宫颈前方，阴道周围筋膜向上与围绕宫颈的筋膜连接，且与主韧带会合，宫颈两侧的膀胱宫颈韧带对维持膀胱的正常位置起非常重要的作用，当分娩时，上述筋膜、韧带过度伸展或撕裂，产褥期又过早参加体力劳动等，导致盆底支持组织不能恢复正常，膀胱及与其相邻的阴道前壁2/3段即可向下膨出，形成膀胱膨出；当支持尿道的耻骨膀胱宫颈筋膜前段受损，尿道及其相邻的阴道前壁下1/3段，以尿道外口为固定点，向后旋转和下降，形成尿道膨出。

五、阴道前壁脱垂的病变特点是什么？

阴道前壁脱垂轻者无明显症状，重者自觉下坠、腰酸，并自觉有块状物从阴道脱出，实为膨出的阴道前壁。若长久站立、激烈运动后或加腹压时块状物增大，下坠感则更明显。若有阴道前壁合并膀胱膨出时，尿道膀胱后角变锐，常导致排尿困难而有尿潴留，甚至继发尿路感染。若膀胱膨出合并尿道膨出、阴道前壁完全膨出时，尿道膀胱后角消失，在咳嗽、用力屏气等腹压增加时有尿液溢出，称为张力性尿失禁。

六、阴道前壁脱垂如何分度？

阴道前壁脱垂分为三度。

Ⅰ度：膨出的膀胱随阴道前壁向下突出，但仍位于阴道内。

Ⅱ度：部分阴道前壁脱出至阴道口外。

Ⅲ度：阴道前壁全部脱出至阴道口外。

七、阴道前壁脱垂如何确诊？

根据患者的病史和临床表现做出诊断，当患者出现自觉下坠、腰酸，并自觉有块状物从阴道脱出等明显自觉症状，阴道检查时，阴道口松弛常伴有陈旧性会阴撕裂，阴道前壁呈半球形隆起，触之柔软，该处黏膜变薄透亮，皱襞消失。当患者用力屏气时，膨出的阴道前壁明显可见，若同时见尿液溢出，表明合并膀胱膨出及尿道膨出。导尿可扪及金属导尿管位于膨出的块状物内。

八、阴道前壁脱垂如何治疗？

1. 非手术治疗　无症状的轻度患者不需治疗。有自觉症状但因其他慢性疾病不宜手术者，可置子宫托缓解症状，需白天放置、夜间取出，以免因异物长期压迫引起尿瘘、粪瘘。

2. 手术治疗　自觉症状明显的重度患者或Ⅱ度以上脱垂，非手术治疗效果不佳时，应行阴道前壁修补术，手术原则为恢复正常子宫解剖位置或切除子宫，根据患者的不同年龄、生育要求及全身健康状况选择手术方法。

九、如何预防阴道前壁脱垂？

预防阴道前壁脱垂，应做好以下几点。

1. 正确处理产程。凡头盆不称者应及早行剖宫产术；宫口未开全时产妇不得用力向下屏气。
2. 阴道分娩时适当保护会阴，以免会阴发生严重撕裂伤。
3. 发生会阴撕裂应立即修复。
4. 产后避免过早参加重体力劳动。
5. 产后保健操有助于骨盆底肌肉及筋膜张力的恢复。
6. 增强体质，积极治疗便秘、咳嗽等。
7. 均衡营养，预防肥胖的发生。

十、阴道后壁脱垂的病因有哪些？

阴道分娩的产妇，当第二产程延长时，直肠阴道间筋膜及阴道两侧的耻骨尾骨肌纤维长时间受压而过度伸展或撕裂，导致直肠前壁如盲袋凸向阴道后壁，成为伴直肠膨出的阴道后壁脱垂。阴道后壁脱垂较阴道前壁脱垂少见。长期便秘、排便时用力向下屏气及年迈体弱可加剧其膨出程度。若损伤发生在较高处的耻骨尾骨肌纤维，可引起直肠子宫陷凹疝，疝囊内可有肠管，故又名肠膨出。

十一、阴道后壁脱垂如何确诊？

根据病史和临床症状可确诊阴道后壁脱垂，阴道检查时见阴道后壁呈半球形块状物膨出，肛诊时指端向前可进入凸向阴道的盲袋内，且患者多伴有陈旧性会阴撕裂，阴道后壁脱垂的分度同阴道前壁脱垂。

十二、阴道后壁脱垂有哪些症状和体征？

阴道后壁脱垂症状轻者多无不适。症状严重者自觉下坠、腰痛及排便困难，有时需用手指推压膨出的阴道后壁方能排出粪便。

十三、阴道后壁脱垂如何治疗？

阴道后壁脱垂轻者不需治疗，可行盆底功能锻炼加强盆底肌力，症状严重者多伴有阴道前壁脱垂，应行阴道前后壁及会阴修补术。阴道后壁脱垂的预防同阴道前壁脱垂。

十四、什么是子宫脱垂？

子宫从正常位置沿着阴道下降，宫颈外口达坐骨棘以下水平，甚至子宫全部脱垂于阴道口外，称为子宫脱垂，子宫脱垂通常伴有阴道前壁和后壁脱垂。

十五、引起子宫脱垂的主要原因有哪些？

引起子宫脱垂的原因与引起阴道前壁脱垂的原因类似，主要有以下几个。

1. 分娩损伤 是子宫脱垂的主要原因，在分娩的过程中，特别是行阴道手术助产（产钳或胎吸等）或第二产程延长者，盆底肌、筋膜和子宫韧带均过度伸展，导致张力降低，甚至出现撕裂。若产褥期过早参加重体力劳动，此时损伤组织尚未修复，过高的腹压将未复旧的子宫推向阴道，从而发生子宫脱垂，多次分娩可增加盆底组织松弛的危险，使子宫脱垂发生的风险增加。

2. 长期腹压增加 长期慢性咳嗽、习惯性便秘、排便困难或超重负荷（如举重、蹲位、长期站立）、盆腹腔巨大肿瘤或大量腹水等均可使腹腔内压力增加，迫使子宫沿阴道移位。

3. 盆底组织发育不良或退行性变 先天性盆底组织发育不良或退行性变，可导致未产妇或者处女亦发生子宫脱垂，且常合并其他器官的下垂，如胃下垂，妇女绝经后因雌激素水平下降盆底组织萎缩退化，也可发生子宫脱垂或使脱垂程度加重。

十六、子宫脱垂如何分度？

我国多通过患者平卧用力下屏气时，子宫下降的最低点，将子宫脱垂分为3度。

Ⅰ度：轻型宫颈外口距处女膜缘<4cm，未达处女膜缘；重型宫颈外口已达处女膜缘，未超出该缘，检查时可在阴道口见到宫颈。

Ⅱ度：轻型宫颈已脱出阴道口，宫体仍在阴道内；重型宫颈及部分宫体已脱出于阴道口。

Ⅲ度：宫颈及宫体全部脱出至阴道口外。

十七、子宫脱垂有哪些症状和体征？

Ⅰ度子宫脱垂患者大多数无自觉症状。Ⅱ、Ⅲ度子宫脱垂患者常有程度不等的腰骶部疼痛感或下坠感。Ⅱ度子宫脱垂患者在日常的行走、劳动、下蹲或排便等导致腹压增加的活动中，可感觉有块状物自阴道口脱出，开始时块状物经平卧休息可变小或消失。Ⅲ度子宫脱垂者，即使休息后，块状物也不能自行回缩，通常需用手推送才能将其还纳至阴道内，若脱出的子宫及阴道黏膜水肿严重，即使用手协助也难以将其回纳，导致子宫长时期脱出在外。因子宫长时间脱出，患者行动极不方便，长期摩擦可使子宫颈出现溃疡，甚至出血。当溃疡继发感染时，有脓性带血分泌物渗出。Ⅲ度子宫脱垂患者常伴有重度阴道前壁脱垂，容易出现尿潴留；但若同时有Ⅲ度阴道前壁脱垂，可发生张力性尿失禁。

子宫脱垂较少引起月经失调，患者的子宫若能还纳通常并不影响受孕，且受孕后随妊娠子宫逐渐上升至腹腔，子宫不再脱垂，并多能经阴道分娩。

十八、子宫脱垂如何确诊？

根据病史和检查所见不难确诊，妇科检查时需判断子宫脱垂程度并分度，同时检查阴道前、后壁脱垂及会阴陈旧性撕裂伤的程度，并判断是否有张力性尿失禁，嘱患者不解小便，取仰卧截石位，嘱患者咳嗽，观察咳嗽时有无尿液自尿道口流出，若见尿液不自主流出，检查者用食指和中指分别轻压尿道两侧，再嘱患者再次咳嗽，若尿液不再流出，提示患者有张力性尿失禁。

十九、子宫脱垂需与哪些疾病相鉴别？

1. 阴道前壁脱垂 患者常将阴道前壁脱垂误认为子宫脱垂，可行阴道检查确诊。

2. 阴道壁囊肿 壁薄，呈囊性，界限清楚，位置固定不变且不能移动。

3. 子宫黏膜下肌瘤或宫颈肌瘤 是鲜红球状块物，质硬，表面找不到子宫颈口，但在其周围或一侧可扪及被扩张变薄的子宫颈边缘。

4. 宫颈延长 单纯宫颈延长的患者子宫体位置多无明显下移,子宫颈尚未外露者应行阴道指诊,测量子宫颈距阴道口距离,还应注意子宫颈管是否延长,用子宫探针探测至子宫颈内口距离,即可确诊。

二十、子宫脱垂治疗原则是什么?

子宫脱垂的治疗应因人而异,治疗以安全、简单和有效为原则,包括支持疗法、非手术疗法和手术疗法。支持疗法即加强营养,适当安排休息和工作,避免重体力劳动,保持大便通畅,积极治疗慢性咳嗽等。

二十一、非手术治疗子宫脱垂的方法哪些?

非手术治疗子宫脱垂主要适用于Ⅰ度轻型子宫脱垂,老年人不能耐受手术或有生育要求的患者,主要方法有以下几种:

1. 盆底肌肉锻炼和物理疗法 盆底肌肉锻炼,也称 Kegel 锻炼,可用于所有程度子宫脱垂的患者,重度脱垂患者可手术并辅以盆底肌肉锻炼治疗,单独采用盆底肌肉锻炼治疗适用于子宫脱垂分度为Ⅰ度和Ⅱ度的患者。采用电刺激及辅助生物反馈治疗效果更优于 Kegel 锻炼。

2. 放置子宫托 子宫托是一种支持子宫和阴道壁并使其维持在阴道内不脱出的工具。子宫脱垂分度为Ⅱ度、Ⅲ度的患者均可使用,尤其是患者全身状况不适宜手术、妊娠期和产后,手术前放置可促进膨出面溃疡愈合。子宫托分为支撑型和填充型,前者用于程度稍轻患者,后者用于重度患者。若辅助局部应用雌激素更有益于佩戴的成功率。子宫托可造成阴道刺激和溃疡,故子宫托应间断性地取出、清洗并重新放置,放置子宫托也应该定期复查,否则会出现严重后果,如瘘的形成、嵌顿、出血和感染等。

3. 中药和针灸 补中益气汤(丸)等有促进盆底肌张力恢复、缓解局部症状的作用。

二十二、放置子宫托有哪些注意事项?

1. 子宫托的大小应适宜,放置后不会脱出且无不适感。

2. 子宫托应在每日晨起床后放置,每晚睡前取出,并洗干净放置于清洁杯内备用。久置不取可发生子宫托嵌顿,甚至引起压迫坏死性尿瘘和粪瘘。

3. 放托后应每3~6个月复查一次。

二十三、什么是 Kegel 锻炼方法?

Kegel 锻炼方法:做缩紧肛门阴道的动作,每次收紧不少于 3s,然后放松,连续做 15~30 分钟,每日进行 2~3 次,或每次做 150~200 回,6~8 周为一个疗程,4~6 周患者有改善,连续锻炼 3 个月效果较明显。

二十四、手术治疗子宫脱垂的方法有哪些?

脱垂超出处女膜且有症状的患者可考虑手术治疗,手术治疗根应据患者年龄、生育要求及全身健康情况加以选择。手术的主要目的是缓解症状、恢复正常的解剖位置和器官功能,性功能满意且能够维持效果,常用的手术方法有以下几种。

1. 经阴道子宫全切除及阴道前后壁修补术 适用于Ⅱ、Ⅲ度阴道前、后壁脱垂,且年龄较大、无生育要求的患者,但重度子宫脱垂患者的术后复发概率较高。

2. 曼氏手术(Manchester) 包括阴道前后壁修补、主韧带缩短及宫颈部分切除术,适用于年龄较轻、子宫颈延长的子宫脱垂患者。

3. 阴道封闭术 又分阴道半封闭术和阴道全封闭术,该手术将阴道前后壁分别剥离长方形黏膜面后将阴道前后壁剥离创面相对缝合以部分或完成封闭阴道,但术后失去性交功能,故本手术仅适用于年老体弱不能耐受较大手术者。

4. 盆底复建手术 通过吊带、网片和缝线将阴道穹或宫骶韧带悬吊固定于骶骨前或骶棘韧带等可承力的部位，经阴道、腹腔镜或腹完成。

二十五、子宫脱垂患者如何护理？

1. 教会患者放置子宫托的注意事项，教会其如何放置、取出子宫托。

2. 改善患者的一般状况 加强营养，重度患者尽量卧床休息，教会其相关盆底运动锻炼的方法，积极治疗原发病。

3. 心理护理 鼓励患者说出心中的疑问，耐心解答患者的提问，对患者表示理解，做好心理疏导，讲解相关知识和预后，做好家属的相关工作，鼓励患者和家属积极配合治疗。

4. 做好术前准备 需手术的患者，做好术前和术后的护理，对于Ⅰ度脱垂的患者应每日坐浴2次，Ⅱ度、Ⅲ度子宫脱垂的患者，尤其是有溃疡的患者，应阴道冲洗，再局部涂软膏，将脱垂的子宫还纳于阴道内，然后嘱患者卧床休息30分钟，再用清洁的卫生带或丁字带支托下移的子宫，避免子宫与内裤摩擦。

5. 术后护理 术后应卧床休息7~10日，留置尿管10~14日，避免腹压增加的动作，积极预防便秘，保持会阴干燥清洁，每日行会阴擦洗，遵医嘱使用抗生素预防感染。

6. 出院指导 术后一般休息3个月，半年内避免重体力劳动，禁止盆浴及性生活。术后2个月到医院复查伤口愈合情况，3个月门诊复查，确认完全恢复后方可有性生活。

二十六、如何预防子宫脱垂？

1. 孕妇孕期及产褥期避免长时间站立、行走，并避免久蹲。

2. 避免多孕、多胎、多产。

3. 鼓励产妇产后进行盆底肌肉锻炼，帮助机体恢复。

4. 医护人员提高助产技术，预防难产发生及第二产程延长，避免分娩时会阴严重撕裂伤。

5. 更年期及绝经期妇女可在医师的指导下使用激素替代疗法并定期复查。

6. 加强营养，坚持体育锻炼。

二十七、什么是压力性尿失禁？

压力性尿失禁是指腹压增高时，如咳嗽、打喷嚏、大笑等，患者出现无自主性的尿液从尿道口漏出。

二十八、引起压力性尿失禁的原因有哪些？

压力性尿失禁90%以上为解剖型压力性尿失禁，为盆底组织松弛引起，盆底组织松弛的原因主要是妊娠与阴道分娩损伤、绝经后雌激素水平降低等，不足10%的患者为尿道括约肌障碍型，为先天发育异常所致。

二十九、压力性尿失禁有哪些症状？

压力性尿失禁的临床表现为咳嗽、喷嚏、大笑等腹压增加时出现不自主的漏尿，体征是腹压增加时，能观察到尿液不自主地从尿道流出。

三十、压力性尿失禁是如何分度的？

轻度：一般活动及夜间无症状，腹压增加时偶尔发生尿失禁，但无需使用尿垫。

中度：腹压增加及起立活动时，有较频繁的尿失禁，需要使用尿垫。

重度：起立活动或体位变化时即有尿失禁，可严重影响患者的日常生活及社交活动。

三十一、压力性尿失禁治疗原则？

1. 非手术治疗 轻度患者可采取非手术治疗，包括盆底肌肉锻炼、盆底电刺激、膀胱训练和阴道局部雌激素治疗等，产后进行Kegel锻炼对产后尿失禁的妇女有帮助，一般疗效尚可。

2. 手术治疗 压力性尿失禁的手术方法很多，目前公认的金标准术式为耻骨后膀胱尿道悬吊术和阴道无张力尿道中段悬吊术，因阴道无张力尿道中段悬吊术更为微创，现已成为一线手术治疗方法，但压力性尿失禁的手术治疗一般在生育后进行。

三十二、什么是电刺激盆底肌锻炼？

电刺激是通过刺激尿道外括约肌收缩，通过神经回路进一步增强括约肌收缩，加强控尿。电刺激神经和肌肉，兴奋交感通路并抑制副交感通路，抑制膀胱收缩能力，降低逼尿肌代谢水平，增加膀胱容量，加强储尿能力。电刺激治疗是手术后促进神经功能康复的积极手段，能被动锻炼肌力，预防肌肉萎缩，使神经恢复功能。电刺激是通过松弛盆底肌来缓解因肌痉挛引起的疼痛，直接诱导治疗性的反应或者调节下尿路功能的异常。

三十三、如何预防压力性尿失禁的发生？

1. 普及教育 压力性尿失禁是女性高发病，应提高妇女意识，增加公众对该疾病的了解和认识，早期发现，早期治疗。

2. 避免危险因素 根据尿失禁的常见危险因素，采取相应的措施，减少与易感因素的接触机会，如长期腹压增加、分娩损伤等。

3. 妊娠期间及产后，在医师指导下进行盆底肌肉功能锻炼，预防产后盆底肌松弛。

三十四、压力性尿失禁患者如何护理？

1. 接尿 女性患者可用女式尿壶紧贴外阴接尿液或用一次性纸尿裤；男性患者可置尿壶接尿，或采用阴茎套连接引流袋接尿。

2. 留置导尿管引流 对尿失禁严重或有特殊治疗的患者可行留置导尿，如需长时间留置尿管，要定时进行尿管护理。

3. 心理护理 尿失禁患者心理压力大，常感到自卑，不愿意和人交往，护士应鼓励患者积极面对疾病，耐心倾听患者，对患者的感受给以理解。

4. 皮肤护理 注意保持会阴干燥，常用温水清洗会阴部，防止压疮的发生。

5. 保健指导 嘱患者多饮水促进排尿反射，每日摄入液体2000~3000ml，但临睡前限制饮水，以减少夜间尿量。教会患者进行自我盆底肌肉锻炼，促进排尿功能恢复。

三十五、什么是生殖道瘘？

生殖道瘘是指生殖道与其邻近器官间有异常的通道，临床上以尿瘘最多见，其次为粪瘘，亦可两者同时存在，称混合型瘘。此外尚有子宫腹壁瘘，但极罕见。

三十六、什么是尿瘘？

尿瘘是指泌尿生殖瘘，生殖道与泌尿道之间形成的异常通道，表现为尿液自阴道外流，不能控制。尿瘘可发生在生殖道与泌尿道之间的任何部位。

三十七、泌尿生殖瘘的类型有哪些？

根据泌尿生殖瘘的发生部位，可分为膀胱阴道瘘、膀胱宫颈瘘、尿道阴道瘘、膀胱尿道阴道瘘、膀胱宫颈阴道瘘及输尿管阴道瘘。临床以膀胱阴道瘘最多见，有时两种类型尿瘘可同时并存。

三十八、泌尿生殖瘘发生的原因有哪些？

泌尿生殖瘘的病因很多，以分娩损伤和妇科手术损伤为主，其他原因引起者较少见。

1. 分娩损伤 引起的尿瘘以往在我国农村常见。1981年我国资料显示，产伤引起的尿瘘占90%以上。产伤所致的尿瘘多数是因为难产处理不当，有坏死型和创伤型两类。坏死型尿瘘是由于骨盆狭窄或轻度头盆不称，产程过长，阴道前壁、膀胱、尿道长时间被挤压在胎先露部与耻骨联合之间，以致局部缺血、坏死脱落形成尿瘘；创伤型尿瘘是产科助产手术或剖宫产手术时操作不当直接损伤所致。

2. 妇科手术损伤 妇科手术所致尿瘘在我国大、中城市医院发生居多。多数是由于手术时组织粘连误伤输尿管或因输尿管末端游离过度导致的输尿管阴道瘘。偶见术中误伤膀胱造成膀胱阴道瘘。

3. 其他外伤、膀胱结核、生殖器放射治疗后、晚期生殖泌尿道癌肿、宫旁注射硬化剂治疗子宫脱垂不当、长期放置子宫托、膀胱结石及先天性尿道口异位畸形等均能导致尿瘘，但不多见。

三十九、尿瘘的症状有哪些？

产后或盆腔手术后出现阴道无痛性持续性流液是尿瘘最常见、最典型的临床症状，漏尿出现的时间因产生瘘孔的原因不同而不同，分娩时损伤及手术时组织剥离过度所致的坏死型尿瘘，多在产后及手术后3～7日开始漏尿；手术时直接损伤者术后即开始漏尿。尿漏的表现形式也因瘘孔部位不同而不同，如膀胱阴道瘘通常不能控制排尿，尿液均自阴道流出；尿道阴道瘘仅在膀胱充盈时才漏尿；一侧性输尿管阴道瘘因健侧尿液仍可进入膀胱，在漏尿同时仍有自主排尿；膀胱内瘘孔极小或瘘道曲折迂回者在取某种体位时可能暂时不漏尿，但变更体位后又出现漏尿。

四十、尿瘘可引起哪些并发症？

1. 外阴瘙痒和疼痛 由于尿液长期浸润刺激，外阴部甚至臀部及大腿内侧常出现皮炎，患者瘙痒难耐，范围较大，继发感染后，患者感外阴灼痛，行动不便。

2. 尿路感染 伴有膀胱结石者多有尿路感染，出现尿频、尿痛、尿急等症状。

3. 闭经 不少患者长期闭经或月经稀发，其原因尚不清楚，可能与心理因素、精神创伤有关。

四十一、确诊尿瘘需哪些辅助检查？

1. 亚甲蓝试验 目的在于鉴别患者为膀胱阴道瘘、膀胱宫颈瘘或输尿管阴道瘘，并可协助辨认位置不明的极小瘘孔。方法是将300ml稀释后的亚甲蓝溶液经尿道注入膀胱，若见到有蓝色液体经阴道壁小孔溢出为膀胱阴道瘘；蓝色液体自子宫颈外口流出者为膀胱宫颈瘘；若阴道内流出清亮尿液，则说明流出的尿液来自肾脏，则属输尿管阴道瘘。

2. 靛胭脂试验 亚甲蓝试验瘘孔流出清亮液的患者，静脉推注靛胭脂5ml，5～10分钟见到蓝色液体自阴道顶端流出者为输尿管阴道瘘。

3. 膀胱镜、输尿管镜检查 能了解膀胱内情况，有无炎症、结石、憩室，特别是瘘孔位置和数目。必要时行双侧输尿管插管，若为输尿管瘘，该侧输尿管导管则会插入受阻。

4. 肾显像 了解双侧肾功能和上尿路通畅情况。若初步诊断为输尿管阴道瘘，肾显像显示一侧肾功能减退和上尿路排泄迟缓，即表明输尿管瘘位于该侧。

5. 排泄性尿路造影 在限制饮水12小时及肠道充分准备下，静脉注射76%泛影葡胺20ml后，分别于注射后5、15、30、45分钟摄片，以了解双侧肾功能及输尿管有无异常，用于诊断输尿管阴道瘘、结核性尿瘘和先天性输尿管异位。

四十二、尿瘘如何治疗？

尿瘘患者一般均需手术治疗。但对结核、癌肿所致者，应先针对病因进行治疗。产后和妇科手术后7日内发生的尿瘘，经放置膀胱内留置导尿管和（或）输尿管导管后，偶有自行愈合的可能。年老体弱不能耐受手术者，考虑采用尿收集器保守治疗。

四十三、手术治疗尿瘘有哪些注意事项？

1. 手术时间的选择 器械损伤所致新鲜清洁瘘孔一经发现应立即进行手术修补。坏死型尿瘘或瘘孔伴感染应等3～6个月，待炎症消除、瘢痕软化、局部血供恢复正常以后再考虑手术治疗。瘘管修补术失败后至少应等待3个月再行手术。膀胱内有结石伴炎症者，应在控制炎症后再行取石和修补术。对月经期妇女，应在月经干净后3～7日内手术。

2. 手术途径的选择 手术可经阴道、经腹和经阴腹部联合途径。应根据瘘孔类型和部位选择不同的途径。绝大多数膀胱阴道瘘和尿道阴道瘘选择经阴道手术，输尿管阴道瘘多需经腹手术。

3. 术前准备 目的是为手术创造有利条件，促进伤口愈合。应做好以下准备：①术前3～5日用1∶5000高锰酸钾液坐浴。有外阴湿疹者在坐浴后局部擦氧化锌软膏，待治愈后再行手术。②老年妇女或闭经患者，术前应口服雌激素半个月，促进阴道上皮增生，有利于伤口愈合。③常规尿液检查，有尿路感染者应先控制感染，再行手术。④术前1小时开始应用抗生素预防感染。⑤必要时术前给予地塞米松，促使瘢痕软化。

4. 术后护理 手术能否成功，术后护理非常重要。术后留置导尿管或耻骨上膀胱造瘘，应保证膀胱引流持续通畅，发现阻塞时必须及时处理。导尿管保留7～14日。术后每日进液量不应少于3000ml，大量尿液冲洗膀胱，防止发生尿路感染。应每日擦洗外阴部，保持外阴干净。术后继续给予广谱抗生素预防感染。已服用雌激素制剂者，术后继续服用一个月。

四十四、如何预防尿瘘的发生？

绝大多数尿瘘可以预防，积极预防产伤和妇科手术损伤非常重要。认真、定期进行产前检查，细致观察产程。正确处理异常分娩，防止第二产程延长和滞产。经阴道手术助产时，术前必先排空膀胱，小心使用手术器械，术后常规检查生殖泌尿道有无损伤。妇科手术损伤所致的尿瘘多因子宫全切除术时损伤输尿管，应对盆腔内器官有广泛粘连者先充分暴露输尿管，明确解剖关系后再行切除术，以免伤及输尿管；若术时发现有输尿管或膀胱损伤，应及时进行修补以防尿瘘形成。

四十五、尿瘘患者如何进行心理护理？

1. 耐心解释该病发生原因，听取患者的主诉，对患者焦虑、自卑的心理给以理解。
2. 鼓励患者积极参与治疗，告知手术方法和手术配合的注意事项，取得患者的信任。
3. 指导患者术后护理。

四十六、什么粪瘘？

粪瘘是指人体肠道与生殖道之间有异常通道，致使粪便由阴道后壁排出，以直肠阴道瘘居多。根据瘘孔的位置，将其分为低位、中位和高位瘘。

四十七、粪瘘发生的原因有哪些？

1. 产伤 分娩时胎头长时间停滞在阴道内，阴道后壁及直肠受压，造成缺血坏死是形成粪瘘的主要原因；此外难产手术操作、Ⅲ度会阴撕裂修补后直肠未愈合。或会阴切开缝合时，缝线穿透直肠黏膜未被发现，均可导致直肠阴道瘘。

2. 盆腔手术损伤 行子宫切除手术或严重盆腔粘连分离手术时损伤直肠，瘘孔的位置一般在阴道穿处。

3. 感染性肠病 如克罗恩病或溃疡性结肠炎是引起直肠阴道瘘的重要原因，炎症性肠病多数累及小肠，但结肠和直肠也可能发生。

4. 先天畸形 如新生儿先天性直肠阴道瘘，此种情况常合并肛门闭锁。

5. 其他 长期放置子宫托不取出；生殖道癌肿晚期破溃或放射治疗不当等，均可发生粪瘘。

四十八、粪瘘患者有哪些临床表现？

直肠阴道瘘孔较大者，大量粪便经阴道排出，若是稀粪将持续外流，无法控制。瘘孔较小，且粪便成形时，阴道内可无粪便污染，但阴道内不时出现阵发性排气现象，若为稀粪时则由阴道流出。

四十九、如何确诊粪瘘？

除先天性粪瘘外，一般均有明显病因。大的直肠阴道瘘在阴道窥器暴露下能直接见到瘘孔。瘘孔极小者往往在阴道后壁只见到一颜色鲜红的小肉芽样组织，若从此处用探针探测，同时用另一手示指放入直肠内能直接接触到探针即可确诊。小肠或结肠阴道瘘可经钡剂灌肠进行确诊。

五十、如何治疗粪瘘？

粪瘘的治疗以手术修补为主要治疗方法。手术损伤者应术中立即修补，瘘修补术主要是切除瘘管，游离周围组织后进行多层缝合，高位巨大直肠阴道瘘合并尿瘘者、前次手术失败阴道瘢痕严重者，应先行暂时性乙状结肠造瘘，之后再行修补手术。

五十一、手术治疗的粪瘘患者应如何护理？

压迫坏死造成的粪瘘，应等待 3~6 个月，炎症完全消退后再行手术。

1. 术前 3 日进少渣饮食，每日用 1 : 5000 高锰酸钾液坐浴 1~2 次。
2. 术前遵医嘱口服诺氟沙星或链霉素、庆大霉素、甲硝唑控制肠道细菌。
3. 手术前晚及手术当日晨起行清洁灌肠。
4. 术后应保持局部清洁，每日安多福棉球擦洗 2 次。
5. 进少渣饮食 4 日，遵医嘱口服肠蠕动抑制药物。
6. 术后第 5 日口服缓泻剂，通常于排便后拆线。

五十二、如何预防粪瘘？

预防粪瘘原则上与预防尿瘘相同，分娩时应注意保护会阴，防止会阴严重撕裂伤发生，会阴缝合后常规检查，进行肛门指诊，发现有缝线穿透直肠黏膜时，应立即拆除后重新缝合。

第十一章 外阴肿瘤

一、外阴良性肿瘤有哪些分类？

外阴良性肿瘤比较少见，主要有上皮来源的外阴乳头瘤、汗腺瘤、纤维瘤、平滑肌瘤。

1. 平滑肌瘤 来源于外阴平滑肌、毛囊立毛肌或血管平滑肌。多发生在生育年龄，主要发生在大阴唇、阴蒂及小阴唇。呈有蒂或突出于皮肤表面，形成质硬、表面光滑的块物。镜下见平滑肌细胞排列呈束状，与胶原纤维束纵横交错或形成漩涡状结构，常伴退行性变。治疗原则为肌瘤切除术。

2. 纤维瘤 由成纤维细胞增生而成。多见于大阴唇。初起为硬的皮下结节，继而可增大，形成有蒂的硬的实性块物，大小不一，表面可有溃疡和坏死。其切面为致密、灰白色纤维结构。镜下见波浪状或相互盘绕的胶质束和成纤维细胞。治疗原则为沿肿瘤根部切除。

3. 脂肪瘤 来自大阴唇或阴阜的脂肪组织，为生长缓慢、质软肿瘤。位于皮下组织内，呈圆形分叶状，大小不等。也可形成带蒂块物。镜下见成熟的脂肪细胞间有纤维组织混杂。小脂肪瘤无需处理；肿瘤较大，引起行走不适和性生活困难者，需手术切除。

4. 乳头瘤 为单个肿块，多发生于阴唇。表面见多数小乳头状突起，覆有油脂性物质，呈指状，突出于皮肤表面，其大小由数毫米至数厘米。大乳头瘤表面因反复摩擦可破溃、出血、感染。镜下见指状疏松纤维基质，其上有增生的扁平上皮覆盖。表皮增厚以棘细胞层和基底细胞层为主。2%～3%有恶变倾向，应手术切除。术时做冷冻切片，若证实有恶变，应做较广泛的外阴切除。

5. 汗腺瘤 由汗腺上皮增生而成。生长缓慢，直径为1～2cm。肿瘤包膜完整，与表皮不粘连。镜下见高柱状或立方形的腺上皮交织形成绒毛状突起。病理特征为分泌形柱状细胞，下衬有一层肌上皮细胞。一般为良性，极少恶变。治疗原则为先做活组织检查，确诊后再行局部切除。

二、什么是外阴上皮内瘤变？

外阴上皮内瘤变是一组外阴病变的病理学诊断名称，包括外阴扁平上皮内瘤变和外阴非扁平上皮内瘤变（Paget病和非浸润性黑色素瘤），多见于45岁左右妇女。近年发生率有所增加。

三、外阴上皮内瘤变的临床表现有哪些？如何治疗？

1. 临床表现

（1）症状：主要为外阴瘙痒、皮肤破损、烧灼感及溃疡等。

（2）体征：病灶可发生在外阴任何部位，可见外阴丘疹、斑点、斑块或乳头状赘疣，单个或多个，融合或分散，灰白或粉红色；少数为略高出皮面的色素沉着。

2. 治疗 目的在于消除病灶，缓解症状和预防恶变。治疗应根据患者年龄、病变大小、分类、恶变风险、对外阴形态及功能影响等选择个体化方案。治疗前应做活组织检查以明确诊断和排除早期浸润癌。

（1）局部治疗：适应于病灶局限、年轻的普通型患者。可采用：①药物治疗，5%氟尿嘧啶软膏等外阴病灶涂抹和局部免疫反应调节剂咪喹莫特；②物理治疗，可用激光、冷冻、电灼及光动力学治疗，特别是激光汽化的效果更佳。

（2）手术治疗：手术方式依据病变范围、分类和年龄来决定。①对局限的分化型病灶可采用外阴上皮局部表浅切除术，切除边缘超过肿物外缘0.5～1.0cm即可。②对大的病变可行表浅外阴切除术（外阴皮肤剥除）和薄层皮植皮术。③老年人和广泛性外阴上皮内瘤变，特别是分化型患者采用单纯外阴切除，切除范围包括外阴皮肤及部分皮下组织，但不切除会阴筋膜；对Paget病，由于病变多超越肉眼所见病灶边缘，且偶有浸润发生，应行较广泛局部病灶切除或单纯外阴切除；若出现浸润或合并汗腺癌，需做广泛性外阴切除和双侧腹股沟淋巴结切除术。

四、什么是外阴恶性肿瘤？

外阴恶性肿瘤相对少见，占女性生殖道恶性肿瘤的3%～5%，90%为鳞状细胞癌，另外还有恶性黑色素瘤、腺癌、基底细胞癌、疣状癌、肉瘤及其他罕见的外阴恶性肿瘤。外阴肿瘤的恶性程度，以恶性黑色素瘤和肉瘤较高，腺癌和鳞癌次之，基底细胞癌恶性程度最低。

五、外阴鳞状细胞癌的病因和临床表现是什么？

1. 病因

（1）与HPV（HPV16、18、31型）感染和吸烟相关，来自外阴上皮内瘤变，倾向于多灶性，多发生于年轻妇女。

（2）与慢性非瘤性皮肤黏膜病变相关，如外阴扁平上皮增生和硬化性苔藓，倾向于单灶性，多见于老年妇女。

2. 临床表现

（1）症状：主要为长时间持续久治不愈的外阴瘙痒和各种不同形态的肿物，如结节状、菜花状、溃疡状。肿物合并感染或较晚期癌可出现疼痛、渗液和出血。

（2）体征：癌灶可生长在外阴任何部位，但大多数发生于大阴唇，也可发生于小阴唇、阴蒂和会阴。

六、外阴鳞状细胞癌有哪几种转移途径？

1. 直接浸润 癌灶逐渐增大，沿皮肤、黏膜向内侵及阴道和尿道，晚期可累及肛门、直肠和膀胱等。

2. 淋巴转移 外阴淋巴管丰富，两侧互相变通组成淋巴网。癌灶多向同侧淋巴结转移。最初转移至腹股沟浅淋巴结，再至腹股沟深淋巴结，并经此进入盆腔淋巴结，如髂总、髂内、髂外、闭孔淋巴结等，最后转移至腹主动脉旁淋巴结。一般浅淋巴结被癌灶侵犯后，才转移至深淋巴结。若腹股沟浅、深淋巴结无癌转移，一般不会侵犯盆腔淋巴结。阴蒂癌灶常向两侧侵犯，并可绕过腹股沟浅淋巴结直接至股深淋巴结。外阴后部及阴道下段癌可直接转移至盆腔内淋巴结。

3. 血行转移 罕见，仅发生于晚期，引起肺、骨转移多见。

七、如何对外阴癌进行临床分期？

目前采用国际妇产科联盟（FIGO，2009年）分期法。

Ⅰ期：肿瘤局限于外阴。

ⅠA期：肿瘤最大径线≤2cm，局限于外阴或会阴且间质浸润≤1.0mm，无淋巴结转移。

ⅠB期：肿瘤最大径线>2cm或间质浸润>1.0mm，局限于外阴或会阴，无淋巴结转移。

Ⅱ期：任何大小的肿瘤侵犯至会阴邻近结构（下1/3尿道、下1/3阴道、肛门），无淋巴结转移。

Ⅲ期：任何大小的肿瘤，有或无侵犯至会阴邻近结构（下1/3尿道、下1/3阴道、肛门），有腹股沟-股淋巴结转移。

ⅢA期：（ⅰ）1个淋巴结转移（≥5mm）；或（ⅱ）1～2个淋巴结转移（<5mm）。

ⅢB期：（ⅰ）≥2个淋巴结转移（≥5mm）；或（ⅱ）≥3个淋巴结转移（<5mm）。

ⅢC期：阳性淋巴结伴囊外扩散。

Ⅳ期：肿瘤侵犯其他区域（上2/3尿道、上2/3阴道），或远处转移。

ⅣA期：肿瘤侵犯至下列任何部位：（ⅰ）上尿道和（或）阴道黏膜、膀胱黏膜、直肠黏膜，或固定于骨盆壁；或（ⅱ）腹股沟-股淋巴结出现固定或溃疡形成。

ⅣB期：包括盆腔淋巴结的任何远处转移。

八、外阴癌的治疗措施有哪些？

手术治疗为主，辅以放射治疗与化学药物治疗。

1. 手术治疗

Ⅰ期：外阴广泛切除及病灶同侧或双侧腹股沟淋巴结清扫术。

Ⅱ期：外阴广泛切除及双侧腹股沟、盆腔淋巴结清扫术。

Ⅲ期：同Ⅱ期或加尿道前部切除与肛门皮肤切除。

Ⅳ期：外阴广泛切除、直肠下段和肛管切除、人工肛门成形术及双侧腹股沟、盆腔淋巴结清扫术。若癌灶浸润尿道上段与膀胱黏膜，则需做相应切除术。

2. 放射治疗 外阴鳞癌虽对放射线敏感，但外阴正常组织对放射线耐受性差，使外阴癌灶接受剂量难以达到最佳放射剂量。但由于放射治疗设备和技术的改进，放射治疗副反应已明显降低。外阴癌放射治疗指征为：①不能手术或手术危险性大；②癌灶范围大，不可能切净或切除困难者；③晚期病例先行放射治疗，待癌灶缩小后，行较保守的手术；④复发可能性大的，如手术切端癌细胞残留；⑤病灶靠近尿道及直肠近端，既要保留这些部位，又要彻底切除病灶者，可加用放射治疗。

3. 化学药物治疗 抗癌药可作为较晚期癌或复发癌的综合治疗手段。常用药物有阿霉素类，顺铂类，博来霉素，氟尿嘧啶和氮芥等。为提高局部药物浓度，也可采用盆腔动脉灌注给药。

九、外阴癌术后患者如何进行随访？

治疗后的外阴癌应按下列时间进行随访。第1年：1~6个月每月1次；7~12个月每2个月1次；第2年：每3个月1次；第3~4年：每半年1次；第5年及以后：每年1次。

十、什么是外阴恶性黑色素瘤？

外阴恶性黑色素瘤占外阴恶性肿瘤的2%~3%。任何年龄妇女均可发生，多见于小阴唇、阴蒂，特征是病灶稍隆起，有色素沉着，结节状或表面有溃疡；患者常诉外阴瘙痒、出血、色素沉着范围增大。典型者诊断并不困难，但要区别良恶性，需根据病理检查结果。治疗原则是行外阴根治术及腹股沟淋巴结及盆腔淋巴结清扫术。预后与病灶部位、大小、有无淋巴结转移、浸润深度、尿道及阴道是否波及、远处有无转移、手术范围等有关。由于外阴部黑痣有潜在恶变可能，应及早切除，切除范围应在病灶外2~3cm处，深部应达正常组织。

十一、什么是外阴基底细胞癌？

外阴基底细胞癌很少见，多见于55岁以上妇女，可能来源于表皮的原始基底细胞或毛囊。临床表现为大阴唇有小肿块，发展缓慢，很少侵犯淋巴结。镜下见肿瘤组织自表皮基底层长出，细胞成堆伸向间质，基底细胞排列呈线圈状。中央为间质，有黏液变性。本病很少转移。若在外阴部仅见一个病灶，应检查全身皮肤有无基底细胞瘤。本病也常伴其他原发性恶性肿瘤，如乳房、胃、直肠、肺、宫颈、子宫内膜及卵巢癌等。须与前庭大腺癌相鉴别。治疗原则是较广泛切除局部病灶，不需做外阴根治术及腹股沟淋巴结清扫术。单纯局部切除后约20%局部会复发，需再次手术。

十二、外阴肿瘤应从哪些方面进行预防？

1. 保持良好的生活习惯。

2. 建立良好的性生活习惯，注意性生活卫生。

3. 保持外阴清洁卫生，分泌物多时应注意每天用温水冲洗外阴，勤换内裤，减少潮湿、摩擦的刺激。

4. 糖尿病的患者应定期用消毒液擦洗外阴，防止微生物聚集，减少分泌物刺激。

5. 积极治疗外阴瘙痒及外阴慢性炎症、溃疡等。

6. 如有外阴白斑、结节、久治不愈的溃疡等，应及早就诊、及时治疗。

十三、外阴肿瘤的治疗原则有哪些？

1. 手术治疗 一经确诊者，应及早进行外阴根治性切除及双侧腹股沟淋巴结清扫。

2. 放射治疗 对局部病灶，特别是原发病灶浸润<5mm，肿瘤病灶直径<2mm，未累及阴蒂、前庭、尿道、阴道者。因肿瘤细胞属低分化型对放射治疗效果好，局部治愈率高。

3. 化学药物治疗 常用于较大肿瘤的术前准备及术后复发，可用博来霉素 15mg 用生理盐水稀释后肿瘤周围注射，每日或隔日 1 次，7～10 日为 1 个疗程。也可用 5%的氟脲嘧啶软膏局部涂抹，也可用氟脲嘧啶、甲氨蝶呤等进行全身化学药物治疗。

4. 冷冻和激光治疗 冷冻适用于复发癌，CO_2 激光治疗适用于生育年龄的患者、多点性病灶及肛门、阴道受累者。

十四、外阴肿瘤的患者应怎样合理膳食？

1. 平衡膳食，增加营养素，但应清淡易消化。
2. 对恶性肿瘤进行手术治疗、放射治疗、化学药物治疗者，应进优质高蛋白饮食，如海参、甲鱼、蛋类、动物瘦肉、乳类，以增强抵抗力。
3. 多食新鲜蔬菜及水果，以增加维生素、纤维素，并增进食欲。
4. 适当增补植物根茎类及全谷类，以增加纤维素，促进肠蠕动，防止便秘，增加外阴张力。
5. 忌烟、酒、茶及辛辣等刺激性物质。

十五、外阴肿瘤的患者应怎样合理休息？

1. 适当休息，减轻对局部的摩擦及刺激。
2. 保证充足的睡眠，以增强抗病能力。
3. 病情严重时，应卧床休息，暴露外阴，以减少刺激。
4. 外阴瘙痒时可用生理盐水棉球或消毒液棉球擦拭，切忌用手抓，以防引起组织损伤和感染。
5. 恢复期应适当进行体育锻炼，以增强体质，提高免疫力。

十六、外阴肿瘤的患者在护理过程中应注意哪些问题？

1. 外阴病灶呈菜花状或溃疡，分泌物多或出血时，可用 1∶5000 高锰酸钾溶液冲洗外阴或擦洗局部，每日 1～2 次，并保持外阴清洁、干燥。
2. 行手术治疗时，术前应将下腹部至肛门周围、两侧腹股沟、外阴、两大腿内侧至膝关节处剃毛，用肥皂彻底清洗，必要时进行沐浴，更换清洁内裤及手术衣。
3. 术后应卧床休息，加强营养，饮食应营养丰富易消化。
4. 保持外阴清洁干燥，小便后用温清水棉球擦洗会阴，大便后需用消毒液棉球擦洗，防止局部切口感染。
5. 外阴切口应暴露，每日用 1∶5000 高锰酸钾溶液清洗后，可用单层无菌纱布覆盖，并保持纱布清洁干燥。
6. 术后宜取仰卧位，双下肢屈膝、外展，并适当抬高下肢，以促进静脉和淋巴回流，同时减低切口张力，以减轻疼痛。
7. 术后第 2 日开始可抬高床头，上肢及上半身尽量活动，骶尾部应每隔 2 小时慢慢活动，以防长时间受压，引起压疮。
8. 双侧腹股沟切口处安置引流管者，应注意保持持续负压吸引，防止引流管脱出、受压、扭曲，并注意引流液的性质及量。
9. 引流切口处，每天用 0.5%聚维酮碘棉球擦拭 2 次，以防局部感染。
10. 一般情况下外阴切口 5 日拆线，腹股沟切口 7 日拆线，也可根据情况适当延长拆线时间。

十七、外阴肿瘤的患者应怎样进行出院指导？

1. 出院后仍要保持会阴部清洁、干燥，每天用温清水冲洗外阴，若局部有红肿时，可用 0.5%聚维酮碘棉球擦拭。
2. 加强营养，增强抵抗力。

3. 饮食应注意增加植物根茎类及粗纤维食物，以促进肠蠕动，防止便秘。出现大便干燥时，可每天晨起空腹饮用蜂蜜水，或口服液状石蜡、植物油等，以软化大便，防止用力排便引起伤口裂开、出血、疼痛等。

4. 手术后或局部溃疡、出血时，应尽量暴露创面，以减轻摩擦刺激。

5. 恢复期应穿宽松、柔软的内裤，勤更换，保持局部清洁卫生。

6. 康复期应加强体育锻炼，提高机体免疫力。

第十二章　子宫颈肿瘤

一、什么是 CIN？

CIN 是与宫颈浸润癌密切相关的一组子宫颈病变，常发生于 25～35 岁妇女。大部分低级别 CIN 可自然消退，但高级别 CIN 具有癌变潜能，可能发展为浸润癌，被视为癌前病变。CIN 反映了宫颈癌发生发展中的连续过程，通过筛查发现 CIN，及时治疗高级别病变，是预防宫颈癌的有效措施。

二、CIN 的发病与哪些因素相关？

1. 过早性生活，初次性生活＜16 岁。
2. 多个性伴侣或性伴侣有多个性伴侣。
3. 性伴侣有宫颈癌性伴侣。
4. 性伴侣患有阴茎癌或前列腺癌。
5. 患有其他性传播疾病者。
6. 人类免疫缺陷病毒感染者。
7. 曾经患有或正患有生殖道 HPV 感染。
8. 有宫颈病变、宫颈癌、子宫内膜癌、阴道癌或外阴癌等病史者。
9. 多孕或多产。
10. 正在接受免疫抑制剂治疗者。
11. 吸烟和有毒瘾者。
12. 低社会阶层。

三、生殖道 HPV 感染与哪些因素有关？

1. 与年龄有关　宫颈 HPV 感染与年龄有关，高峰年龄是 15～25 岁。有文献报告，生育年龄的女性（包括宫颈细胞学检查无异常发现者）HPV 感染率为 5%～50%，大于 30 岁的女性 HPV 感染率下降，近年 HPV 感染明显增加。

2. 与性行为有关　性行为与 HPV 感染的关系是肯定的，而且有多个性伴侣会更加危险，如仅有一个性伴侣，17%～21% 的女性可以在宫颈或外阴检测到 HPV；如果有 5 个以上性伴侣，感染率高达 69%～83%。第一次性生活的年龄也很重要，首次性交的年龄越小，HPV 感染率越高。

另外，HPV 也可以通过接触不洁的卫生用具和寝具传染。

四、CIN 如何分级？

根据异型细胞占据宫颈上皮层内的范围，CIN 分为 3 级：Ⅰ级，轻度异型，异型细胞局限在上皮层的下 1/3；Ⅱ级，中度异型，异型细胞局限在上皮层的下 1/3～2/3；Ⅲ级，包括重度异型和原位癌，异型细胞几乎累及全部上皮层。

各级 CIN 均有发展为浸润癌的趋向。级别越高发展为浸润癌机会越高；级别越低，自然退缩机会越高。

五、CIN 的处理方法有哪些？

确诊为 CIN Ⅰ级者，暂时按炎症处理，每 3～6 个月随访刮片，必要时再次活检，病变持续不变者继续观察。确诊为 CIN Ⅱ级者，应选用电切除术、激光、冷凝或宫颈锥切术进行治疗，术后每 3～6 个月随访一次。确诊为 CIN Ⅲ级者，主张行子宫全切术；年轻患者若迫切要求生育，可行宫颈锥切术，术后定期随访。

六、什么是宫颈癌？

宫颈癌是指在子宫颈下端子宫颈口附近发生的恶性肿瘤，由癌前病变逐渐发展而来，其发生和发展往往经历较长时间。宫颈癌以扁平上皮细胞癌为主，占90%，腺癌仅占5%~10%，鳞癌与腺癌在外观上并无特殊区别，一般都长在子宫颈阴道部或子颈管内。

七、宫颈癌如何分期？

目前子宫颈癌采用国际妇产科联盟制定的分期法，由轻到重分为4期。

Ⅰ期：癌组织已经突破基底膜向深部组织浸润，但仍局限于子宫颈范围内。

Ⅱ期：癌组织超越子宫颈范围，向上侵犯宫体；向两侧侵入宫旁，但没到骨盆壁；向下侵犯阴道，但未累及阴道下1/3。

Ⅲ期：癌组织侵犯宫旁，达骨盆壁；或向下侵犯阴道下1/3。

Ⅳ期：癌组织已侵犯直肠或膀胱，或蔓延到外阴部，或盆腔内广泛浸润，或有广泛转移。

八、宫颈癌的临床症状有哪些？

1. 症状早期 宫颈癌常无症状，也无明显体征，与慢性宫颈炎无明显区别，有时甚至见宫颈光滑，尤其是老年妇女，子宫颈已萎缩者。有些宫颈癌患者，病灶位于宫颈管内，宫颈阴道部外观正常，易被忽略而漏诊或误诊。患者一旦出现症状，主要表现为：

（1）阴道流血：年轻患者常表现为接触性出血，多为性生活后或妇科检查后出血。出血量可多可少，根据病灶大小、侵及间质内血管的情况而定。早期流血量少，晚期病灶较大，表现为大量出血，一旦侵蚀较大血管可能引起致命性大出血。年轻患者也可表现为经期延长、周期缩短、经量增多等。老年患者常主诉绝经后不规则阴道流血。一般外生型癌出血较早，血量也多；内生型癌出血较晚。

（2）阴道排液：患者常诉阴道排液增多，白色或血性，稀薄如水样或米泔水状，有腥臭。晚期因癌组织破溃，组织坏死，继发感染，有大量脓性或米汤样恶臭白带。

2. 晚期癌的症状 根据病灶侵犯范围出现继发性症状。病灶波及盆腔结缔组织、骨盆壁，压迫输尿管或直肠、坐骨神经时，患者诉尿频、尿急、肛门坠胀、大便秘结、里急后重、下肢肿痛等；严重时导致输尿管梗阻、肾盂积水，最后引起尿毒症。到了疾病末期，患者出现恶液质。

九、宫颈癌可通过何种方式转移？

宫颈癌转移方式主要为直接蔓延及淋巴转移，血行转移极少见。

1. 直接蔓延 最常见。癌组织局部浸润，并向邻近器官及组织扩散。外生型常向阴道壁蔓延，宫颈管内的病灶扩张宫颈管并向上累及宫腔。癌灶向两侧蔓延至主韧带、阴道旁组织，甚至延伸到骨盆壁，晚期可引起输尿管阻塞。癌灶向前后蔓延侵犯膀胱或直肠，甚至造成生殖道瘘。

2. 淋巴转移 当宫颈癌局限后，即侵入淋巴管，形成癌栓，随淋巴液引流到达局部淋巴结，在淋巴管内扩散。宫颈癌淋巴结转移分为一级组（包括宫旁、宫颈旁或输尿管旁、闭孔、髂内、髂外淋巴结）及二级组（包括髂总、腹股沟深、浅及腹主动脉旁淋巴结）。

3. 血行转移 很少见。可转移至肺、肾或脊柱等。

十、宫颈癌的辅助检查有哪些？

1. HPV DNA 检测 能引起人体皮肤黏膜的扁平上皮增殖。表现为寻常疣、生殖器疣（尖锐湿疣）等症状。

2. 阴道镜检查 宫颈刮片细胞学检查Ⅲ级或Ⅲ级以上，或肿瘤固有荧光检测阳性患者，应在阴道镜检查下，观察子宫颈表面有无异型上皮或早期癌变，并选择病变部位进行活组织检查，以提高诊断正确率。

3. 宫颈刮片细胞学检查 普遍用于筛检宫颈癌。用巴氏涂片法，根据细胞染色的形态和特征，结果分5级。Ⅲ、Ⅳ、Ⅴ级涂片者应重复刮片检查并行宫颈活组织检查，Ⅱ级涂片需先按炎症处理后重复涂片进一步检查。

巴氏Ⅰ级：正常，涂片中没有不正常细胞。

巴氏Ⅱ级：炎症，涂片中细胞有异型改变。

巴氏Ⅲ级：可疑癌，涂片中的可疑癌细胞有核异质改变，但不能肯定，需要进一步随诊检查确诊。

巴氏Ⅳ级：高度可疑癌，涂片中有恶性改变的细胞，但在涂片中癌细胞量少。

巴氏Ⅴ级：癌症，涂片中细胞具有典型癌细胞的特性且量多。

4. 宫颈锥切术　当宫颈刮片多次检查为阳性，而宫颈活检为阴性；或活检为原位癌，但不能排除浸润癌时，均应做宫颈锥切术，将切下的宫颈组织分成12块，每块做2～3张切片检查以确诊。

5. TCT 检查　即液基薄层细胞检测，是目前国际上较先进的一种宫颈脱落细胞学检查技术，与传统的宫颈刮片巴氏涂片检查相比明显提高了标本的满意度及宫颈异常细胞的检出率，目前该方法已普遍应用于临床。TCT 宫颈防癌筛查对宫颈癌细胞的检出率能达到 90%以上，同时还能发现癌前病变，微生物如霉菌、滴虫、衣原体感染等。

十一、做阴道镜检查的注意事项有哪些？

阴道镜检查前需要有宫颈刮片或者 TCT 检查结果，并且医师检查没有发现阴道毛滴虫、假丝酵母菌、淋菌等感染；检查前 24 小时内无性生活，不做阴道冲洗和妇科检查。

十二、做宫颈活检的注意事项有哪些？

1. 月经前1周及月经期最好不做宫颈活检，以防出血及增加感染机会。
2. 术前应事先检查阴道清洁度，确诊没有阴道炎后方可进行活检。
3. 避免盲目活检，应在碘染色下，对不着色的区域进行多点活检。除非宫颈有肉眼可见的病变，否则最好在阴道镜检查的指导下活检，以提高诊断准确率。
4. 因活检部位可能会有少量出血，故宫颈活检后1～2周内避免性生活、阴道灌洗或坐浴。患者需要知道，当阴道出血多（多于月经量）时应到医院进行检查及治疗。

十三、女性该什么时候进行 HPV 和 TCT 检查？

25 岁以后，妇科检查的同时可做 HPV 和 TCT 检查。前者能查出是否有致病原因，后者能说明细胞是否有变化，即癌前病变。如果条件不允许，至少每隔三年做一次 HPV，检出阳性后，再做 TCT 检查；如果既做 TCT 又做 HPV，且两项指标都正常，则可以每隔 5 年检查一次，直到 70 岁。

十四、宫颈癌的治疗方法有哪些？

放射治疗是治疗宫颈癌的主要方法。宫颈癌对放射线敏感，对于各种期别宫颈癌，均有较好的效果。放射治疗包括腔内照射和外照射两种。早期资料显示，放射治疗宫颈癌后，患者的 5 年生存率平均为：Ⅰ期 93.4%，Ⅱ期 82.7%，Ⅲ期 63.6%，Ⅳ期 26.6%。随着放射治疗技术的进步，疗效会逐步提高。

对于Ⅱa 期以前的早期宫颈癌患者，如果可以进行手术治疗，也就是根治性子宫切除。手术除了切除子宫外，还要把可能发生转移的宫颈旁的组织、部分阴道、连同盆腔淋巴结一起切除。<45 岁的宫颈鳞状细胞癌的患者，可以不切除卵巢，卵巢功能得以保留，但宫颈腺癌患者，一般要同时切除卵巢。由于不进行放射治疗，患者的阴道不会发生挛缩，保留了患者进行性生活的功能。

目前对于晚期宫颈癌的治疗效果仍不理想，但早期宫颈癌的治疗效果已经提高了许多。因此，宫颈癌的治疗效果仍寄希望于早期发现和早期治疗。

十五、宫颈癌放疗的注意事项有哪些？

1. 感染可降低放射治疗的效果，因此要预防感染。预防感染的方法是放射治疗期间做阴道灌洗，有条件的可去医院或门诊部灌洗，也可自用简便灌洗器灌洗。放射治疗结束后亦应继续进行。自行灌洗时应做好卫生清洁，减少感染发生。有感染时应加用抗生素。

2. 贫血会降低放射治疗的效果，因此对于贫血的患者，应加强营养，适当输血，或用红细胞生成素，改善贫血状况。

3. 宫颈粘连、宫腔积脓是放射治疗并发症之一，因此放射治疗后仍要坚持阴道灌洗，坐浴可预防阴道粘连。

4. 放射治疗期间或放射治疗结束后可能出现腹痛、腹泻、便血、尿频、尿痛等放射治疗反应或骨髓抑制。因此治疗期间或治疗后禁食辛辣刺激食物，加强营养，鼓励大量饮水（≥2500ml），多吃蔬菜、水果和富含高蛋白、高维生素的食物，必要时可服用解痉药物及抗生素。

5. 放射治疗期间或放射治疗后短期内，放射治疗局部皮肤不能用碘酒，不要热敷，不贴胶布，以免刺激皮肤。

6. 治疗后应定期随诊。

十六、宫颈癌患者治疗后应如何随诊？

宫颈癌手术治疗效果虽好，但在术后3年内有复发的可能。宫颈癌手术治疗后复发率为5%～20%。因此，随诊过程中应检查有无复发。由于绝大多数患者于3年内复发，所以建议患者一般两年内每2～3个月随诊一次，3～5年内每6个月随诊一次，第6年开始每年复查。患者有异常应随时就诊。随诊检查应全面，包括全身检查及仔细的盆腔检查、盆腔B超检查，对可疑病变做病理检查。如果保留了卵巢，还应了解卵巢的功能状态。

十七、临床上宫颈癌的"三级防治"策略有哪些？

1. 一级防治 疫苗的使用，是宫颈癌的一级防治措施，能使大多数女性免于罹患宫颈癌前病变和宫颈癌。但可以预料，随着时间的推移，病毒会进化逃逸对策，因此，绝不能取代后述的二级防治措施。目前认为，HPV疫苗的使用人群为9～26岁的无性生活的女性。一旦有性生活后，免疫效力会下降。目前认为，免疫效力至少能维持5年。

2. 二级防治 对宫颈癌前病变的筛查和处理，是宫颈癌的二级防治措施。推荐21岁以上的女性或者有性生活3年以上的女性，至少每两年做一次宫颈细胞学检查（目前广泛采用的是TCT检查）。根据情况，必要时做阴道镜检查或宫颈锥切术。可以说，如果这样定期做防癌检查，宫颈癌很难发展成为晚期。

3. 三级防治 对确诊的宫颈癌的手术切除、放射治疗加上化学药物治疗（放化疗）是宫颈癌的三级防治措施。目前早期宫颈癌的治疗效果好，晚期或复发患者效果仍不理想。

十八、女性该如何预防宫颈癌？

1. 做好定期HPV和TCT的体检，及早发现病患并及时处理。

2. 加强卫生宣教与卫生咨询，普及防癌知识，凡已婚妇女，特别是围绝经期妇女有月经异常或性交后出血者，应警惕生殖道癌的可能，及时就医。

3. 加强性卫生教育及婚前健康检查与指导，提倡夫妻双方性交前用清水洗涤外生殖器，清除龟头沟内积存的包皮垢。对患有包茎或包皮过长的男子，需进行医学处理。

4. 加强社会主义精神文明建设，建立和睦友爱的幸福家庭，排除性生活紊乱因素。

5. 提倡妊娠监护，防止流产、早产、妊娠高血压综合征、妊娠并发症及难产的发生，严防由于宫颈裂伤、阴道或会阴裂伤等不及时、不确切地进行缝合所造成的宫颈陈旧裂伤，防止会阴陈旧裂伤所形成的慢性宫颈炎、宫颈糜烂样改变的危害。

6. 防治宫颈糜烂、息肉、湿性疣和白斑等宫颈炎性疾病。

7. 宫颈癌与单纯疱疹病毒2型和HPV等病毒感染存在密切关系。

8. 避免营养缺乏。一些抗氧化微量营养元素如β胡萝卜素、维生素A、维生素C、维生素E

等可预防宫颈癌的发生。

9. 避免过早性生活、多性伴侣、多孕、多产。

十九、妊娠合并宫颈癌的处理方法有哪些？

对于妊娠合并宫颈病变的患者，一般根据病变的轻重而采取如下措施：如为 CIN 合并妊娠，则病变多在产后消失，可不用处理，继续随访；如为原位癌，会在孕早期终止妊娠后两个月做宫颈锥切术；如果癌症已发展到中、晚期，患者又迫切要求生下孩子，可考虑于严密观察下等分娩期过后再进行处理。

妊娠合并宫颈癌较少发生，一旦发现应及时就医，行相关检查。治疗应从癌症及妊娠两方面考虑，如果是孕早期宫颈癌Ⅱa期，应立即做手术。如果到了妊娠末3个月才发现宫颈癌，如孕妇尚无子女，可以考虑待胎儿能存活时行剖宫产及宫颈癌手术。Ⅱ期以上不宜手术者，可以进行放射治疗，早期妊娠经照射后会自然流产，中晚期妊娠若胎儿已能成活，可先做剖宫产手术，术后 2～3个月再开始放射治疗。特别要注意的是，产褥期发现的宫颈癌，应及时治疗。

二十、宫颈癌患者怎样合理膳食？

1. 加强营养，饮食应富含蛋白质、热量、维生素及适量脂肪，以补充能量，增强抵抗力。

2. 行手术治疗时，术前1日应进半流质饮食，术前日晚饭后禁饮食，术后应根据麻醉方式决定进食情况，若为硬膜外麻醉，应禁饮食6小时，然后进流质，肛门排气后进半流质，排便后进普通饮食。若为全身麻醉，手术当日应禁饮食，术后第2天可进流质饮食，肛门排气后进半流质饮食，以后逐渐过渡到普通饮食。

3. 出现贫血时，应注意补充含铁高的食物，如动物血、肝、豆制品、绿色蔬菜、大枣、葡萄、柿子、桃子等。

4. 行放射治疗或化学药物治疗患者，应注意补充优质蛋白饮食，如海参、甲鱼、禽类、动物瘦肉、蛋类、乳类等，以补充过多的消耗。

5. 有恶心、呕吐者，应给予清淡、易消化饮食，少食多餐，并增加新鲜蔬菜和水果。

6. 忌烟、酒、咖啡、茶及辛辣等刺激性食物。

二十一、宫颈癌患者怎样合理休息？

1. 卧床休息，保证睡眠8～9小时。

2. 保持室内环境安静，温、湿度适宜，空气新鲜。

3. 手术患者，术后6小时麻醉清醒后，可在床上活动，如下肢屈伸、足趾的活动，上肢握拳、屈臂等。24小时后可在床上坐起及床上活动。48小时后可适当下床活动，以后逐渐在室内活动、如厕、生活自理活动、到病区活动等，但不能疲劳，在活动中若有不适，应立即回房间上床休息。

4. 恢复期应注意增加室外活动量，如散步、太极拳等，以促进机体康复，增强体力、提高免疫力，但应注意不要过度疲劳。

二十二、宫颈癌患者应从哪些方面进行心理护理？

1. 加强心理护理，帮助患者消除焦虑、恐惧心理。

2. 向患者讲解疾病的有关知识，如早期可手术切除，其术后可完全恢复健康。晚期者，应端正心态，正确面对现实，增强与病魔抗争的勇气和信心。

3. 指导患者学会自我调节情绪的方法，如心情郁闷时，应选择外出或看电视节目、听音乐等，以转移注意力。

4. 避免各种不良刺激，如尽量不追求过高的目标，把目标放在眼前的现实生活上，不接触对自己有不良影响的事和人等。

5. 指导患者树立正确的人生观，以良好的心理状态迎接各种不良因素的挑战，以顽强的毅力与病魔抗争。

二十三、宫颈癌患者在护理过程中应注意哪些方面？

1. 保持外阴清洁，分泌物多时，应每天用温水冲洗外阴 1～2 次，并使用消毒会阴垫，防止引起感染。

2. 出现疼痛时，应学会转移注意力，若疼痛影响休息和睡眠，可遵医嘱应用镇痛药，但应注意镇痛药的依赖性。

3. 发热时，应鼓励患者多饮水或饮姜汤等，促进排汗。高热时，应给予物理降温，必要时配合药物降温。但应注意体温骤降时，需卧床休息，防止虚脱。出汗多时，要及时更换内衣内裤，防止受凉感冒。

4. 术后放置引流条时，应注意保持局部清洁，每天用消毒液擦拭伤口。放置引流管时，应注意保持引流管畅通，防止引流管脱出、扭曲、受压等，并注意引流液的性质及量。一般情况下术后引流 14～72 小时，即可拔管。

5. 术后一般留置尿管 7～14 日，每日进行会阴护理 1～2 次，并用消毒液棉球擦拭尿道口，必要时进行膀胱冲洗，每日 1～2 次，以防泌尿系感染。在拔管前 3 日开始夹管观察，每 2 小时放尿一次，以促进膀胱功能的恢复。拔出尿管后 2 小时嘱患者排尿，4～6 小时测残余尿，如果残余尿超过 100ml，可考虑重新放置导尿管。若残余尿少于 100ml，应每天测残余尿一次，2～4 次残余尿均在 100ml 以内者，说明膀胱功能基本恢复正常。

6. 应用化学药物治疗时，应注意保护静脉。在静脉用药时，严禁药液漏出血管外，若有渗出，应立即给予局部封闭，以防引起组织坏死。

对进行化学药物治疗的患者，应向其讲解化学药物治疗中可能出现的毒副反应及预防措施，如最常见的白细胞和血小板减少、感染等，因此，应注意个人卫生，尽量避免到公共场所，以防感染呼吸道传染病，尽量避免探视，特别是有呼吸道传染病的探视者更应注意。在治疗过程中，还可引起口腔溃疡、感染、恶心、呕吐、食欲减退、腹痛、腹泻、便秘、阴道黏膜溃疡、肝肾功能损害、皮疹等。因此，要做好心理准备，当出现毒性反应时，避免紧张。同时可在医护人员的指导下，尽量减少毒性反应的发生。

7. 进行放射治疗时，应向患者讲解治疗方法及注意事项，说明其不良反应，以减轻紧张、焦虑、恐惧心理。

接受放射治疗的患者，可出现程度不同的乏力、食欲减退、头晕、恶心、呕吐、腹痛、腹泻，严重时可见便血、肉眼血尿、阴道黏膜充血、水肿、溃疡等。接受外照射时，可出现照射局部皮肤增厚、变硬、红斑，患者自觉干燥、瘙痒、疼痛，严重时可出现水疱，或发生水疱破溃感染，也可出现毛发脱落现象。因此在治疗前，应向患者说明，要有充分的心理准备，一旦出现上述反应，应在医护人员指导下做好护理。

8. 在进行化学药物治疗和放射治疗的过程中，应向患者说明可能出现的不良反应，如恶心、呕吐、食欲差、口腔及舌溃疡、脱发、感染、出血现象等，并指导患者进行有效应对。

9. 晚期出现恶液质时，应给予心理安慰，指导患者正确面对现实，鼓励其增强生活的勇气，树立与疾病抗争的信心，努力进食，积极配合治疗及护理，尽量减轻疼痛及不适，使生活有意义。同时应指导家属多给予关心、照顾和亲情，让患者感觉到有许多人在帮助自己与病魔抗争，从而不感觉孤单和寂寞，使患者保持心情平静。同时应注意皮肤、口腔、会阴等处的护理，加强营养、补充水分、维持水电解质及酸碱平衡，防止发生感染。尽量为患者创造舒适的条件，减轻痛苦，使患者在平静中度过余生。

第十三章 子宫肿瘤

一、什么是子宫肌瘤？

子宫肌瘤是由增生的子宫平滑组织和少量结缔组织形成的良性肿瘤，它是女性生殖器官中最常见的肿瘤。多见于30～50岁妇女，以40～50岁最多见，20岁以下少见。由于子宫肌瘤患者绝大多数无症状或症状不显著，常被忽略，往往在妇科检查或因其他疾病剖腹探查或尸检时发现，因此其准确的发病率很难确定。近年来，由于妇科普查工作的广泛开展，广大妇女对妇科疾病重视程度的提高，使得子宫肌瘤的发病率有所升高。子宫肌瘤好发于卵巢功能较旺盛的30～45岁的妇女，50岁以后，由于卵巢功能明显衰退，部分肌瘤可自行缩小。

二、子宫肌瘤的临床类型有哪些？

1. 肌壁间肌瘤 又称子宫肌层内肌瘤。肌瘤位于子宫肌层内，周围有正常的肌层包绕，肌层与肌壁间界线清楚，常将围绕肌瘤、被挤压的子宫肌壁称为假包膜。此类肌瘤最多见，占肌瘤总数的60%～70%，肌瘤常为单个或多个，大小不一，小者如米粒或黄豆大小，不改变子宫形状；大者可使子宫增大或者子宫形状改变呈不规则突起，往往宫腔也随之变形。

2. 浆膜下肌瘤 当子宫肌壁间肌瘤向子宫表面的浆膜层生长，以致肌瘤表面仅覆盖着少许肌壁及浆膜层时称为浆膜下肌瘤。当肌瘤继续向浆膜下成长，仅有一蒂与子宫相连时称为蒂浆膜下肌瘤。肌瘤生长在子宫两侧壁，并向两宫旁阔韧带内生长时称为阔韧带肌瘤，此类肌瘤常可压迫附近输尿管、膀胱及髂血管而引起相应症状和体征。带蒂浆膜下肌瘤可发生扭转，由于血液受阻，肌瘤蒂断裂并脱落于盆腔内，肌瘤发生坏死。若脱落肌瘤与临近器官如大网膜、肠系膜等发生粘连，并由此获得血液供应而生长称为寄生性肌瘤或游走性肌瘤。浆膜下肌瘤占肌瘤总数的20%～30%，由于肌瘤外突多使子宫增大、外形不规则、表面凹凸不平、呈结节状，带蒂浆膜下肌瘤则可在子宫任何部位触及，为可活动的实性肿物，阔韧带肌瘤则于子宫旁触及，活动受限。

3. 黏膜下肌瘤 为贴近于宫腔的肌壁间肌瘤，向宫腔方向生长，表面覆以子宫内膜。这种肌瘤突出于宫腔，可以改变宫腔的形状，有些肌瘤仅以蒂与宫壁相连称为带蒂黏膜下肌瘤，这种肌瘤在宫腔内如异物可引起反射性子宫收缩，由于重力关系，肌瘤逐渐下移至子宫颈内口，最终蒂被拉长，肌瘤逐渐被推挤于宫颈外口或阴道口。此类肌瘤占总数的10%左右。由于肌瘤位于宫腔内，可使子宫有轻度内翻及肌瘤表面内膜的出血、坏死、感染而引起阴道不规则出血及分泌物增多。子宫肌瘤常为多个，以上肌瘤可有2种甚至3种同时发生在同一子宫上，称为多发性子宫肌瘤。

三、子宫肌瘤的临床症状有哪些？

1. 月经异常 是子宫肌瘤最常见的症状，但浆膜下肌瘤多无月经改变。肌壁间肌瘤较大时，影响子宫收缩，会使月经过多或经期延长。黏膜下肌瘤常常有不规则阴道出血，月经淋漓不尽。

2. 盆腔包块 很多时候是在偶然的情况下（如洗澡或性生活）或妇科检查时被发现的。如果肌瘤过大或者患者偏瘦，包块较硬，在早晨排尿前很容易摸到。有时候不一定能摸到包块，但会发现腰围增大，误以为肥胖，延误病情。巨大黏膜下肌瘤/宫颈肌瘤可脱出阴道外，患者可能因外阴肿物脱出就医。

3. 压迫症状 子宫肌瘤可以压迫邻近的器官而产生症状。位置（生长部位）及大小的不同，产生的症状也是不一样的。肌瘤向前可压迫膀胱，引起尿频、尿急，甚至尿潴留；如肌瘤生长在子宫后壁，可向后压迫直肠引起腹泻或便秘；发生在子宫两侧的阔韧带中的肌瘤可压迫输尿管、髂内外静脉和神经，从而发生输尿管梗阻、肾盂积水、下肢水肿或疼痛。

4. 不育 位于子宫壁的小肌瘤或者浆膜下的肌瘤一般不会影响妊娠。但肌瘤可能改变子宫腔形态，或者阻碍受精卵着床，或者位于子宫角处时，压迫输卵管开口，妨碍上行的精子进入输卵管，这些都会造成不育。

5. 腹痛 子宫肌瘤一般很少引起腹痛。如果肌瘤过大压迫盆腔的神经，或肌瘤因急性缺血而发生红色变性，或带蒂的浆膜下子宫肌瘤发生扭转时，都会引起剧烈的腹痛。

6. 白带增多 长在子宫腔的黏膜下肌瘤，当肌瘤脱出子宫颈口或阴道口时，表面会出现溃疡坏死，白带就会增多，如果合并感染，还会有脓性白带。肌壁间肌瘤如果体积较大，也会导致白带增多。

7. 循环系统症状 长期的月经过多，会造成继发性贫血，严重者有可能导致贫血性心脏病。

四、子宫肌瘤的体征有哪些？

子宫肌瘤的体征与肌瘤大小、位置、数目及有无变性相关。

1. 腹部检查时小子宫肌瘤从腹部摸不到肿块，如子宫增大超过 3 个月妊娠大小或宫底有肌瘤易于触及，于耻骨联合上方或下腹部正中触及肿物、实性。若为多发性子宫肌瘤则其活动受限制。

2. 阴道检查时注意阴道是否通畅，有无肿物堵塞，子宫颈大小、外观有无变形、肿物、有无移位，是否易于暴露，颈管有无变形，阴道穹是否饱满。

五、子宫肌瘤的病理改变有哪些？

1. 巨检 肌瘤为实质性球形结节，表面光滑，与周围肌组织有明显界线。虽无包膜，但肌瘤周围的子宫肌层受压形成假包膜，其与肌瘤间有一层疏松网隙区域。切开包膜后肿瘤会跃出。手术时容易剥出。血管由外穿入假包膜供给肌瘤营养，肌瘤越大，血管越多越粗；假包膜中的血管呈放射状，壁缺乏外膜，受压后易引起循环障碍使肌瘤发生各种退行性变。肌瘤呈白色，质硬，切面呈漩涡状结构。肌瘤颜色与硬度因纤维组织多少而变化，含平滑肌多，色略红，质较软，纤维组织多则色较白，质较硬。

2. 镜检 肌瘤由皱纹状排列的平滑肌纤维相互交叉组成。漩涡状，其间掺有不等量的纤维结缔组织。细胞大小均匀，呈卵圆形或杆状，核染色较深。

六、常见的子宫肌瘤变性有哪些？

1. 玻璃样变 又叫透明变性，主要是肌瘤的血液供给不足，组织发生水肿、液化，最后被玻璃样物质所替代。

2. 囊性变 多继发于玻璃样变性之后，液化而形成囊腔，软如泄气的皮球，容易被误诊为卵巢囊肿。

3. 红色样变 多在妊娠期发生，产后也可发生，是肌瘤急性缺血所致，主要为血管栓塞、组织坏死、出血溶血及血红蛋白渗入而将组织染成红色。患者多伴有剧烈腹痛，后者可诱发流产和早产。

4. 肉瘤样变 肌瘤恶变为肉瘤少见，仅为 0.4%～0.8%。多见于绝经后疼痛伴出血的患者。因无明显症状，易被忽视。肌瘤在短期内迅速增大或伴不规则阴道流血者，应考虑有肉瘤样变可能，若绝经后妇女肌瘤增大，更应警惕发生恶变。

5. 钙化 多见于蒂部狭小、血供不足的浆膜下肌瘤及绝经后妇女的肌瘤。常在脂肪变性之后，分解成三酰甘油再与钙盐结合成碳酸钙石，形成营养不良性钙化。镜下见钙化区为层状沉积，呈圆形或不规则形。

七、子宫肌瘤的辅助检查有哪些？

1. B 超检查 问世以来，对盆腔肿块的鉴别大有帮助。B 超检查无损伤，可重复，现已广泛应用于临床，成为子宫肌瘤的主要辅助诊断方法。协助鉴别盆腔肿物之来源，如子宫肌瘤与卵巢实性肿瘤、巧克力囊肿及附件炎性肿块的鉴别；对增大的子宫不能肯定为肌瘤，需要排除妊娠或妊娠有关的疾病如葡萄胎或肌瘤合并妊娠；肌瘤切除术前明确肌瘤所在部位、大小及数目，作为术时参考及术后随诊检查的依据；对突出子宫颈口的较大黏膜下肌瘤，应了解其蒂根部位置及子宫其他部位有无肌瘤;肌瘤合并妊娠应了解胎儿情况;肌瘤红色变性病情变化的随诊等。

2. 子宫输卵管造影 是一个古老的检查方法,可以显示宫腔有无变形、占位性病变,同时可显示输卵管是否通畅,若不通畅亦可显示其阻塞部位,主要用于不孕患者。单纯为排除子宫黏膜下肌瘤或了解肌瘤在子宫腔的部位,则采用 B 超检查或宫腔镜检查,已较少用子宫输卵管造影。

3. 宫腔镜检查 子宫肌瘤一般诊断不困难。通常临床上遇到困难的是小型黏膜下肌瘤,诊断性刮宫往往会漏诊,而在子宫切除的术后标本中方发现有黏膜下子宫肌瘤。宫腔镜可以在直视下观察宫腔内病变性质,确定病变部位并能准确地取材活检,对较小黏膜下肌瘤也可以同时切除。

4. 腹腔镜检查 随着腹腔镜技术在妇产科的广泛应用,目前腹腔镜不仅可作为检查手段,而且常与手术同时进行,并且日益受到重视。子宫肌瘤临床可以检查清楚,一般不需要做腹腔镜检查。有些盆腔肿块有手术指征者可直接剖腹探查。偶有子宫旁发现的实性小肿块难以确定其来源与性质,而其处理方法又不同,尤其是 B 超检查也难以确定时可做腹腔镜检查,明确诊断以便治疗,如小型浆膜下肌瘤、卵巢肿瘤、结核性附件包块等。腹腔镜应仔细地观察肌瘤大小、位置、与周围器官的关系,需手术者便可立即进行手术治疗。因此,在决定做腹腔镜检查时须做好有可能随时手术的一切准备。

5. 其他影像学检查 子宫肌瘤通过上述手段可以明确诊断。一般很少用其他影像学检查,如电子计算机断层扫描(CT)或磁共振显像(MRI),若有需要可用 CT 或 MRI 做进一步检查。MRI 对诊断子宫肌瘤尤为得力,无论是黏膜下、浆膜下或肌壁间肌瘤都能显示出边界清楚的肿瘤,并能确定其所在部位及数目,对小肌瘤(0.5~1.01cm)也可辨认清楚,肌瘤退行变如玻璃样变、钙化均可显示。超声检查和 CT 可因子宫位置和形态的影响而难以确诊。MRI 价格昂贵,尚难以推广。

八、如何对子宫肌瘤进行鉴别诊断?

1. 妊娠子宫 与子宫肌瘤均有子宫增大,但两者的病史与妇科检查所见又有不同,一般不易误诊。前者患者有停经史,早孕反应,而且子宫增大与停经月份一致,子宫质软,阴道壁、宫颈外观有着色,质软,而子宫肌瘤虽有子宫增大但质地较硬,而且无停经及早孕反应,常伴有异常子宫出血(abnormal uterine bleeding,AUB)病史,两者容易分区。

2. 月经不规律的妇女,或婚后年久不育的妇女可有意想不到的妊娠,若未问清病史可将增大妊娠子宫误诊为子宫肌瘤。因此,对孕龄妇女子宫增大者首先要排除妊娠,注意问清有关月经史。有时早孕子宫因胚囊着床于宫底的一侧,子宫可呈不对称增大也不要误诊为子宫肌瘤。当前辅助诊断方法多而且灵敏,临床若有怀疑或诊断不清,可做妊娠试验及 B 超检查。

3. 卵巢肿瘤 卵巢囊肿不易与子宫肌瘤混淆,因为两者硬度不同,前者为囊性而后者为实性,同时前者与子宫中间有分界,可与之分开,而子宫肌瘤则与子宫关系密切,不能与之分开,移动宫颈则随之分开。诊断遇到困难较多的是卵巢实性肿瘤与浆膜下子宫肌瘤,两者均为实性肿物。如果遇到肌瘤在子宫的一侧,尤其带蒂浆膜下肌瘤有时鉴别困难,须借 B 超检查协助。卵巢恶性肿瘤也为实性肿块,与子宫牢固粘在一起融成一个团块时,虽属子宫外在肿块但与之不能分开,有时被误诊为子宫肌瘤。年龄是一个重要的线索,肌瘤多见于中年妇女,有月经不调,而卵巢癌多见于老年妇女。若患者为绝经后妇女首先要考虑为卵巢恶性肿瘤,结合其他卵巢恶性肿瘤的体征如子宫直肠陷凹结节或肿块、方位以及内膜有无病变有帮助。B 超检查若见到双侧卵巢即可排除卵巢肿瘤,从子宫肌瘤与卵巢恶性肿瘤 B 超的声像图之不同亦可鉴别。阔韧带内巨大子宫肌瘤触之为实性肿物,居子宫的一侧,有时被误诊为卵巢实性肿瘤。卵巢实性肿瘤若不是恶性一般活动度好,而阔韧带子宫肌瘤则活动受限。少见的情况下,巨大子宫肌瘤囊性变可被误诊为卵巢囊肿。阴道检查若为大肌瘤囊性变,摸不到宫体,而卵巢囊肿,除囊肿外可触及子宫体。

4. 子宫内膜异位症 是妇科常见病,而其临床表现也是多种多样的。子宫内膜异位症往往宫骶韧带增粗或有结节,病史上有痛经,经期肛门坠痛、腹泻等症状有助于子宫肌瘤鉴别,子宫肌瘤有月经过多或经期紊乱,伴有继发性贫血。

九、子宫肌瘤的治疗方法有哪些？

1. 随访观察 若肌瘤小且无症状，通常不需治疗，尤其近绝经年龄患者，雌激素水平低落，肌瘤可自然萎缩或消失，每3～6个月随访一次。随访期间若发现肌瘤增大或症状明显，再考虑进一步治疗。

2. 药物治疗 肌瘤在2个月妊娠子宫大小以内，症状不明显或较轻，近绝经年龄及全身情况不能手术者，均可给予药物对症治疗。

（1）雄激素：可对抗雌激素，使子宫内膜萎缩，直接作用于平滑肌，使其收缩而减少出血，并使近绝经期患者提早绝经。常用药物：丙酸睾酮。

（2）黄体生成素释放激素类似物：可抑制垂体、卵巢功能，降低雌激素水平，适用于治疗小肌瘤（2个月妊娠子宫大小）、经量增多或周期缩短、更年期或近绝经期患者。使用后患者经量减少或闭经，贫血逐渐纠正，肌瘤也能缩小，但停药后又逐渐增大，恢复其原来大小。副反应为围绝经期综合征症状，如潮热、出汗、阴道干燥等。

3. 手术治疗 手术适应证：月经过多致继发贫血，药物治疗无效；严重腹痛、性交痛或慢性腹痛、有蒂肌瘤扭转引起的急性腹痛；体积大或引起膀胱、直肠等压迫症状；能确定肌瘤是不孕或反复流产的唯一原因；疑有肉瘤变。手术方式有：

（1）肌瘤切除术：适用于35岁以下未婚或已婚未生育、希望保留生育功能的患者。多经腹或经腹腔镜下切除肌瘤。突出宫口或阴道内的黏膜下肌瘤经阴道或经宫腔镜切除，在蒂根部用肠线缝扎或用血管钳钳夹24～48小时后取去血管钳。或直接切除之。

（2）子宫切除术：肌瘤较大，症状明显，经药物治疗无效，不需保留生育功能，或疑有恶变者，可行子宫次全切除术或子宫全切除术。50岁以下、卵巢外观正常者可保留卵巢。

十、子宫肌瘤术后注意事项有哪些？

1. 子宫肌瘤手术后不宜过早进食，一般在肛门排气后开始喝少量水，如无不适，可吃米汤、菜汤等流食，逐渐过渡到软食和普通食物。

2. 子宫肌瘤手术后如果有贫血，应多吃含铁质丰富的食物，如猪肝、黑芝麻、葡萄等，多吃蔬菜水果，少吃油脂类、煎炸熏烤类食物，保持愉快的心情。

3. 对于有生育要求的患者，需根据手术情况，遵循医嘱做好避孕措施，以防过早妊娠，出现子宫破裂可能。

十一、多发性子宫肌瘤的危害有哪些？

1. 恶性病变 一般的子宫肌瘤都是良性的，但仍有少部分会引发恶变，特别是绝经后肌瘤增长速度或绝经后再次出现肌瘤患者更应该提高警惕。

2. 继发贫血 由于子宫肌瘤患者会长期经量过多，这就会导致继发性贫血，甚至引发贫血性心脏病，严重时，患者会全身乏力，面色苍白，还会有气短、心慌。

3. 不孕与流产 肌瘤可能造成子宫腔形态改变，妨碍受精卵着床，从而导致不孕。妊娠合并多发性肌瘤/巨大肌瘤时，可能出现流产/早产可能。

十二、子宫肌瘤为什么会引起贫血？

子宫肌瘤的主要症状为月经异常。贫血多由于长期经量增多引起，多见于大的肌壁间肌瘤及黏膜下肌瘤，肌瘤使宫腔增大、子宫内膜面积增加，并影响子宫收缩导致经量增多、经期延长等症状。此外肌瘤可能使附近的静脉受挤压，导致子宫内膜静脉丛充血扩张，从而引起月经过多。黏膜下肌瘤可表现为不规则阴道出血，长期的经量增多可导致贫血。月经量过多或者经期延长均可单独存在或合并出现；若与月经周期缩短（过频）同时存在，则可在短时间内丢失大量血液而致严重贫血。黏膜下肌瘤脱出阴道内，呈非周期性出血，量可极多。大的息肉状肌瘤亦常引起持续性的流血，长期经量增多可导致继发贫血、乏力、心悸等症状，严重贫血尤其时间较长者可致心肌营养障碍。

十三、子宫肌瘤与妊娠之间如何相互影响?

1. 子宫肌瘤对妊娠的影响　子宫肌瘤对妊娠各期、分娩和产褥都会造成影响。在妊娠早期,肌瘤不利于受精卵的着床和生长发育,流产的发生率是正常无肌瘤孕妇的 2~3 倍,而且流产常常为不全流产,导致出血较多。大的肌壁间肌瘤或黏膜下肌瘤,会妨碍胎儿在宫腔内活动而造成胎位不正,使横位、臀位的发生率增加,因此剖宫产率也增加。分娩过程中由于肌瘤影响子宫的正常收缩,使产程延长,嵌顿在盆腔内的肌瘤(如宫颈肌瘤、巨大的子宫下段肌瘤等)可以阻塞产道,造成难产。肌瘤还可影响产后子宫收缩,引起产后出血或子宫复旧不佳。若肌瘤导致宫腔引流不畅或肌瘤表面发生溃疡,有可能导致晚期子宫出血。

2. 妊娠对子宫肌瘤的影响　妊娠后肌瘤常随子宫的增大而增大,尤其在妊娠的头 4 个月内最为明显。妊娠后半数以上的子宫肌瘤会长大,分娩后多数可以缩小。由于肌瘤在妊娠期增大较快而容易发生供血不足,以致出现退行性变,其中多数是红色样变。红色样变多发生于直径大于 6cm 的肌瘤,并且多发生在妊娠中晚期。红色样变后,可出现发热、腹痛、呕吐、局部压痛及白细胞升高,患者常因以上症状而需要住院治疗,并易导致流产及早产的发生。

十四、子宫肌瘤患者的护理应注意哪些方面?

1. 对无症状、肌瘤较小者,应指导其注意身体细微的变化,如月经是否规律,阴道分泌物的变化,有无阴道不规则出血等,并注意经常复查,一般 3~6 个月一次。

2. 对已近绝经的患者,虽有症状但较轻者,应指导患者严密观察自身症状的变化,并经常到医院复查,一般 2~3 个月一次,如有肌瘤生长迅速、压迫症状明显或阴道出血量多时,应及时就诊,并考虑手术治疗。

3. 对阴道分泌物多或有不规则阴道流血者,应注意其性质、量及分泌物的气味等,并保持外阴清洁,每天用温水冲洗外阴,勤换内裤等,防止引起局部感染。

4. 向患者讲解本病的有关知识、治疗方法及有关手术的利弊,对有手术指征的患者,应根据肌瘤的位置、大小及性质,向患者讲解采取肌瘤摘除术的必要性、手术方式,对有思想顾虑的患者,向其说明采取子宫全切或次全切除术后仅失去生育能力,而不会影响到夫妻性生活,以帮助其消除顾虑,积极配合治疗。对有生育要求者,应向其做好解释,充分尊重患者的意见。

5. 手术者应指导患者术前 1 日进半流质饮食、沐浴、更换清洁手术服、进行腹部皮肤准备、晚饭后应禁饮食、晚 8 时后和术日晨需清洁肠道,术前 1 日晚应根据患者心理状态,给予心理安慰,保证充足的睡眠,必要时可遵医嘱应用镇静药。

6. 若采用硬膜外麻醉,术后应去枕平卧 6 小时,并禁饮食,6 小时后可在床上活动,特别注意加强下肢活动,以促进血液循环,以免发生下肢血栓形成。术后第 2 日可下床活动,但每次活动时间不应超过 15 分钟。术后第 3 日可在室内活动,如进饮食、洗漱、如厕等。并逐渐增加活动量,一般每次活动 15 分钟为宜。术后第 4 日,可以在病区活动,以不感觉疲劳为宜。若有不适,应立即上床休息。

7. 术后 6 小时内禁饮食、6 小时后可饮少量的水和流质,但应避免糖和乳类,以免引起腹胀。肛门排气后可进半流质饮食并逐渐过渡到软食,排大便后可进普食。应注意加强营养,促进身体康复。

8. 术后 6 小时后,可取半坐卧位或抬高床头,并指导患者咳嗽。以减轻腹部伤口的张力,减轻疼痛,并有利于盆腔引流及预防肺部并发症。

9. 向患者解释术后留置导尿管主要是有利于膀胱功能的恢复,预防尿潴留。留置时间:一般情况下,单纯肌瘤摘除术须留置 24 小时,子宫全切术后须留置 2~3 日。在留置尿管期间,应每日 2 次冲洗外阴,特别是大便后要用温水冲洗净外阴及肛门周围,并保持外阴清洁干燥,防止引起尿路感染。

十五、子宫肌瘤患者的出院指导应从哪几个方面进行?

1. 注意休息,子宫肌瘤摘除术后休息1个月,子宫全切术后休息1.5个月。
2. 加强营养,注意饮食中增加鸡、鱼、瘦肉、蛋、奶及新鲜的蔬菜水果,以促进体力的恢复。
3. 保持环境安静,空气新鲜,室内温、湿度适宜。
4. 避免精神刺激或过度疲劳。
5. 伤口拆线后1周方可沐浴,但应注意保持外阴清洁。
6. 子宫全切术后7~14日,阴道可有少量粉红色分泌物流出,无须特殊处理,但若发现血性分泌物或流血,应及时到医院就诊。
7. 一般情况下,术后2~3个月应禁止性生活,禁盆浴。
8. 有生育要求者,术后应在医师指导下怀孕,术后近期应避孕。

十六、什么是子宫内膜癌?

子宫内膜癌是发生于子宫内膜的一组上皮恶性肿瘤,绝大多数为腺癌,为女性生殖道常见三大恶性肿瘤之一,平均发病年龄为60岁,约占女性癌症总数的7%,占女性生殖道恶性肿瘤的20%~30%,近年发病率有上升趋势。

十七、子宫内膜癌与哪些因素有关?

子宫内膜癌确切病因仍不清楚,可能与下列因素有关:

1. 雌激素 雌激素对子宫内膜的长期持续刺激,与无排卵性功能性子宫出血、多囊卵巢综合征、功能性卵巢肿瘤、绝经后长期服用雌激素而无孕酮拮抗有关。

2. 子宫内膜增生 与子宫内膜增生过快有关,国际妇科病理学协会将子宫内膜增生过快分为单纯型、复杂型与不典型增生过快。单纯型增生过快发展为子宫内膜癌的概率约为1%;复杂型增生过快的概率约为3%;而不典型增生过快发展为子宫内膜癌的概率约为30%。

3. 体质因素 内膜癌易发生在肥胖、高血压、糖尿病、未婚、少产的妇女。这些因素是内膜癌高危因素。

4. 绝经后延 发生内膜癌的危险性增加4倍。内膜癌患者的绝经年龄比一般妇女平均晚6年。

5. 遗传因素 约20%内膜癌患者有家族史。内膜癌患者近亲有家族肿瘤史者比宫颈癌患者高2倍。

十八、子宫内膜癌有哪些病理改变?

1. 巨检 病变多见于宫底部内膜,以子宫两角附近居多。依病变形态和范围,分为弥漫型和局限型。

(1)弥漫型:子宫内膜大部或全部为癌组织侵犯,癌灶常以菜花样物从内膜表层长出并突向宫腔内,充满宫腔甚至脱出于宫口外。癌组织灰白或淡黄色,表面有出血、坏死,有时形成溃疡。虽广泛累及内膜,但较少浸润肌层,晚期侵犯肌壁全层并扩展至宫颈管。一旦癌灶阻塞宫颈管则可导致宫腔积脓。

(2)局限型:癌灶局限于宫腔,多见于宫底部或宫角部,呈息肉或小菜花状,表面有溃疡,易出血。极早期病变很小。局限型癌灶易侵犯肌层。

2. 镜检 有多种组织类型。

(1)内膜样腺癌:占80%~90%。内膜腺体高度异常增生,上皮复层,并形成筛孔状结构。癌细胞异型明显,核大、不规则、深染,核分裂活跃,分化差的腺癌腺体少,腺结构消失,呈实性癌块。

国际妇产科联盟提出,内膜样癌组织3级分类法。Ⅰ级(高分化,G1):非鳞状或桑椹状实性生长区域≤5%;Ⅱ级(中分化,G2):非鳞状或桑椹状实性生长区域占6%~50%;Ⅲ级(低分化,G3):非鳞状或桑椹状实性生长区域>50%。

（2）腺癌伴扁平上皮分化：腺癌组织中含有扁平上皮成分。按扁平上皮的良恶性，良性为腺角化癌，恶性为鳞腺癌，介于两者之间称腺癌伴扁平上皮不典型增生。

（3）透明细胞癌：癌细胞呈实性片状、腺管状或乳头状排列，癌细胞胞质丰富、透亮，核异型居中，或由靴钉状细胞组成。恶性程度较高，易早期转移。

（4）浆液性腺癌：复杂的乳头样结构，裂隙样腺体，明显的细胞复层和芽状结构形成，核异型性较大，约1/3患者伴砂粒体。恶性程度很高，易广泛累及肌层、脉管；无明显肌层浸润时，也可能发生腹腔播散。

十九、子宫内膜癌的转移途径有哪些？

1. 直接蔓延 癌灶初期沿子宫内膜蔓延生长，向上经宫角至输卵管，向下至宫颈管，并继续蔓延至阴道。也可经肌层浸润至子宫浆膜面而延至输卵管、卵巢。并可广泛种植在盆腔腹膜、直肠子宫陷凹及大网膜。

2. 淋巴转移 为内膜癌的主要转移途径。当癌肿浸润至深肌层，或扩散到宫颈管，或癌组织分化不良时，易发生淋巴转移。其转移途径与癌灶生长部位有关。宫底部癌灶沿阔韧带上部淋巴管网经骨盆漏斗韧带至卵巢。向上至腹主动脉旁淋巴结。宫角部癌灶沿圆韧带至腹股沟淋巴结。子宫下段及宫颈管癌灶与宫颈癌淋巴转移途径相同，可至宫旁、髂内、髂外、髂总淋巴结。子宫后壁癌灶可沿宫骶韧带扩散到直肠淋巴结。内膜癌也可向子宫前方扩散到膀胱，通过逆行引流到阴道前壁。

3. 血行转移 少见。晚期经血行转移至肺、肝、骨等处。

二十、如何对子宫内膜癌进行分期？

子宫内膜癌的分期，采用国际妇产科联盟（FIGO，2009年）修订的手术病理分期：

Ⅰ期	肿瘤局限于子宫体
ⅠA	肿瘤浸润深度＜1/2肌层
ⅠB	肿瘤浸润深度≥1/2肌层
Ⅱ期	肿瘤侵犯宫颈间质，但无宫体外蔓延
Ⅲ期	肿瘤局部和（或）区域扩散
ⅢA	肿瘤累及浆膜层和（或）附件
ⅢB	阴道和（或）宫旁受累
ⅢC	盆腔淋巴结和（或）腹主动脉旁淋巴结转移
ⅢC1	盆腔淋巴结阳性
ⅢC2	腹主动脉旁淋巴结阳性伴（或不伴）盆腔淋巴结阳性
Ⅳ期	肿瘤侵及膀胱和（或）直肠黏膜，和（或）远处转移
ⅣA	肿瘤侵及膀胱和（或）直肠黏膜
ⅣB	远处转移，包括腹腔内和（或）腹股沟淋巴结转移

二十一、子宫内膜癌有哪些临床症状？

子宫内膜癌极早期无明显症状，仅在普查或因其他原因检查时偶然发现，一旦出现症状则多表现为：

1. 阴道流血 主要表现为绝经后阴道流血，量一般不多，大量出血者少见，或为持续性或间歇性流血；尚未绝经者则诉经量增多、经期延长或经期间出血。

2. 阴道排液 少数患者诉排液增多，早期排液多为浆液性或浆液血性，晚期合并感染则有脓血性排液，并有恶臭。

3. 疼痛 通常不引起疼痛。晚期癌瘤浸润周围组织或压迫神经引起下腹及腰骶部疼痛，并向下肢及足部放射。癌灶侵犯子宫颈，堵塞子宫颈管导致宫腔积脓时，出现下腹胀痛及痉挛样疼痛。

4. 全身症状 晚期患者常伴全身症状，如贫血、消瘦、恶液质、发热及全身衰竭等。

二十二、子宫内膜癌的辅助检查有哪些？

1. 细胞学检查 仅从阴道穹后部或宫颈管吸取分泌物做涂片寻找癌细胞，阳性率不高。若用特制的宫腔吸管或宫腔刷放入宫腔，吸取分泌物找癌细胞，阳性率达90%。此法作为筛选。最后确诊仍须根据病理检查结果。

2. B超检查 极早期时见子宫正常大小，仅见宫腔线紊乱、中断。典型内膜癌声像图为子宫增大或绝经后子宫相对增大。宫腔内见实质不均回声区，形态不规则，宫腔线消失，有时见肌层内不规则回声紊乱区，边界不清，可做出肌层浸润程度的诊断。

3. 子宫镜检查 可直视宫腔，若有癌灶生长，能直接观察病灶大小、生长部位、形态，并可取活组织送病理检查。

4. 分段刮宫 是确诊内膜癌最常用、最可靠的方法。先用小刮匙环刮宫颈管，再进宫腔搔刮内膜，取得的刮出物分瓶标记送病理检查。分段刮宫操作要小心，以免穿孔，尤其当刮出多量豆腐渣样组织疑为内膜癌时。只要刮出物已足够送病理检查，即应停止操作。

5. MRI、CT、淋巴造影等检查 有条件者可选用MRI、CT和淋巴造影检查及血清CA125和HE4检测。

二十三、子宫内膜癌需要与哪几种疾病相鉴别？

1. 功能失调性子宫出血（简称功血） 主要表现为月经紊乱，如经量增多、经期延长、经期间出血或不规则流血等。妇科检查无异常发现，与内膜癌的症状和体征相似。临床上难以鉴别。应先行分段刮宫，确诊后再对症处理。

2. 萎缩性阴道炎 主要表现为血性白带。需与内膜癌相鉴别。前者见阴道壁充血或黏膜下散在出血点，后者见阴道壁正常，出血来自子宫颈管内。老年妇女还须注意两种情况并存的可能。

3. 子宫黏膜下肌瘤或内膜息肉 多表现为月经过多及经期延长，需与内膜癌相鉴别。及时行分段刮宫、子宫镜检查及B超检查等，确诊并不困难。

4. 原发性输卵管癌 主要表现为阴道排液、阴道流血和下腹疼痛。分段刮宫阴性，宫旁扪及肿物，而内膜癌刮宫阳性，宫旁未扪及肿物。B超检查有助于鉴别。

5. 老年性子宫内膜炎合并宫腔积脓 常表现为阴道排液增多，浆液性、脓性或脓血性。子宫正常大或增大变软，扩张宫颈管及诊刮即可明确诊断。扩张宫颈管后即见脓液流出，刮出物见炎性细胞，无癌细胞。内膜癌合并宫腔积脓时，除有脓液流出外，还应刮出癌组织，病理检查即能证实。但要注意两者并存的可能。

6. 宫颈管癌、子宫肉瘤 均表现为不规则阴道流血及排液增多。宫颈管病灶位于宫颈管内，宫颈管扩大形成桶状宫颈。子宫肉瘤一般多在宫腔内以致子宫增大。宫颈活检及分段刮宫即能鉴别。

二十四、子宫内膜癌的治疗方法有哪些？

治疗应根据子宫大小、肌层是否被癌浸润、宫颈管是否累及、癌细胞分化程度及患者全身情况等而定。主要的治疗为手术、放射治疗化学及药物治疗，可单用或联合应用。

1. 手术治疗 为首选的治疗方法，尤其对早期病例。Ⅰ期患者应行子宫次根治术及双侧附件切除术，具有以下情况之一者，应行盆腔及腹主动脉旁淋巴结取样和（或）清扫术：①病理类型为透明细胞癌，浆液性癌、鳞状细胞癌或岛的内膜样癌。②侵犯肌层深度≥1/2。③肿瘤直径>2cm。Ⅱ期应行广泛子宫切除术及双侧盆腔淋巴结清扫与腹主动脉旁淋巴结清扫术。

2. 手术加放射治疗 Ⅰ期患者腹水中找到癌细胞或深肌层已有癌浸润，淋巴结可疑或已有转移，手术后均需加用放射治疗。Ⅱ、Ⅲ期患者根据病灶大小，可在术前加用腔内照射或体外照射。腔内放射治疗结束后1~2周内进行手术。体外照射结束4周后进行手术。

3. 放射治疗 腺癌虽对放射线不敏感，但在老年、有严重合并症不能耐受手术与Ⅲ、Ⅳ期病例不宜手术者均可考虑放射治疗，仍有一定效果。治疗应包括腔内照射及体外照射。

4. 孕激素治疗 对晚期或复发癌患者、不能手术切除或年轻、早期、要求保留生育功能者，均可考虑孕激素治疗。各种人工合成的孕激素制剂如甲羟孕酮、乙酸孕酮等均可应用。用药剂量要大，至少用 10～12 周才能评价有无效果。其作用机制可能是直接作用于癌细胞，延缓 DNA 和 RNA 的复制，从而抑制癌细胞的生长。对分化好、生长缓慢、雌孕激素受体含量高的内膜癌，孕酮治疗效果较好。副反应较轻，可引起水钠潴留、水肿、药物性肝炎等，停药后逐渐好转。

5. 化疗 晚期不能手术或治疗后复发者可考虑使用化疗，常用的化疗药物有阿霉素、氟尿嘧啶、环磷酰胺、丝裂霉素等。可以单独应用，也可几种药物联合应用，也可与孕激素合并应用。

二十五、如何对子宫内膜癌术后患者进行随访？

完成治疗后应定期随访，及时确定有无复发。随访时间：术后 2 年内，每 3～6 个月 1 次；术后 3～5 年，每 6 个月至 1 年 1 次。随访检查内容包括：①盆腔检查（三合诊）；②阴道细胞学涂片检查；③胸片（6 个月至 1 年）；④血清 CA125 检测。必要时可做 CT 及 MRI 检查。

二十六、女性经常运动能降低子宫内膜癌的发病风险吗？

在此之前已有其他研究显示，运动能预防多种癌症及心脏病和糖尿病的发生。在美国癌症研究协会年会上发表的报告，再次对这些结论给予了支持。

美国范德比尔特大学研究中心的查尔斯·马修斯所领导的研究小组在大会上说，成年人运动能将子宫内膜癌的患病危险降低 20%，该研究再次证明，多运动能够降低癌症的发病率。马修斯和上海癌症研究所的同事研究发现，步行和做家务都能将子宫内膜癌的发病率降低 40%。研究人员对 974 名年龄介于 30～60 岁的上海女性进行调查，然后与其他相似年龄段的女性进行比较。研究人员询问了这些妇女现在及青少年时期的运动情况。调查结果显示，每天步行 60 分钟以上或者做家务 4 次以上的女性，患子宫内膜癌的危险要低 30%。

二十七、子宫内膜癌的患者怎样合理膳食？

1. 饮食以营养丰富、清淡适口为原则。

2. 蛋白质 1.5～2g/（kg·d）为宜，选择优质蛋白如海参、鲍鱼、畜肉、禽肉、蛋、乳类等，可促进细胞再生及修补，增强机体免疫力。

3. 糖类以每天 250～300g 为宜，以补充能量的消耗，增强体力。

4. 脂肪应适量，摄入量以不超过总热量的 30%为原则，但避免胆固醇高的食物，如鱼卵、蛋黄等。

5. 目前认为维生素 A、维生素 C、维生素 E 有较好的抗癌作用，其含量高的食物如胡萝卜、青椒、菠菜、肉、蛋、乳制品、豆类及柿子、杏、番茄、柠檬等。

6. 有恶心、呕吐、食欲减退者，应少食多餐，经常变换烹调方法，避免煎、炸及过于油腻的食物，呕吐较重者，在清晨起床后及运动前先吃点饼干、点心等含水量少的食物，但应注意避免过甜的食物。

7. 忌烟、酒及刺激性强的食物，如辛辣、过咸、过酸、过冷及产气多的食物。

二十八、子宫内膜癌的患者怎样合理休息？

1. 适当休息，保持每天睡眠 7～8 小时，并避免不良刺激。

2. 术后第 2 天可在床上活动，如下肢、上肢屈伸，握拳，腕部活动等。

3. 术后第 3 天，可试着下床，但避免活动幅度过大，引起不适。

4. 术后第 4 天可在室内活动、进食、如厕、洗漱等。

5. 以后根据体力恢复情况，逐渐增加活动量，但不能疲劳。

6. 恢复期应加强锻炼，以增强体质，提高免疫力。

二十九、子宫内膜癌的患者应进行哪些心理护理？

1. 向患者讲解本病的有关知识，如临床表现、治疗措施、治疗过程中的注意事项、饮食、休息、活动情况等，以帮助患者减轻焦虑、恐惧心理，增强战胜疾病的信心。

2. 指导患者学会自我调节情绪，如感到心理郁闷、烦躁、恐惧时，应将注意力转向外界，如到室外活动，到公园散步，或看喜欢的电视节目、书刊、报纸、小说等。

3. 指导患者正确面对现实，树立正确的人生观。

4. 向患者推荐康复病例，以增强康复信心。

5. 指导患者进行个人修饰，如放射治疗、化学治疗出现脱发、贫血等情况时，应采取化妆、戴假发、穿自己喜欢的衣服等方式，以增强自信心。

6. 指导患者进行太极拳等练习，以转移注意力，调动机体的积极因素，提高免疫力。

三十、对子宫内膜癌的患者应从哪些方面进行出院指导？

1. 保持室内空气新鲜，温湿度适宜，避免受凉感冒。

2. 加强体育锻炼，如室外散步、太极拳等，以增强体质，促进康复。

3. 可适当从事力所能及的家务活动，避免长期卧床。

4. 根据病情及医嘱定期进行化学治疗或放射治疗。

5. 若有不适应及时到医院就诊。

6. 加强营养以促进机体的康复。

7. 保证良好的休息和睡眠。

8. 保持良好的心理状态，调动体内的积极因素，以增强体质。

三十一、如何预防及早期发现子宫内膜癌？

预防及早期发现内膜癌的措施有：①普及防癌知识，定期行防癌检查。②正确掌握使用雌激素的指征。③围绝经期妇女月经紊乱或不规则阴道流血者应先排除内膜癌。④绝经后妇女出现阴道流血警惕内膜癌可能。⑤注意高危因素，重视高危患者。

三十二、什么是子宫肉瘤？它有哪些症状？

子宫肉瘤罕见，是恶性程度高的女性生殖器肿瘤，来源于子宫肌层或肌层内结缔组织，占子宫恶性肿瘤的2%～4%。好发于围绝经期妇女，多发年龄为50岁左右。

早期症状不明显。常见的临床症状有：

1. 阴道不规则流血 是最常见的症状，量或多或少，出血来自向宫腔生长的肿瘤表面溃破。若合并感染坏死，可有大量脓性分泌物排出。

2. 腹痛 生长过快，破裂、出血坏死可引起腹痛。

3. 腹部包块 可在下腹部触及包块，并生长迅速。

4. 压迫症状 可能出现尿频、尿急、尿潴留、排便困难。

5. 其他 消瘦、贫血、低热等。

三十三、子宫肉瘤的病理分类有哪些？

根据不同的组织发生来源，主要病理分类有：

1. 子宫平滑肌肉瘤 最多见，来自子宫肌层或子宫血管壁平滑肌纤维，也可由子宫肌瘤肉瘤变而成。巨检见肉瘤呈弥漫性生长，与子宫肌层无明显界线。若为肌瘤内瘤变常从中心向周围播散。剖面失去漩涡状结构，常呈均匀一片或鱼肉状。色灰黄或黄红相间，半数以上见出血坏死。镜下见平滑肌细胞增生，细胞大小不一，排列紊乱，核异型，染色质多、深染且分布不均，核仁明显，有多核巨细胞，核分裂象＞5/10HP。

2. 子宫内膜间质肉瘤 来自子宫内膜间质细胞，分两类。

（1）低度恶性间质肉瘤：曾称淋巴管内间质肉瘤，少见。巨检见子宫球状增大，肌纤维增粗，有多发性颗粒样、小团状突起，质如橡皮、富弹性，用镊子夹起后能回缩，似拉橡皮筋感觉。剖面见于子宫内膜层有息肉状肿块，黄色，表面光滑，切面均匀，无漩涡状排列。镜下见子宫内膜间质细胞侵入肌层肌束间，细胞质少，细胞异型少，核分裂象少，细胞周围有网状纤维围绕，很少出血坏死。

（2）高度恶性间质肉瘤：少见，恶性程度较高。巨检见肿瘤起源于子宫内膜功能层，向腔内突起呈息肉状，质软，切面灰黄色，鱼肉状，局部有出血坏死，向肌层浸润。镜下见内膜间质细胞高度增生，腺体减少、消失。瘤细胞致密，圆形或纺锤状，核大。分裂象多，细胞异型程度不一。

（3）恶性中胚叶混合瘤：很少见。来自残留的胚胎细胞或间质细胞化生。肿瘤含肉瘤和癌两种成分，又称癌肉瘤。巨检见肿瘤从子宫内膜长出，向宫腔突出呈息肉样，多发性或分叶状，底部较宽或形成蒂状。晚期浸润周围组织。肿瘤质软，表面光滑。镜下见癌和肉瘤两种成分，并可见过渡形态。

三十四、子宫肉瘤有哪些治疗方法？

1. 手术治疗　子宫肉瘤的治疗主要是手术治疗。手术切除肿瘤，不仅要切除全子宫，还要切除双侧附件，如果肿瘤已侵犯到子宫颈，应尽可能做广泛子宫切除。

2. 放射治疗　一般不主张单纯放射治疗。对复发或转移的晚期肉瘤患者，如果已经不能手术，可用60钴或深度X线作为姑息治疗，以延长生命。手术前后辅以放射治疗可提高疗效，放射治疗还可减少局部复发，推迟复发的时间。不同组织类型的子宫肉瘤对放射治疗的敏感性有差异，子宫内膜间质肉瘤对放射治疗较为敏感，子宫恶性中胚叶混合瘤次之，而平滑肌肉瘤对放射治疗不够敏感。

3. 化学药物治疗　可以延缓复发。多柔比星（阿霉素）是首选的药物之一，常用的联合化疗方案有长春新碱、多柔比星、氮烯咪胺及VAC方案[长春新碱、放线菌口（更生霉素）、环磷酰胺]、PVB方案（顺铂、长春新碱、博来霉素）等。最近强调使用PE方案（顺铂、多柔比星），效果更好。

4. 孕激素治疗　目前研究认为，孕激素对子宫内膜间质肉瘤和子宫恶性中胚叶混合瘤有一定疗效，可选择甲羟孕酮或甲地孕酮治疗。

总的来说，子宫肉瘤的预后较差。唯有早期诊断，才能提高治疗效果。但子宫肉瘤的早期诊断较困难，重要的是对子宫肌瘤的重视。对于近期迅速长大的肌瘤，绝经后继续增大的肌瘤，需要警惕是否有恶变。

第十四章　卵巢肿瘤与输卵管肿瘤

一、卵巢肿瘤的组织学分类有哪些？

1. 上皮性肿瘤
（1）浆液性肿瘤。
（2）黏液性肿瘤，宫颈样型及肠型。
（3）子宫内膜样肿瘤，包括变异性及鳞状分化。
（4）透明细胞肿瘤。
（5）移性细胞肿瘤。
（6）鳞状细胞肿瘤。
（7）混合性上皮性肿瘤。
（8）未分化和未分类肿瘤。

2. 性索-间质肿瘤
（1）颗粒细胞-间质细胞肿瘤。
（2）支持细胞-间质细胞肿瘤（睾丸母细胞瘤）。
（3）混合性或未分类的性索-间质肿瘤。
（4）类固醇细胞肿瘤。

3. 生殖细胞肿瘤
（1）无性细胞瘤。
（2）卵黄囊瘤。
（3）胚胎性癌。
（4）多胎瘤。
（5）非妊娠性绒癌。
（6）畸胎瘤。
（7）混合型。

二、卵巢肿瘤的临床表现有哪些？

1. 卵巢良性肿瘤　肿瘤较小时多无症状，常在妇科检查时偶然发现。肿瘤增大时，感腹胀或腹部可扪及肿块。肿瘤增大占据盆、腹腔时，可出现尿频、便秘、气急、心悸等压迫症状。检查见腹部膨隆，包块活动度差，叩诊实音，无移动性浊音。双合诊和三合诊检查可在子宫一侧或双侧触及圆形或类圆形肿块，多为囊性，表面光滑，活动，与子宫无粘连。

2. 卵巢恶性肿瘤　早期常无症状。晚期主要症状为腹胀、腹部肿块、腹腔积液及其他消化道症状；部分患者可有消瘦、贫血等恶液质表现。肿瘤向周围组织浸润或压迫，可引起腹痛、腰痛或下肢疼痛；压迫盆腔静脉可出现下肢水肿；功能性肿瘤可出现不规则阴道流血或绝经后出血。三合诊检查可在直肠子宫凹陷处触及质硬结节或肿块，肿块多为双侧，实性或囊实性，表面凹凸不平，活动差，与子宫分界不清，常伴有盆腔积液。有时可在腹股沟、腋下或锁骨上触及肿大的淋巴结。

三、卵巢肿瘤有哪些辅助检查方法？

1. 影像学检查
（1）B超检查：可了解肿块的部位、大小、形态，囊性或实性，囊内有无乳头。临床诊断符合率＞90%，但不易测出直径＜1cm的实性肿瘤。彩色多普勒超声扫描可测定卵巢及其新生组织血流变化，有助于诊断。
（2）腹部X线摄片：卵巢畸胎瘤可显示牙齿、骨质及钙化囊壁。

（3）MRI、CT、PET检查：MRI可较好显示肿块及肿块与周围的关系，有利于病灶定位及病灶与相邻结构关系的确定；CT可判断周围侵犯及远处转移情况，对手术方案的制订有较大优势。PET或PET-CT对卵巢肿瘤的敏感性和特异性均不高，一般不推荐用于初次诊断。

2. 肿瘤标志物

（1）血清CA125：80%卵巢上皮性癌患者血清CA125水平升高，但近半数的早期病例并不升高，故不单独用于卵巢上皮性癌的早期诊断。90%以上患者CA125水平与病程进展相关，故更多用于病情检测和疗效评估。

（2）血清AFP：对卵黄囊瘤有特异性诊断价值。未成熟畸胎瘤、混合性无性细胞瘤中含卵黄囊成分者，AFP也可升高。

（3）血清HCG：对非妊娠性卵巢绒癌有特异性。

（4）性激素：颗粒细胞瘤、卵泡膜细胞瘤产生较高水平雌激素，浆液性、黏液性囊腺瘤或勃勒纳瘤有时也可分泌一定量雌激素。

（5）血清HF4：是继CA125后被高度认可的卵巢上皮性癌肿瘤标志物，目前推荐其与CA125联合应用来判断盆腔肿瘤的良、恶性。

3. 腹腔镜检查 可直接观察肿块外观和盆腔、腹腔及横膈等部位，在可疑部位进行多点活检，抽取腹水行细胞学检查。

4. 细胞学检查 抽取腹水或腹腔冲洗液和胸腔积液，行细胞学检查。

四、卵巢肿瘤的治疗原则有哪些？

卵巢肿瘤一经发现，应行手术。手术目的：①明确诊断；②切除肿瘤；③恶性肿瘤进行手术病理分期；④解除并发症。术中应剖检肿瘤，必要时做冷冻切片组织学检查以明确诊断。卵巢良性肿瘤可在腹腔镜下手术，而恶性肿瘤一般采用经腹手术。卵巢恶性肿瘤患者术后应根据其组织学类型、细胞分化程度、手术病理分期和残余灶大小决定是否接受辅助性治疗，化学药物治疗是主要的辅助治疗。

五、妊娠期合并卵巢肿瘤如何处理？

1. 对于妊娠期合并的卵巢包块，若逐渐缩小，多数为生理性囊肿。

2. 如果肿物超过5cm，不论其是否有扭转等并发症，均应在孕16周左右进行腹腔镜手术或剖腹探查，因为只有适时地实施手术，才能避免发生并发症，并及时发现恶性肿瘤情况。

3. 如果肿物质硬，结节性、固定或双侧性，则不论孕龄长短，均应剖腹手术。如并发有肿瘤扭转、破裂或感染等，或伴有急性腹痛、恶心呕吐，甚至休克，亦应立即手术。

六、恶性卵巢肿瘤的患者应怎样合理膳食？

1. 加强营养，提供优质高蛋白、高热量、高维生素和矿物质、适量脂肪的饮食，增强抵抗力，提高机体免疫力，修补因治疗所造成的组织及器官的损伤，延缓恶液质和并发症的发生。

2. 优质蛋白可从海参、鲍鱼及其他鱼类、动物瘦肉、禽肉、蛋类、乳类等获取，每日保证90~150g。维生素主要来源于新鲜的蔬菜、水果中，脂肪以不饱和脂肪酸为主，以豆制品、植物油等为主。尽量避免胆固醇高的食物，如鱼卵、蛋黄、动物脑、内脏等。

3. 有恶心、呕吐时，可在晨起先进饼干3~5片，以后以清淡、易消化的食物为主，并少食多餐。选择清凉、咸味稍浓、质地嫩软的食物为宜。

4. 每日食物应荤素搭配，营养合理，应每餐改变食物品种和烹调方式，以增进食欲。

5. 对进食少者，应适当增加副食，如两餐之间选择巧克力、点心、花生、开心果、松子、葵花籽、核桃及新鲜的水果等。

6. 对放射治疗或化学药物治疗的患者，因口腔中味觉功能减退，可适当选择味道较浓的食物，如洋葱、香菇、蒜薹等，并适当加用调味品。

7. 避免烟、酒、咖啡、油煎、油炸、过凉、过热、过酸、过咸、过于油腻及辛辣、苦等食物。

8. 行手术治疗者，术前一日早、午餐进易消化食物，晚餐进半流质饮食，如面条、稀饭等，晚餐后禁饮食。术后 6 小时内禁饮食，6 小时后可流质饮食，如米汤、鸡汤、排骨汤等，但应避免奶类、糖类、豆类等，以免产气过多，引起腹胀。1~2 日后逐渐改为半流质饮食、软食到普食，术后第 4 天开始进粗纤维食物，以促进肠蠕动，防止便秘。

七、恶性卵巢肿瘤的患者应怎样合理休息？

1. 重症时应注意卧床休息，保证每日睡眠 7~8 小时。

2. 手术治疗者，术前应注意卧床休息，术前 1 日晚可遵医嘱适当应用镇静药。

3. 术后第 1 日可在床上活动，如翻身、上、下肢屈伸、腕部活动等，术后第 2 日可试着下床活动，但每次活动时间不超过 15 分钟，可自行进食，洗漱等。术后第 3 日可适当增加活动量，如尿管已拔除者，可在病区内活动，活动时间应逐渐增加，以每次增加 15 分钟为宜，可自行如厕。术后第 4 日如无其他并发症和不适，可在室内自由活动，但如有疲劳、不适，应立即上床休息。

4. 恢复期应加强体育锻炼，如到户外散步、打太极拳、做操等，活动应量力而行，疲劳时应就地休息。

5. 在病情允许的情况下，可适当从事力所能及的家务活动，以促进自信心的建立和恢复。

八、恶性卵巢肿瘤的患者应怎样进行心理护理？

1. 向患者讲解疾病的有关知识，如临床表现、治疗原则、特殊检查前后的注意事项，各种治疗过程中的注意点及饮食、休息等，帮助患者减轻焦虑、恐惧心理，增强康复的信心。

2. 指导患者树立正确的人生观，勇敢地面对现实。

3. 指导患者学习自我调节情绪的方法，如把内心的郁闷、烦躁指向外界，转移注意力，选择自己喜欢的方式，如听音乐、看电视、外出散步、外出旅游、太极拳、与朋友聊天等，借此来表达自己的情感。

4. 在患者失望时，应选择身边的康复对象作为榜样，或通过资料介绍等方式，必要时引导患者与康复对象进行交流，以增强战胜疾病的信心。

5. 进行放射治疗或化学药物治疗的患者，出现严重的毒副反应时，常常使患者失去继续治疗的信心，此时，应与家属进行沟通，为患者提供良好的治疗氛围，避免各种不良的精神刺激，多给予关心、同情、支持、照顾，以保持情绪稳定，使其树立信心，坚持治疗。

6. 进行化学治疗的患者，应向其讲解化学治疗中可能出现的毒副反应及预防，如最常见的白细胞和血小板减少，易引起感染，因此，应注意讲究个人卫生，尽量避免到公共场所，以防感染呼吸道传染病，尽量避免探视，特别是有呼吸道传染病的探视者更应注意。应用放线菌口时，易引起毛发脱落，可指导患者佩戴假发。在治疗过程中，还可引起口腔溃疡、感染、恶心、呕吐、食欲减退、腹痛、腹泻、便秘、阴道黏膜溃疡、肝肾功能损害、皮疹等，因此要有心理准备，出现毒副反应时，避免紧张。同时可在医护人员的指导下，尽量减少毒副反应的发生。

7. 接受放射治疗的患者，可出现程度不同的乏力、头晕、恶心、呕吐、食欲减退、腹痛、腹泻，严重时可见便血、肉眼血尿、阴道黏膜充血、水肿、溃疡等。接受外照射时，可出现照射局部皮肤增厚、变硬、红斑，患者自觉干燥、瘙痒、疼痛，严重时出现水疱，或发生水泡破溃感染，也可出现毛发脱落现象。因此，在治疗前，应向患者说明，要有充分的心理准备，一旦出现应在医护人员指导下做好护理。

8. 对晚期恶液质的患者，应给予心理安慰，特别应指导家属给予关心、照顾和亲情，让患者认为是许多人在帮助自己与病魔抗争，从而不感觉孤单和寂寞，使患者保持心情平静，同时应注意皮肤、口腔、会阴等处的护理，加强营养、补充水分、维持水电解质及酸碱平衡，防止发生感染。

九、恶性卵巢肿瘤的患者应从哪些方面进行护理?

1. 保持室内空气新鲜,温湿度适宜,对接受化学药物治疗、放射治疗引起的白细胞及血小板降低者,应住隔离室,室内每日进行紫外线空气消毒2次,每次半小时,避免探视。护理人员有感染者不宜进行相应的护理。

2. 术后6小时后,可适当抬高床头,并逐渐取半卧位,以促使膈肌下降,减轻伤口张力,有利于呼吸。

3. 术后一般情况下留置导尿管24~48小时,留置尿管期间每日进行会阴护理1~2次,重点清洁尿道外口,必要时行膀胱冲洗,以防止泌尿系统感染。

4. 接受化学药物治疗、放射治疗时,常出现口腔溃疡,应指导患者每次进食前后用漱口液漱口,每日早、晚用软毛刷刷牙,舌面、腭部有痂皮、碎屑时,可用过氧化氢漱口,每2小时一次,接着再用生理盐水漱口一次。若疼痛严重,影响进食,可在每次进食前15~30分钟,用0.5%的卡因加庆大霉素喷雾,以减轻疼痛。

5. 有阴道黏膜溃疡时,应每日用温水冲洗外阴,合并感染者,可用1:5000高锰酸钾溶液坐浴,每日1~2次。

十、什么是卵巢上皮性肿瘤?

卵巢上皮性肿瘤为最常见的卵巢肿瘤,占原发性卵巢肿瘤50%~70%,占卵巢恶性肿瘤85%~90%。多见于中老年妇女,很少发生在青春期前和婴幼儿。肿瘤来源于卵巢表面的生发上皮,生发上皮来自原始体腔上皮,具有分化为各种苗勒上皮的潜能,向输卵管上皮分化,形成浆液性肿瘤;向宫颈黏膜分化,形成黏液性肿瘤;向子宫内膜分化,形成子宫内膜样肿瘤。

卵巢上皮性肿瘤分为良性、交界性和恶性。交界性肿瘤是一种低度恶性潜能肿瘤,上皮细胞增生活跃、细胞层次增加、核异型及核分裂象增加,常无间质浸润。临床表现为生长缓慢、转移率低、复发迟。

十一、卵巢上皮性肿瘤组织学类型主要有哪些?

1. 浆液性肿瘤

(1) 浆液性囊腺瘤:占卵巢良性肿瘤25%。多为单侧,球形,大小不等,表面光滑,囊性,壁薄,囊内充满淡黄色清亮液体。镜下见囊壁为纤维结缔组织,内衬单层柱状上皮。

(2) 交界性浆液性囊腺瘤:中等大小,多为双侧,较少在囊内乳头状生长。镜下见乳头分支纤细而密,上皮复层不超过3层,细胞核轻度异型,核分裂象<1/HP,无间质浸润,预后好。

(3) 浆液性囊腺癌:占卵巢上皮性癌75%。多为双侧,体积较大,囊实性。结节状或分叶状、灰白色,或有乳突状增生,切面为多房,腔内充满乳头,质脆,出血、坏死。镜下见囊壁上皮明显增生,复层排列,一般在4~5层以上。癌细胞为立方形或柱状,细胞异型明显,并向间质浸润。

2. 黏液性肿瘤

(1) 黏液囊腺瘤:占卵巢良性肿瘤的20%。多为单侧,圆形或卵圆形,体积较大,表面光滑,灰白色。切面常为多房,囊腔内充满胶冻样黏液,含黏蛋白和糖蛋白,囊内很少有乳头生长。镜下见囊壁为纤维结缔组织,内衬单层柱状上皮;可见杯状细胞及嗜银细胞。

(2) 交界性黏液性囊腺瘤:一般较大,单侧较多,表面光滑,常为多房。切面见囊壁增厚,有实质区和乳头状形成,乳头细小、质软。镜下见细胞轻度异型性,细胞核大、深染,有少量核分裂,增生上皮向腔内突出形成短粗乳头,上皮细胞不超过3层,无间质浸润。

(3) 黏液性囊腺癌:占卵巢上皮癌20%。多为单侧,瘤体较大,囊壁可见乳头或实质区,切面为囊实性,囊液混浊或血性。镜下见腺体密集,间质较少,上皮细胞超过3层,异型明显,并有间质浸润。

3. 卵巢子宫内膜样肿瘤 良性肿瘤较少见,多为单房,表面光滑,囊壁衬以单层柱状上皮,似正常子宫内膜,间质内可有含铁血黄素的吞噬细胞。交界性瘤也很少见。卵巢子宫内膜样癌占卵巢上皮性癌2%，多为单侧，中等大，囊性或实性，有乳头生长，囊液多为血性。镜下特点与子宫内膜癌极相似，多为高分化腺癌或腺棘皮癌，常与子宫内膜癌并存，不易鉴别何者为原发。

十二、卵巢上皮性肿瘤的治疗方法有哪些？

1. 良性肿瘤 根据患者年龄、生育要求及对侧卵巢情况，决定手术范围。年轻、单侧肿瘤行患侧卵巢肿瘤剔除或卵巢切除术，保留同侧正常卵巢组织和对侧正常卵巢；双侧良性肿瘤应行肿瘤剔除术。绝经后妇女可行子宫及双侧附件切除术或单侧附件切除术。术中应剖检肿瘤，必要时做冷冻切片组织学检查，明确肿瘤性质以确定手术范围。肿瘤应完整取出，尽可能防止肿瘤破裂、囊液流出，避免瘤细胞种植于腹腔。巨大良性囊性肿瘤可穿刺放液，待体积缩小后取出，但穿刺前须保护穿刺周围组织，以防被囊液污染。放液速度应缓慢，以免腹压骤降发生休克。

2. 恶性肿瘤 初次治疗原则是手术为主，辅以化学药物治疗、放射治疗等综合治疗。

（1）手术治疗：是治疗卵巢上皮性癌的主要手段。初次手术的彻底性与预后密切相关。

1）早期卵巢上皮性癌应行全面分期手术，包括：足够大的腹部正中直切口；留取腹水或腹腔冲洗液行细胞学检查；全面探查全部腹膜和腹腔器官表面，活检和（或）切除任何可疑病灶、包块和粘连部位；正常腹膜随机盲检，包括右半横膈下面、膀胱返折、直肠子宫陷凹、左右侧结肠旁隐窝和双侧盆壁；全子宫和双附件切除，结肠下网膜切除；选择性盆腔淋巴结及腹主动脉旁淋巴结切除；黏液性肿瘤者应行阑尾切除。

2）晚期卵巢上皮性癌行肿瘤细胞减灭术，手术的主要目的是切除所有原发灶，尽可能切除所有转移灶，使残余肿瘤病灶达到最小，必要时可切除部分肠管、膀胱、脾等器官。若最大残余灶直径小于1cm，称满意或理想的肿瘤细胞减灭术，对于经评估无法达到满意手术的Ⅲ、Ⅳ期患者，在获得明确的组织学诊断后可先行2～3个疗程的新辅助治疗后再进行手术，这类手术被称为中间型手术。

（2）化学药物治疗：卵巢上皮性癌对化学药物治疗较敏感，即使已有广泛转移也能取得一定疗效。除经过全面分期手术的ⅠA期和ⅠB期且为G1的患者不需化学药物治疗外，其他患者均需化学药物治疗。化学药物治疗主要用于：①初次手术后辅助化学药物治疗，以杀灭残留癌灶、控制复发，以缓解症状、延长生存期。②新辅助化学药物治疗使肿瘤缩小，为达到满意手术创造条件。③作为不能耐受手术者的主要治疗，但很少应用。

（3）放射治疗：治疗价值有限。对于复发患者可选用姑息性局部放射治疗。

（4）其他治疗：目前临床应用较多的是细胞因子治疗，如白细胞介素-2、干扰素、胸腺素等。已有研究发现，卵巢癌细胞诱导肿瘤局部免疫抑制是卵巢癌免疫逃逸的关键机制，并证明了细胞因子基因治疗的有效性。分子靶向治疗作为卵巢癌的辅助治疗手段，已呈现出一定的临床疗效，如血管内皮生长因子的抑制剂贝伐珠单抗等，其临床推荐使用方案是 7.5～15mg/kg，疗程间隔 3 周，可与标准化疗方案联合应用。

3. 交界性肿瘤 主要采用手术治疗。参照卵巢癌手术方法进行全面分期手术或肿瘤细胞减灭术，但临床。Ⅰ期的患者经仔细探查后可不行后腹膜淋巴结切除术。由于交界性肿瘤很少广泛转移及深部浸润，即使晚期病例也能全部切除，故应力求全部切除术中能探查到的所有病灶。交界性肿瘤预后较好，对临床Ⅰ期、希望保留生育功能的年轻患者，均可考虑行保守性手术。交界性肿瘤术后一般不选择辅助性化学药物治疗，只有在腹膜、大网膜有浸润种植或术后短期内复发时考虑给予化学药物治疗。

4. 复发性癌 卵巢上皮性癌一经复发，预后很差，选择治疗时应优先考虑患者的生活质量。

（1）手术治疗的作用有限，应仔细、全面评估后实施。主要用于：①解除并发症；②对二线化学药物治疗敏感的复发灶再次减灭；③孤立复发灶的切除。

（2）化学药物治疗是主要的治疗手段，药物的选择应根据一线化疗的方案、疗效、毒副反应及无瘤生存时间综合考虑，可按以下原则选择方案：①未用铂类者可选择以铂类为主的联合化疗；②完成铂类药物化疗后，无瘤生存时间＞6个月者可再选择以铂类为主的联合化疗；③完成铂类药物化疗后无瘤生存时间＜6个月或铂类药物化疗未达完全缓解者，应选用与铂类无交叉耐药的药物，如吉西他滨、脂质体阿霉素、拓扑替康、依托泊苷等。

十三、非卵巢上皮性肿瘤常见的种类有哪些？

常见的非卵巢上皮性肿瘤有生殖细胞肿瘤、性索间质肿瘤和转移性肿瘤，约占卵巢恶性肿瘤的10%。

十四、非卵巢上皮性肿瘤的病理分类有哪些？

1. 畸胎瘤 通常由两个或三个胚层组织构成，偶然仅见一个胚层成分，肿瘤组织多数成熟，少数未成熟。多为囊性，少数呈实质性，肿瘤的良、恶性程度取决于组织的分化程度，而不是肿瘤的质地。

2. 无性细胞瘤 属恶性肿瘤，主要发生于儿童及青年妇女。80%～90%为单侧性，好发于右侧卵巢，系右侧性腺分化及发育比左侧慢之故。肿瘤中等大小，圆形或椭圆形，有时呈分叶状，触之似橡皮，包膜光滑，切面为实性，呈淡棕色，无性细胞瘤对放射治疗特别敏感，5年生存率可达90%。

3. 内胚窦瘤 又称卵黄囊瘤，发生率并非很低，肿瘤高度恶性，多见于儿童及青少年。绝大多数为单侧性，体积较大，圆形或卵圆形，包膜完整，切面实性，质脆，夹有多数小囊，含胶状囊液，伴明显出血坏死，易发生破裂。内胚窦瘤来自卵黄囊，瘤细胞可产生甲胎蛋白（AFP），患者血清中能测出较高浓度的AFP，其浓度与肿瘤的消长平行，成为诊断及治疗监护中的重要标志物。本瘤由于生长迅速，易早期转移，过去平均生存时间仅12～18个月，经联合化疗后现已明显延长。

十五、什么是卵巢性索间质肿瘤？

卵巢性索间质肿瘤起源于原始性腺中的性索和间质组织，分别在男性和女性衍化成各自不同类型的细胞，并形成一定的组织结构。女性的性索间质细胞称为颗粒细胞和卵泡膜细胞，男性则为支持细胞和间质细胞，它们可各自形成女性的颗粒细胞瘤和卵泡膜细胞瘤，或男性的支持细胞瘤和间质细胞瘤。亦可混合构成颗粒-卵泡膜细胞瘤或支持-间质细胞瘤。由于性索间质可向多方向分化，卵巢和睾丸可查见所有这些细胞类型来源的肿瘤。卵泡膜细胞和间质细胞可分别产生雌激素和雄激素，患者常有内分泌功能改变。

十六、卵巢性索间质肿瘤的病理分类有哪些？

1. 颗粒细胞-间质细胞瘤 由性索的颗粒细胞及间质的衍生成分和成纤维细胞及卵泡膜细胞组成，可单一成分或两种组织成分并存，分程度也各不相同。

（1）颗粒细胞瘤：是功能性肿瘤中最常见者，为低度恶性肿瘤，以50岁左右妇女最常见。因能分泌雌激素，故有女性化作用，青春期前可出现假性性早熟，生育年龄引起月经紊乱，绝经后妇女则有子宫内膜增生过长，甚至发生腺癌，肿瘤多为单侧性，大小不一，表面光滑或分叶状，切面实性，半数呈囊性变。预后一般良好。5年存活率达80%左右。少数病例治疗后多年尚可复发，故应长期随访。

（2）卵泡膜细胞瘤：发病率为颗粒细胞的1/2，基本上属良性，但有2%～5%为恶性。多发生于绝经后，40岁前少见。肿瘤为单侧，大小不一，一般为中等大小，质硬，表面光滑，切面实性，灰白色，典型者有黄色脂质区。该瘤可分泌更多的雌激素，故女性化症状比颗粒细胞瘤显著。常合并子宫内膜增生过长甚至子宫内膜癌。恶性卵泡膜细胞瘤可直接浸润邻近组织，并可发生远处转移，但预后仍较一般卵巢癌为佳。

（3）纤维瘤：是卵巢实性肿瘤中较为常见者，占卵巢肿瘤的2%～5%，属良性肿瘤，多见于中年妇女。肿瘤多为单侧性，中等大小，表面光滑或结节状，切面灰白色，实质性，极坚硬。偶见纤维瘤伴腹水或胸腔积液，称麦格综合症，手术切除后胸腔积液、腹水自行消失。腹水经淋巴途径或横膈通道渗至胸腔，右侧横膈淋巴丰富，故胸腔积液多发生于右侧。

2. 支持-间质细胞瘤 又称睾丸母细胞瘤。罕见，主要发生在睾丸，较少发生于卵巢，多为良性，任何年龄均可发病，多发于年轻育龄期妇女。该瘤可分泌少量雄激素，若大量分泌可表现为男性化。10%～30%呈恶性行为，5年存活率为70%～90%。

十七、什么是卵巢转移性肿瘤？

卵巢恶性肿瘤有的是来自身体其他器官的原发性恶性肿瘤，称为卵巢的转移性肿瘤。约占卵巢性肿瘤的1/5。常见的原发部位是胃肠道、乳腺及生殖器（子宫、输卵管）。因系晚期肿瘤，预后不良。库肯勃瘤，即印戒细胞瘤，是一种特殊类型的转移性腺癌，含有典型的能产生黏液的印戒细胞，原发部位为胃肠道。肿瘤为双侧性，中等大小，与周围器官无粘连，切面实性，胶质样，多伴有腹水，预后极坏，多在术后一年内死亡。

十八、什么是输卵管肿瘤？

输卵管肿瘤甚为少见，而良性较恶性更为少见。输卵管良性肿瘤的组织类型繁多，其中腺癌样瘤相对多见。其他如乳头状瘤、血管瘤、平滑肌瘤、脂肪瘤等均极罕见。输卵管肿瘤常伴发不孕，原发性不孕者占40%～50%，可能与输卵管炎尤其是结核性输卵管炎有关。由于输卵管肿瘤无特异性症状和体征，且卵巢癌常累及输卵管，临床上易发生漏诊和误诊。

十九、输卵管肿瘤的分类有哪些？

1. 输卵管良性肿瘤 种类甚多，以腺瘤样瘤相对多见，其他包括平滑肌瘤、乳头状瘤及畸胎瘤等。由于缺乏典型的症状和体征，很难在手术前明确诊断，往往在盆、腹腔手术时发现。输卵管原发性良性肿瘤来源于副中肾管或中肾管。

根据米勒细胞类型大致可分为：①上皮细胞瘤：腺瘤样瘤、乳头状瘤、息肉；②内皮细胞瘤：血管瘤、淋巴管瘤、包涵囊肿；③中胚叶瘤：平滑肌瘤、脂肪瘤、软骨瘤、骨瘤；④畸胎样瘤：畸胎瘤、甲状腺肿。其中以输卵管腺样瘤与乳头状瘤较为常见，其次为平滑肌瘤、畸胎瘤。治疗手段为肿瘤切除术或患侧输卵管切除术。预后良好。但乳头状瘤和畸胎瘤偶可发生恶性变，如有可疑，术中应行冷冻切片病理检查。

2. 原发性输卵管癌 是少见的妇科恶性肿瘤，约占女性生殖道恶性肿瘤的0.5%。发病高峰年龄为52～57岁。阴道排液是最常见的症状，常伴有盆腔或下腹部疼痛和盆腔包块。输卵管癌的生物学性状及治疗与卵巢癌相似。

二十、输卵管肿瘤的临床表现有哪些？

输卵管肿瘤早期多无症状，易被忽视或延误诊断。随病变发展，临床上表现为阴道排液、腹痛和盆腔肿块，称输卵管癌"三联征"。但不足15%的患者有此典型"三联征"。

1. 阴道排液 最常见，排液是输卵管癌患者最具特征的症状，为浆液性黄水，量多少不一，呈间歇性，有时为血水样稀液。一般无气味，但个别有恶臭。

2. 腹痛 大约半数患者有下腹部疼痛，多发生于患侧，为钝痛，一般不重，以后逐渐加剧呈痉挛性绞痛。

3. 下腹或盆腔包块 部分患者自己能在下腹扪及肿块。

4. 阴道出血 阴道不规则出血亦是常见症状之一，出血为肿瘤坏死侵破血管，血液流入子宫经阴道排出所致。

5. 腹水 较少见，呈淡黄色，有时呈血性。

6. 其他 晚期肿块压迫附近器官或广泛转移，可出现排尿不畅，部分肠梗阻的症状。

二十一、输卵管肿瘤的转移途径有哪些？

输卵管癌的转移途径与卵巢癌类似，可直接蔓延到邻近器官，如通过伞端扩散到腹膜、大网膜、肠表面、膀胱及直肠或通过输卵管的蠕动向宫腔、子宫颈甚至对侧输卵管蔓延。也可沿淋巴管转移到腹主动脉旁淋巴结和盆腔淋巴结。晚期可通过血液循环转移至肺、脑、肝、肾等器官。

二十二、原发性输卵管癌的辅助检查有哪些？

1. 阴道细胞学检查 对有阴道流血、阴道排液等临床症状者，如能排除子宫内膜癌及宫颈癌瘤，而阴道细胞学检查阳性，特别是找到腺癌细胞时，则应高度疑为本病，但其阳性率不足50%。有人主张直接检查宫腔吸出物乃至输卵管吸液，可提高阳性率。

2. 诊断性刮宫 进行全面的分段诊断性刮宫和仔细探查宫腔，可以除外宫腔、颈管的癌瘤及引起阴道排液的其他良性病变如黏膜下肌瘤等。若分段诊断性刮宫病理学检查为阴性，则应疑及输卵管癌。若子宫内膜活检阳性，应首先考虑为子宫内膜癌，但不能除外系输卵管癌转移而来的可能性。

3. X线检查 动态数字化子宫输卵管碘油造影有一定价值，但有可能导致癌细胞扩散至腹腔，一般不采用。近年采用CT确定肿块的部位、大小、性质等。

4. B超扫描 可确定肿块的部位、大小、性质及有无腹水等。

5. 内镜及其他检查 腹腔镜、阴道穹后部镜、子宫镜、阴道镜及宫颈活检等检查，可除外卵巢、宫体及宫颈的恶性肿瘤。

二十三、原发性输卵管癌的治疗原则有哪些？

治疗原则以手术为主，辅以化学药物治疗、放射治疗的综合治疗，应强调首次治疗的彻底性和计划性。手术范围应包括全子宫、双侧附件及大网膜切除术。若癌肿已扩散到盆腔或腹腔，则应按卵巢癌的处理原则，仍应争取大块切除肿瘤，行肿瘤减灭术及盆腔淋巴结清扫术。术后辅以化学药物治疗和放射治疗。

二十四、输卵管癌术后注意要点有哪些？

1. 输卵管癌患者禁洗盆浴，可洗淋浴。
2. 输卵管癌患者术后注意饮食起居，生活规律，不吃辛辣、刺激、冰冷的食物，注意均衡营养，多流质饮食。
3. 输卵管癌术后应常规输抗生素3~5日以预防感染。
4. 输卵管癌介入治疗后1周内有少量阴道出血及轻微下腹痛疼，应及时让患者及其家属了解相关知识。
5. 输卵管癌术后禁性生活2周。
6. 输卵管癌患者术后一但出现月经推迟或有妊娠可能时要及早进行早孕检查。
7. 输卵管癌患者接受疾病事实，保持乐观平衡心态。同时输卵管癌患者也要定期复查。

二十五、黏液性肿瘤常见的原发部位在哪里？

阑尾是黏液性肿瘤最常见的原发部位。

第十五章　妊娠滋养细胞疾病

一、什么是妊娠滋养细胞肿瘤?

妊娠滋养细胞肿瘤是恶性妊娠滋养细胞疾病,可侵蚀子宫肌层,也可能转移到子宫以外,包括侵蚀性葡萄胎(invasive hydatidiform mole,IHM)、绒癌(choriocarcinoma,CC)及罕见的胎盘部位滋养细胞肿瘤(placental site trophoblastic tumor,PSTT)。

二、什么是葡萄胎?

葡萄胎是指妊娠后胎盘绒毛滋养细胞增生,间质水肿变性,形成大小不一的水泡,水泡间借蒂相连成串,形如葡萄。葡萄胎分为两类:①完全性葡萄胎,胎盘绒毛全部受累,滋养细胞呈弥漫性增生,整个宫腔充满水泡,无胎儿及胚胎组织可见;②部分性葡萄胎,部分胎盘绒毛肿胀变性,滋养细胞局部增生,胚胎及胎儿组织可见,但胎儿多死亡,有时可见较孕龄小的活胎或畸胎,极少有足月婴诞生。

三、导致葡萄胎的原因有哪些?

其真正原因尚不明确,目前认为可能与营养缺乏、内分泌失调、病毒感染、空卵受精、染色体变异等有关。

四、葡萄胎有哪些临床表现?

1. 完全性葡萄胎　随着诊断技术的进展,越来越多的患者在未出现症状或仅有少量阴道流血时已作出诊断并治疗,所以症状典型的葡萄胎患者已很少见,其具体症状有:

(1)停经后阴道流血:为最常见的症状。停经8~12周开始出现不规则阴道流血,时出时停,量多少不定。若母体大血管破裂可造成大量出血,导致休克甚至死亡,有时在血中可发现水泡状物。若出血时间长又未及时治疗,可导致贫血和感染。

(2)子宫异常增大、变软:约半数以上患者的子宫大于相应月份的正常妊娠子宫,质地极软,并伴血清HCG水平异常升高,其原因为葡萄胎迅速增长和宫腔内积血。约1/3患者的子宫大小与停经月份相符,子宫小于停经月份的只占少数,其原因可能与水泡退行性变、停止发育有关。

(3)妊娠呕吐:出现时间较正常妊娠早,且症状较为严重。若严重呕吐未及时纠正可导致水电解质紊乱。

(4)妊娠期高血压疾病征象:多发生于子宫异常增大和HCG水平异常升高者,可在妊娠早期出现高血压、蛋白尿和水肿,且症状严重,容易发展为子痫前期,但子痫罕见。

(5)卵巢黄素化囊肿:大量HCG刺激卵巢卵泡内膜细胞发生黄素化而形成囊肿,称为卵巢黄素化囊肿。常为双侧或单侧,大小不等,囊壁薄,表面光滑。一般无症状,偶可发生扭转。黄素化囊肿在水泡状胎块清除后2~4个月可自行消退。

(6)腹痛:为阵发性下腹隐痛,由于葡萄胎增长迅速和子宫过度快速扩张所致。常发生在阴道流血前,一般不剧烈,可忍受。若黄素化囊肿扭转或破裂则可出现急性腹痛。

(7)甲状腺功能亢进征象:约7%患者可出现轻度甲状腺功能亢进,表现为心动过速、皮肤潮湿及震颤,但突眼少见。

2. 部分性葡萄胎　除阴道流血外,患者常没有完全性葡萄胎的典型症状,子宫大小与停经月份多数相符或小于停经月份,妊娠呕吐少见并较轻,多无子痫前期症状,常无腹痛和卵巢黄素化囊肿。易误诊为不全流产或过期流产,需对流产组织进行病理学检查方能确诊。

五、发现葡萄胎要怎样处理?

葡萄胎一旦确诊应及时清除子宫腔内容物,若黄素化囊肿蒂扭转且卵巢血运障碍应手术切除患侧卵巢。

六、葡萄胎清宫时的注意事项有哪些？

1. 及时清除宫腔内容物，组织学检查最好分别取宫腔内和近宫壁种植部位组织，特别是后者更具有诊断价值，因近宫壁处滋养细胞增生更为活跃。此外，在清宫术时，采用大号吸头负吸较为安全，且能较快排清宫腔内容物。

2. 输液备血的目的是从静脉迅速给药和防止术中出血。刮宫前配血备用，建立静脉通道，准备好抢救药品及物品。

3. 术中应用催产素可促使子宫收缩，减少出血及预防子宫穿孔。为防止宫缩时将水泡挤入血管造成肺栓塞或转移，缩宫素应在充分扩张宫口、开始吸宫后使用。

4. 必须充分扩张宫口后再行操作，为防止宫腔内滋养细胞从子宫血窦中转移。

5. 葡萄胎清宫不易一次吸刮干净，一般于1周后再次刮宫。对合并妊娠期高血压疾病者应做好相应的护理。

七、葡萄胎出院后随访内容有哪些？

1. HCG定量测定　葡萄胎清空后每周查血尿HCG 1次，待降至正常后，每半月1次，至3个月后，每月1次，持续至1年，以后每半年1次，持续2年。

2. 其他　在随访血、尿HCG的同时应注意观察月经是否规律，有无阴道异常流血，有无咳嗽、咯血及其他转移症状，定期做妇科检查、盆腔B超及X线胸片检查。

八、葡萄胎出院后应注意什么？

出院时要告知患者摄取高蛋白、高维生素、易消化的食物，适当活动，保证足够的睡眠；正确留取尿标本，保持外阴清洁，以防感染；每次刮宫术后1个月内禁止性生活。正常情况下，葡萄胎排空后，患者血清HCG稳定下降，首次降至正常的时间为8周。定期随访可早期发现持续性或转移性滋养细胞肿瘤。

九、葡萄胎患者如何选择再次妊娠时机？

若HCG呈对数性下降则随访6个月即可妊娠，否则，需等待更长时间才可妊娠。

十、如何处理葡萄胎危重症？

1. 葡萄胎吸宫术前、术中大出血　输液，抗休克治疗，应用宫缩剂。

2. 葡萄胎吸宫术中子宫穿孔　立即停止处理，观察腹痛，测量血压，立即行B超或腹腔镜检查。

3. 卵巢黄素囊肿　扭转或破裂导致的腹痛，腹腔镜检查或开腹，穿刺放液及电凝止血。

4. 葡萄胎广泛肺栓塞和急性心力衰竭　吸氧抗心力衰竭，注意肺部有无转移。

十一、导致葡萄胎发生局部侵犯或远处转移的高危因素有哪些？

1. 年龄>40岁妇女葡萄胎恶变的发生率要比<40岁者大2.5倍。

2. 清宫后血HCG下降速度缓慢，超过8周、持续阳性、血HCG转阴后再次升高者均容易发生恶变。

3. 子宫增长速度越快，恶变的概率越大。

4. 卵巢黄素化囊肿较大，尤其直径>6cm，且长时间不消退者，恶变概率大。

5. 葡萄胎组织小的恶变率远高于葡萄胎组织大者。

6. 若细胞滋养细胞占优势，则恶变率低，若合体滋养细胞占优势，则恶变率高。

7. 葡萄胎合并妊娠高血压疾病、甲状腺功能亢进时容易发生恶变。

8. 葡萄胎行二次刮宫，若刮出物中仍有少量葡萄胎组织或蜕膜中有小片滋养细胞者，其恶变率要比刮出物有葡萄胎组织物阴性者高。

十二、侵蚀性葡萄胎出现阴道转移后的护理措施有哪些？

1. 首先要限制患者走动，密切观察其阴道有无破溃出血，禁止做不必要的阴道检查和阴道窥器检查。
2. 随时准备好各种抢救用物；如果发生病灶破溃大出血，应立即通知医师并配合抢救。用消毒长纱条填塞阴道局部压迫止血，填塞的纱条必须于 24~48 小时内取出，必要时再用无菌纱条重新填塞，取出纱条未见继续出血者仍应严密观察阴道流血情况及生命体征。
3. 按医嘱给予输血、输液及抗生素，严密观察病情变化，及时发现感染和休克征象。

十三、葡萄胎预防性化学药物治疗的指征是什么？

葡萄胎预防性化学药物治疗适用于高危患者，年龄>40 岁；HCG 值异常升高；清除葡萄胎后 HCG 不进行性下降；子宫明显大于停经月份；黄素化囊肿直径>6cm；第二次刮宫后仍有滋养细胞高度增生；无条件随访者。预防性化学药物治疗时机尽可能选择在葡萄胎清宫前 2~3 天。

十四、葡萄胎预防性化学药物治疗有什么利弊？

诊断性刮宫是葡萄胎患者选择治疗方法的依据，通过刮宫可使部分患者免受化学药物治疗之苦。而一些学者认为，主要化学药物治疗药物 MTX 的毒性反应并不严重，刮宫导致子宫穿孔的可能性更大。在有理想的治疗效果和随访条件时，预防性化学药物治疗被认为有以下弊端：化学药物治疗并不能彻底预防恶变，而会造成一种安全的假象，从而导致随访不够充分；经预防性化学药物治疗后，若患者发生妊娠滋养细胞肿瘤，可能需要接受更多疗程的化学药物治疗，且化学药物治疗存在不可避免的不良反应，因此，预防性化学药物治疗后仍需要随访。因此，目前在许多医疗机构并不采用预防性化学药物治疗。

十五、葡萄胎患者子宫切除的指征是什么？

病变在子宫，化疗无效者，主张行子宫次根治术和卵巢动静脉高位结扎，切除宫旁静脉丛；对于年轻未生育者，尽量不切子宫，必须切除时应保留卵巢。

十六、侵蚀性葡萄胎的病理特征是什么？

侵蚀性葡萄胎大体可见水泡状物或血块，镜检可见绒毛结构，滋养细胞过度增生和不典型增生，具有过度的侵蚀能力。

组织学分为以下 3 型。

1 型：肉眼可见大量水泡，形态似葡萄胎，但已侵入子宫肌层或血窦，很少出血坏死。
2 型：肉眼可见少量或中等量水泡，滋养细胞中度增生。
3 型：肿瘤细胞几乎全部为坏死组织和血块，肉眼仔细观察才能见到少许水泡。

十七、侵蚀性葡萄胎 HCG 诊断指标是什么？

HCG 监测：葡萄胎术后 8 周以上，β-HCG 持续高于正常水平，或降后又上升。

葡萄胎、侵蚀性葡萄胎、绒癌的鉴别见表 15-1。

表 15-1 葡萄胎与侵蚀性葡萄胎、绒癌的鉴别

鉴别内容	葡萄胎	侵蚀性葡萄胎	绒癌
先行妊娠	无	葡萄胎	各种妊娠
潜伏期	无	多在 6 个月以内	常超过 6 个月
绒毛	有	有	无
滋养细胞增生	轻-重	轻-重，成团	重，成团
浸润深度	蜕膜层	肌层	肌层
组织坏死	无	有	有

续表

鉴别内容	葡萄胎	侵蚀性葡萄胎	绒癌
转移	无	有	有
肝、脑转移	无	少	较易
HCG	+	+	+

十八、什么是持续性葡萄胎？

治疗后血清 HCG 连续 3 次阴性，影像学提示病灶消失 3 个月后出现 HCG 升高（妊娠除外）或影像学检查发现新病灶则提示复发；若 3 个月内出现上述情况则为持续性滋养细胞肿瘤；若 1 年后出现上述情况为晚期复发。

十九、侵蚀性葡萄胎与异位妊娠有什么区别？

异位妊娠应与侵蚀性葡萄胎宫旁转移鉴别，两者血、尿 HCG 均可升高，停经后阴道不规则流血，突发腹痛伴有肛门坠胀，后穹隆或腹腔穿刺获得不凝血，若发现有阴道或肺转移结节有助于鉴别。异位妊娠的彩色多普勒显示其包块血流不丰富，周边部位血流显示不多，中心部位几乎见不到彩色血流，也测不到动静脉血流信号，包块多为低回声区。而侵蚀性葡萄胎则显示肿瘤周边及中心部位五彩缤纷的清晰图像，病灶呈低阻抗血流，有动静脉瘘可作鉴别。腹腔镜检查可进一步明确诊断。

二十、妊娠滋养细胞疾病有什么内在联系？

当有组织获得时，应作组织学诊断，若在子宫肌层内或子宫外转移灶组织中见到绒毛或退化的绒毛阴影，则诊断为侵蚀性葡萄胎；若仅见成片滋养细胞浸润及坏死出血，未见绒毛结构者，则诊断为绒癌。若原发灶和转移灶诊断不一致，只要在任一组织中见到绒毛结构，均诊断为侵蚀性葡萄胎。

二十一、什么是绒癌？

绒癌为一种高度恶性肿瘤，可发生于葡萄胎清除术后，或流产、足月分娩后。早期可通过血行移至全身，破坏组织及器官，引起出血坏死。末次妊娠可由产后或流产后或葡萄胎排出后恶变所致。葡萄胎排出后一年恶变者诊断为绒癌。

二十二、绒癌的病理特点是什么？

增生与分化不良的滋养细胞排列成片状，侵入内膜和肌层；伴有大量出血坏死；见不到绒毛结构，没有间质，没有血管，滋养细胞肿瘤较正常绒毛滋养细胞大 2～3 倍。

二十三、绒癌与胎盘部位滋养细胞肿瘤的区别有哪些？

绒癌与胎盘部位滋养细胞肿瘤的鉴别见表 15-2。

表 15-2 绒癌与胎盘部位滋养细胞肿瘤的区别

鉴别内容	绒癌	胎盘部位滋养细胞肿瘤
先行妊娠	各种妊娠	各种妊娠
潜伏期	常超过 6 个月	多在 1 年间
绒毛	无	无
滋养细胞增生	重，成团	中间型滋养细胞
浸润深度	肌层	肌层
组织坏死	有	无

续表

鉴别内容	绒癌	胎盘部位滋养细胞肿瘤
转移	有	少
肝、脑转移	极易	少
HCG	+	+/-

二十四、绒癌化学药物治疗停药的指征是什么？

化学药物治疗需持续到症状体征消失，连续3次每周HCG检查阴性，再巩固2~3个疗程，随访5年无复发者为治愈。

二十五、绒癌随访的内容有哪些？

随访2年，出院后前3个月内每周HCG定量监测，直至正常。3~6月每半个月1次，6~12月每个月1次。第2年每半年1次。随访时常规做盆腔检查并注意有没有阴道异常出血、咯血等症状，并检查B超、X线胸片。应避孕2年。

二十六、耐药性滋养细胞肿瘤发生的原因有哪些，该如何预防？

经2~3个疗程化学药物治疗后，血清HCG水平未呈对数下降呈平台状上升，或影像学检查示肿瘤病灶不缩小或增大，或出现新的病灶；如经过一个疗程化学药物治疗后血HCG下降<20%，提示有可能耐药。

耐药的原因：化学药物治疗疗程不够；化学药物治疗方案选择不合理；巩固化学药物治疗不充分；全身广泛转移者；延误化学药物治疗时机。

预防：初次治疗评估病情，确定临床分期，了解其预后评分。

二十七、妊娠滋养细胞疾病的危重症该如何处理？

1. 阴道转移结节破溃大出血 纱布压迫，局部病灶周围注入5-FU或MTX后缝合止血或栓塞介入治疗。

2. 脑转移合并肺出血 吸氧，注射止血药，胸腔穿刺抽液并注入5-FU化学药物治疗。

3. 大咯血 静滴垂体后叶素。

4. 子宫穿孔 腹痛，腹腔内出血，休克确诊后均宜开腹行子宫修补术或子宫切除术并行全身化学药物治疗。

5. 子宫切除术中大出血 补充血容量输血，压迫止血，常需做髂内动脉结扎。

6. 脑转移的应急处理 甘露醇静脉注入，控制液体输入量给止血药，非多发者可考虑头颅病灶切除或放疗。

7. 急性呼吸窘迫综合征（acute respiratory distress syndrome，ARDS）**晚期肺广泛转移合并呼吸困难** 改善通气，持续加压吸氧，纠酸，同时全身化学药物治疗。

二十八、妊娠滋养细胞肿瘤治疗前评估的内容有哪些？

肿瘤病因进展和病变范围；患者一般状况和重要器官功能；子宫原发病灶和盆腔转移灶；胸片阴性者应行肺部CT，阳性者行头颅和上腹部CT，排除肝脑转移。

二十九、血管介入治疗有哪些并发症？

1. 一般表现 发热，疼痛，穿刺部位血肿或局部血栓形成，动脉内膜剥落及迟发性出血。

2. 与造影剂有关的表现 潮红、呕吐、喉头水肿、休克、昏迷等。

3. 附壁血栓形成 与插管技术保留导管时间及血管病变有关。出现下肢疼痛、肢体冰冷、肤色苍白、足背动脉减弱或消失。

4. 神经系统的表现 栓塞区神经营养供血障碍致下肢麻木乏力及感觉异常。

三十、血管介入治疗在妊娠滋养细胞肿瘤诊治中有哪些作用？

动脉造影显示肿瘤破裂内出血及动静脉瘘可表现：子宫动脉扩张＞2.5mm；增多且紊乱；出现动静脉瘘；造影剂呈头发团样潴留；多血管中心出现无血管区；卵巢动静脉扩张。

动脉栓塞用于控制肿瘤破裂出血，阻断肿瘤血供使其坏死，栓塞剂含抗癌物可杀死肿瘤细胞。

动脉灌注化学药物治疗可提高抗癌药疗效并降低全身毒副反应。

三十一、绒癌常见的转移途径和转移部位有哪些？

绒癌最主要的转移途径是血行转移。常见的转移部位是肺，其他依次是阴道、脑、肝。

三十二、绒癌治愈的标准是什么？

患者症状体征消失，每周监测一次 HCG，连续三次都在正常范围内，再巩固 2~3 个疗程。随访 5 年无复发者视为治愈。

三十三、绒癌的治疗原则是什么？

以化学药物治疗为主，手术和放射治疗为辅；侵蚀性葡萄胎，化学药物治疗已几乎完全替代了手术。

三十四、什么是胎盘部位滋养细胞肿瘤？

胎盘部位滋养细胞肿瘤指起源于胎盘种植部位的一种特殊类型的滋养细胞肿瘤。临床罕见，约占妊娠滋养细胞肿瘤的 1%~2%。多数不发生转移，预后良好。

三十五、妊娠滋养细胞肿瘤与胎盘部位滋养细胞肿瘤的治疗原则有什么不同？为什么？

妊娠滋养细胞肿瘤治疗原则：以化疗为主，手术为辅，尤其是侵蚀性葡萄胎，化学药物治疗几乎已完全替代了手术。但手术治疗在控制出血、感染等并发症及切除残存或耐药病灶方面仍占重要地位。胎盘部位滋养细胞肿瘤治疗原则：手术是首选治疗方法，化学药物治疗则是适用于手术后辅助治疗。因妊娠滋养细胞肿瘤对化学药物治疗敏感，而胎盘部位滋养细胞肿瘤对化学药物治疗药物不敏感，且对血 HCG 缺乏敏感性，不利于预测肿瘤复发。

第十六章 生殖内分泌疾病

一、什么是功能失调性子宫出血？

因卵巢功能失调而引起的子宫出血，常表现为月经周期失去正常规律，经量过多，经期延长甚至出现不规则阴道流血等无全身或生殖器官器质性病变的特征。由于神经内分泌系统功能失调所引起的异常子宫出血，称为功能失调性子宫出血，简称功血，临床上将其分为无排卵型和排卵型，其中无排卵型约占80%，排卵型约占20%。

二、功能失调性子宫出血的分类和临床表现有哪些？

临床上将功能失调性子宫出血分为两大类：

1. 无排卵型 多数表现为月经周期和经血量都不正常。如经过数周至数月的停经后，突然大量出血，常持续2～3周或者更长时间，不易自行停止。若反复大量流血，常引起中度甚至重度贫血。

2. 排卵型 常表现为月经周期有规律，但周期缩短，或经前有点片出血，有时表现为经血、不孕或者孕早期流产；或表现为月经间隔时间正常，但经期流血时间延长，经量较多等。

三、什么是基础体温？

人体处在清醒而又非常安静，不受肌肉活动、精神紧张、食物及环境温度等因素影响时的状态称为基础状态，基础状态下的体温，即基础体温。基础体温又称静息体温，是指人经过6～8小时的睡眠以后，如在早晨从熟睡中醒来，体温尚未受到运动饮食或情绪变化影响时所测出的体温。通常在早晨起床前测定。

四、什么是单双向体温？

正常育龄女性的基础体温与月经周期一样，呈周期性变化，这种体温变化与排卵有关。在正常情况下，女性在排卵前的基础体温较低，排卵后升高。这是因为，当卵巢排卵后形成黄体并分泌较多的孕激素刺激了下丘脑的体温调节中枢，导致基础体温升高，并一直持续到下次月经来潮前才开始下降。下一个月经周期的基础体温又重复上述变化。把每天测量到的基础体温记录在一张体温记录单上并连成曲线，就可以看出月经周期前半期体温较低，月经周期后半期体温上升，这种前低后高的体温曲线称为双相型体温曲线。如无排卵，则基础体温无高温相，称单相型基础体温。

五、如何进行基础体温测定？

1. 自备一支体温表，掌握读表方法，务求精准。

2. 每晚临睡前将体温表水银柱甩至35℃以下，如果是电子体温计则变成初始值，放在醒来后伸手可及之地。

3. 每天清晨醒后，立即将体温表放在舌下5分钟后拿出来读数，并记录在特制的表格上。也可以在腋下测量，但一般腋下温度不如口温稳定。

4. 测量体温前严禁起床、大小便、进食、说话等。应记录有无影响基础体温的因素，如感冒、失眠、饮酒、服药、情绪等。

5. 月经来潮和同房日须附加记号标示。

6. 把测量结果记录在基础体温表上，除了记录在纸上，最好记录在专门的基础体温管理工具上，能更方便、直观地查看基础体温曲线，低温期和高温期一目了然。

六、无排卵型功能性子宫出血的子宫内膜有哪些病理改变？

根据患者血中雌激素浓度的高低和作用时间的长短、子宫内膜对雌激素反应的敏感性，子宫内膜可出现不同程度地增生，少数呈萎缩性改变，包括子宫内膜增生过长（简单型增生过长、复杂型增生过长、不典型增生过长）、增生型子宫内膜和萎缩型子宫内膜3种类型。

七、子宫内膜增生症有哪些类型？

基于细胞形态和腺体结构增生和分化程度的不同，子宫内膜增生症分型如下：

1. 单纯性增生（simple hyperplasia） 以往称为轻度增生或囊性增生，腺体数量增加，某些腺体扩张成小囊。衬覆腺体的上皮一般为单层或假复层，细胞呈柱状，无异型性，细胞形态和排列与增生期子宫内膜相似。1%的单纯性子宫内膜增生可进展为子宫内膜腺癌。

2. 复杂性增生（complex hyperplasia） 以往称腺瘤型增生，腺体明显增生，相互拥挤，出现背靠背现象。腺体结构复杂且不规则，由于腺上皮细胞增生，可向腺腔内呈乳头状或向间质内呈芽样生长，无细胞异型性。内膜间质明显减少。约3%可发展为腺癌。

3. 非典型增生（atypical hyperplasia） 在复杂性增生的基础上，伴有上皮细胞异型性，细胞极性紊乱，体积增大，核质比例增加，核染色质浓聚，核仁醒目，可见多少不等的核分裂象。重度不典型增生有时和子宫内膜癌较难鉴别，若有间质浸润则归属为癌，往往需经子宫切除后全面检查才能确诊。1/3的患者可发展为腺癌。

八、通过哪些检查可帮助诊断功能性子宫出血？

1. 基础体温测定 ①无排卵型功血：基础体温呈单相型；②黄体功能不全：基础体温呈双相型，但上升缓慢，黄体期较短；③黄体萎缩不全：基础体温呈双相型，但体温下降延迟或逐渐下降。

2. 阴道脱落细胞涂片检查 可了解有无排卵及黄体情况。

3. 激素测定 可了解有无排卵及黄体情况。

4. 诊断性刮宫

5. 化验室检查 血常规、血小板计数和出血、凝血时间，以确定贫血程度和有无血液病。

6. 其他检查 甲状腺、肾上腺及肝功能，以排除因这些疾病所引起的子宫异常出血。

九、什么是诊断性刮宫及其意义？

诊断性刮宫术简称诊刮，目的是刮取宫腔内容物作病理检查协助诊断。若同时怀疑有宫颈管病时，需对宫颈管及宫腔分步进行刮宫，称分段刮宫术，是诊断疾病的借助方法。诊断性刮宫是妇科一项常用的、重要的辅助诊断手段，其意义如下。

1. 对绝经后子宫出血的妇女，诊断性刮宫可诊断子宫腔内及宫颈管内是否患有癌肿。

2. 对于月经不调的患者，通过诊断性刮宫对子宫内膜的病理检查，可了解其体内生殖内分泌的异常变化。

3. 子宫内膜结核也需要通过诊断性刮宫来诊断。

4. 不孕不育症患者亦可通过诊断性刮宫来了解体内内分泌的情况，以及有否排卵和子宫内膜本身的病变。

十、无排卵型功能性子宫出血主要的治疗原则有哪些？

注意改善全身状况，失血严重时应予以输血。对于不同年龄的患者治疗应有所不同。

1. 青春期妇女 以止血及调整月经周期为主，促使卵巢功能恢复及排卵。

2. 更年期妇女 主要是在止血后，设法调整月经周期，防止出血过多、过频，使其能顺利渡过此期而进入绝经期。

3. 出血严重、年龄较大的妇女 应立即刮宫，将异常的内膜刮除，多能迅速止血，继之以激素等治疗，刮除物需作病理检查。

十一、何为人工周期？

在卵巢功能不足的情况下，人工地按卵巢生理活动的规律补充外源性雌激素和孕激素，从而促使卵巢功能恢复和能自然行经的方法，称人工月经周期，即人工周期。

十二、排卵型功能失调性子宫出血怎样分类？

有排卵型功能失调性子宫出血多发生在生育年龄的妇女，也可出现在更年期，可分为黄体功能不全和黄体萎缩不全两种。黄体发育不健全主要是黄体发育不全时，分泌功能欠佳，使孕酮分泌量不足。黄体萎缩不全的有排卵性功能失调性子宫出血为黄体多发育良好，功能可因黄体未能及时全面萎缩而持续过久。因此其临床表现也有不同。

1. 黄体功能不全 因黄体过早退化，黄体期缩短，不足10天。临床表现为月经频发，周期缩短，经前出血和月经量过多，常不孕和早期流产。诊断性刮宫子宫内膜分泌不良，分泌反应落后正常2天。

2. 黄体萎缩不全 患者有排卵，黄体发育良好，但萎缩过程延长，临床表现为经期延长，淋漓不净。于月经5~6天诊断性刮宫子宫内膜表现为增殖期与分泌期改变并存，月经期基础体温仍为高相，不下降或下降缓慢等。

十三、排卵型功能失调性子宫出血有哪些治疗方法？

1. 黄体功能不全者可在经前8~12天肌内注射孕酮10mg，每日1次，连续1周，或口服甲羟孕酮8~12mg，每日1次，连用7~10天，一般治疗3个疗程。

2. 短效口服避孕药，如炔诺孕酮，于月经第5天开始服1片，每日1次，连用22天，治疗3个疗程。

3. 排卵期出血可在月经第10天给予少量雌激素，如炔雌醇0.005~0.01mg，连用10天，治疗3个疗程。

十四、采用性激素治疗功能失调性子宫出血应做些什么用药指导？

1. 功能失调性子宫出血患者使用性激素治疗，此类药物应遵医嘱严格按时、按量、按方法服用，禁止患者在症状减轻或出现药物不良反应时自行停药。护士向患者解释使用性激素治疗功能失调性子宫出血的原理，强调服药依从性的重要性，促使患者正确服药。

2. 严密观察服药效果，使用人工周期疗法的患者，指导患者观察停药后阴道流血的时间、量，以及用药后有无不良反应等。

3. 应用激素类药物治疗时，常引起胃肠道反应，可让患者做深呼吸或者遵医嘱予止吐药。

4. 重点评价患者是否掌握正确应用性激素的方法。

十五、如何护理功能失调性子宫出血患者？

1. 月经调节受多种因素影响，如精神刺激、长期精神紧张、抑制、多度疲劳及社会、经济、文化背景的影响等。若出血时间长、治疗效果不满意时又会加重心理负担。因此，指导患者保持良好的心理状态，使心情放松，学会自我调节情绪促使疾病恢复。

2. 出血多、出血时间长者，应注意观察、记录出血的量、性状、颜色等，并及时到医院就诊。饮食应选择高蛋白、高热量、高维生素及富含铁剂的食物，应特别注意补充维生素B_{12}及叶酸，如多进食乳类、豆类、海藻、酵母、牛肉、动物肝脏及深绿色蔬菜。可促进红细胞的再生，预防和纠正贫血，必要时遵医嘱应用药物纠正贫血。

3. 出血、贫血者，应注意勿进行剧烈活动和过重的体力劳动，以免发生晕厥，并注意调节休息和运动的关系，既要避免运动过量，又要防止终日卧床。

4. 加强会阴清洁，每日用温水冲洗外阴1~2次，使用消毒会阴垫巾，并保持清洁，及时更换，防止细菌滋生繁殖，导致感染。

5. 应严格遵医嘱使用性激素，不能漏服、自行减量或自行停药。因性激素类药物易受潮而失效，故不宜一次取药太多，不宜放在潮湿、不通风的高温环境中，若有潮解和药物变色则不宜服用。用药过程中可出现恶心、呕吐、乳房胀痛、下腹痛、卵巢增大、潮热、头痛、脱发等，应用雄激素还可能出现胡须生长、头晕、黄疸、肝肾功能损害等。若副反应较重或出现视物模糊等情况，应及时就诊，应用此类药物，还应定期进行肝、肾功能检查，防止严重肝肾损伤。

6. 在功能失调性子宫出血没有停止前，应禁止性生活及盆浴，以防感染。

十六、如何诊断黄体功能不足？

目前尚无理想的标准来诊断黄体功能不足。因其无明显的临床表现，故只能从月经周期短、不育和早期流产等病史中得到诊断线索，主要依靠实验诊断来了解孕酮的分泌功能和子宫内膜的生物效应，超声监测有助于反映卵泡发育和排卵的情况。

1. 子宫内膜活检 子宫内膜组织学能较真实地反映雌、孕激素的生物效应，目前被公认为比较可靠的诊断方法。子宫内膜活检可以判断黄体功能：凡活检内膜组织时相落后于诺伊斯（Noyes）标准2天以上，即可诊断黄体功能不全。

2. 基础体温 在排卵后升高系孕酮的升温作用，据认为血孕酮达7.95nmol/L（2.5ng/ml）时约升温0.5℃。一般认为升温的天数小于10天为孕期过短。因基础体温是升温效应。

3. 孕酮 一般测定中期孕期的血清孕酮水平反映黄体功能。当血清孕酮≥9.54nmol/L（3ng/ml）时子宫内膜呈分泌期变化。不少研究发现排卵周期中孕酮水平为9.54～31.8nmol/L，在中期黄体期孕酮水平为31.8nmol/L（10ng/ml），因此认为孕酮<3.8nmol（10ng/ml）为黄体功能不足。但应注意孕酮分泌为脉冲式分泌，若取血时正值脉冲分泌的低谷，则孕酮水平可较低，为此有作者提出在预期的月经前第4、6、8天分别测血孕酮水平，3次孕酮值的平均值<47.7nmol/L（15ng/ml），为黄体功能不足。相关研究发现黄体期的孕酮水平在2～3小时内可有10倍的升降，认为多次标本测定可准确反映黄体分泌孕酮的功能，但临床应用不方便。

尿中孕酮代谢物孕烯二醇-3α-葡萄糖苷酸（pregnanediol-3α-glucuronide，PGD）与血中孕酮水平相关，若收集一昼夜尿标本测定PGD水平能反映24小时的黄体分泌功能。因PGD随年龄和月经周期变化，故实用性有待进一步研究。

4. 超声检查 可动态观察卵泡发育情况、优势卵泡大小和排卵情况，且可与卵泡未破裂黄素化作鉴别。Check等观察了50例经子宫内膜活检证实为黄体功能不全者，其中卵泡未发育成熟者占52%，卵泡正常者占40%，尚有8%为未破裂卵泡黄素化综合征。

近年应用超声检测子宫内膜影像和厚度来判断子宫内膜的组织学变化，有一定准确性，但尚欠成熟。

诊断黄体功能不足一直是困扰临床的难题，因黄体功能不足并非是持续存在的病症，可仅在某一月经周期中发生，而下一月经周期则黄体功能正常，但以后的月经周期中又可不定期地发生黄体功能不足，故本次月经周期中黄体功能不可作为估计下一周期的依据。笔者认为，应以实验室检查结合临床表现来诊断。若临床呈现月经周期短、不育、早期流产等情况则可诊断，若偶发月经期短，且不存在影响生殖问题，则诊断应慎重。

十七、什么是闭经？

青春期后至绝经期前，无自发月经称为闭经。凡年龄18周岁后无月经来潮者称原发性闭经；当月经来潮后，无论是否规律，停经超过6个月者，称继发性闭经；青春期前，妊娠期，哺乳期和绝经期后的闭经称为生理性闭经。

十八、引起闭经的主要原因有哪些？

1. 原发性闭经 极其少见，可见于米勒管发育不全综合征、性腺发育不全、对抗性卵巢综合征、雄激素不敏感综合征、低促性腺激素、性功能减退等。

2. 继发性闭经

（1）下丘脑性闭经：占55%，可见于紧张应激、下丘脑多巴胺分泌减少、体重下降、剧烈运动、颅咽管瘤、药物等引起下丘脑分泌GnRH功能失调或抑制。

（2）垂体性闭经：可见于垂体坏死、垂体肿瘤、空蝶鞍综合征等，致促性腺激素分泌减少，而影响卵巢功能引起闭经。

（3）卵巢性闭经：如卵巢早衰、卵巢切除或损伤、卵巢睾丸母细胞瘤、多囊卵巢综合征等使卵巢分泌性激素功能减退，影响子宫内膜的周期性变化，而引起闭经。

（4）子宫性闭经：如子宫缺如、切除、子宫内膜结核、宫腔放射性治疗、过度刮宫、产后或流产后感染致使子宫内膜遭到严重破坏，子宫内膜过度萎缩等均可引起闭经。

（5）其他内分泌疾病：如甲状腺、肾上腺疾病及糖尿病等也可导致闭经。

十九、什么是希恩综合征？

希恩（Sheehan）综合征是垂体缺血性萎缩、坏死，前叶激素全部分泌减少的一种综合征，多由于分娩时大出血或休克引起，典型病例表现为分娩后乳腺退缩，乳汁分泌停止，相继出现生殖器官萎缩，闭经，甲状腺、肾上腺萎缩，功能低下，进而全身萎缩和老化。

二十、什么是子宫腔粘连综合征？

人工流产后宫颈或宫腔粘连又称为子宫腔粘连综合征（Asherman综合征），由Asherman 1948年首次报道，由于刮宫时损伤宫颈管黏膜或子宫内膜基底层、肌层，局部创面形成而致粘连。多次人工流产、术后感染及术后卵巢功能低下易引起。临床出现闭经、月经过少和不育。

二十一、通过哪些检查可帮助诊断闭经？

1. 实验室检查

（1）阴道脱落细胞检查：是较常用的了解雌激素水平的方法。用棉棍浸生理盐水后取阴道上段侧壁的脱落细胞，涂在玻片上，固定和染色后，观察表、中、底各层细胞的百分比。表层细胞所占百分比越高，反映雌激素水平越高。

（2）宫颈黏液：如发现闭经患者宫颈黏液为透明的、拉力好的稀薄黏液，涂在玻璃片上干燥后在显微镜下可见羊齿状结晶，表明该患者卵巢有分泌雌激素的功能。

（3）药物性试验：如孕激素试验、雌激素试验，这是临床上常用的闭经诊断性试验，尤其是在缺乏激素测定的实验设备时，药物试验对评估卵巢功能及子宫内膜功能有重要帮助。

（4）性激素水平的测定：垂体激素的测定对诊断闭经的原因尤其有重要意义。

2. 其他辅助检查

（1）基础体温测定：可间接了解排卵功能。

（2）其他检查：盆腔B超可协助诊断是否有先天性子宫缺如或畸形。鞍区的影像学检查可诊断是否有垂体瘤。诊断性刮宫，子宫碘油造影及内镜检查可了解宫腔及内膜情况。此外若需排除其他内分泌异常或发育畸形时，还应检查其他有关腺体如甲状腺、肾上腺等的激素水平，生化、病理生理检查及染色体检查等。

二十二、什么叫孕激素试验？

对闭经患者应用孕酮，肌内注射20mg/d，连续3~5天；或甲羟孕酮5~10mg/d，连服5~7天，停药后3~7天（一般最长不超过2周）出现撤药性出血者为试验阳性，提示子宫内膜有功能，可排除子宫性闭经。卵巢有分泌雌激素的功能，子宫内膜受一定水平雌激素影响后才能对孕激素起反应而脱落出血，表明闭经不是因为缺乏雌激素，而是因各种无排卵所致的孕激素缺乏；若孕激素试验阴性，即停药后无出血，提示以下几种可能：一是卵巢功能低下，没有适当的雌激素作用于子宫内膜；二是卵巢功能正常，但子宫内膜缺陷或受损，不能对雌激素发生反应，即不排除子宫性闭经；三是不排除妊娠。

二十三、什么叫雌激素试验？

孕激素试验阴性的闭经患者口服己烯雌酚 1mg/d，或炔雌醇 10μg/d，或相当生物效应的其他雌激素，连续 20 天。最后 3～5 天加孕酮 20mg/d，肌内注射。停药后 3～7 天观察有无撤退出血。若仍无出血，提示病变可能在子宫，即子宫性闭经。用上述试验有撤退出血者，说明子宫内膜对雌、孕激素的作用有反应，能发生正常的生长和脱落变化，闭经的原因应在卵巢或更高部位。应进一步测性激素水平来确诊。

二十四、闭经有哪些治疗方法？

闭经治疗方法包括药物治疗、手术治疗、预防保健。要根据病因，采取个体化的治疗。

1. 全身治疗 占重要地位，包括治疗全身性疾病，积极治疗，增强机体体质，供给足够营养，保持标准体重。运动性闭经者应适当减少运动量。因应激或精神因素所致闭经者，应耐心接受心理治疗，消除精神紧张和焦虑。

2. 激素治疗 明确病变环节及病因后，可给予相应激素治疗以补充机体激素不足或拮抗激素过多，达到治疗目的。

（1）性激素替代治疗：目的在于维持女性全身健康及生殖健康，包括心血管系统、骨骼、神经系统等；维持性征和月经。主要治疗方法有雌激素替代治疗（hormone replacement therapy，HRT）（适用于无子宫患者），雌、孕激素人工周期疗法（适用于低雌激素性腺功能减退患者）和孕激素疗法（适用于体内有一定内源性雌激素水平的闭经患者）。

（2）促排卵：对于有生育要求的患者，常采用该治疗方法。

（3）溴隐亭：常用于治疗单纯高泌乳素血症患者或垂体泌乳素瘤患者。

（4）其他激素治疗：如肾上腺皮质激素适用于先天性肾上腺皮质增生所致的闭经，甲状腺素适用于甲状腺功能减退引起的闭经等。

3. 手术治疗 针对原发性闭经的各种器质性病因，采用相应的手术治疗。对于生殖器畸形如阴道闭锁、处女膜闭锁等，可采用手术切开或成形术，使经血流出通畅；对于子宫腔粘连综合征，多采用宫腔镜直视下分离粘连，后加用大剂量雌激素和放置宫内支撑的治疗方法；卵巢肿瘤一经诊断应立即手术治疗；垂体肿瘤患者，根据肿瘤部位、大小及性质确定治疗方案；高促性腺激素闭经、含 Y 染色体性腺者易发生肿瘤，适宜手术切除性腺。

4. 辅助生殖技术 对于某些伴有不孕的患者，必要时要应用辅助生殖技术来助孕。

二十五、什么是雌孕激素替代疗法？

在生育期，卵巢周期性产生雌激素和孕激素，雌孕激素协同作用，维持女性健康生理。女性 40 岁后，卵巢功能逐渐衰退，直至绝经。雌激素水平明显下降，导致妇女身心功能异常，产生潮热、出汗等一系列症状，统称更年期综合征。对存在雌激素缺乏的绝经后妇女补充雌激素及孕激素以缓解其症状的治疗为雌激素替代治疗。

二十六、哪些闭经患者适合手术治疗？

对于器质性病因导致的闭经，应当采用相应的手术治疗，如生殖器畸形，子宫腔粘连综合征、肿瘤等。生殖器畸形如阴道闭锁，处女膜闭锁等，可采用手术切开或成形术，使经血流出通畅；对于子宫腔粘连综合征，多采用宫腔镜直视下分离粘连，后加用大剂量雌激素和放置宫内支撑的治疗方法；卵巢肿瘤一经诊断应立即手术治疗；垂体肿瘤患者，根据肿瘤部位、大小及性质确定治疗方案；高促性腺激素闭经、含 Y 染色体性腺者易发生肿瘤，适宜手术切除性腺。

二十七、什么是正常的青春期月经模式？

大多数月经周期在初潮的第一年表现为周期 20～45 天，经期 2～7 天。随着年龄的增长，月经周期逐渐变得规律。月经来潮的第三年，60%～80% 的月经周期为 21～34 天。月经来潮的第五、六年或至 19～20 岁时，正常的月经周期方建立。然而，要特别指出的是，口服避孕药物建立的月经周期不是自身的正常的月经周期。

二十八、为什么功能失调性子宫出血发生于青春期？

功能失调性子宫出血是无排卵导致的不规则阴道流血。月经初潮后，下丘脑-垂体-卵巢轴的成熟可能需要数年时间，在这期间，常出现不排卵和月经周期不规则。在月经初潮后 2 年内，55%～82%为无排卵月经周期；第 2～4 年，少于 20%。在无排卵的月经周期中，由于黄体不能形成，所以不能分泌孕酮。这导致子宫内膜受单一雌激素刺激，使子宫内膜过度增长。在没有孕酮拮抗的情况下，子宫内膜增生得越来越厚，最终因血供不良导致坏死，其结果就是大量出血。类似的情况可发生于多囊卵巢综合征和围绝经期妇女。

二十九、什么是多囊卵巢综合征？

多囊卵巢综合征（polycystic ovarian syndrome，PCOS）是以持续性无排卵、高雄激素和高胰岛素血症及胰岛素抵抗为特征的内分泌异常综合征。其临床上主要表现为月经稀发或闭经、不排卵性不孕、肥胖、高雄激素血症。1935 年由 Stein 与 Leventhal 首次报道，故又称为 Stein-Leventhal 综合征。随着临床研究的深入，组织学上具有多囊卵巢伴无排卵和（或）多毛症的临床综合征的女性人群范围不断扩大。多囊卵巢综合征是导致生育期女性月经失调的最常见疾病。

三十、怎么治疗多囊卵巢综合征？

依据患者的突出临床症状与体征、年龄及是否有生育要求等而分别给予药物、手术或其他治疗。治疗原则为对抗雄激素、纠正代谢紊乱、促排卵、肥胖者减轻体重。

1. 肥胖的治疗 增加运动以减轻体重，纠正由肥胖而加剧的内分泌代谢紊乱，节食、运动及降低体重是治疗多囊卵巢综合征患者胰岛素抵抗的基本措施。

2. 调整月经周期 采用口服避孕药和孕激素后半周期疗法，调整月经周期，可改善高雄激素血症临床表现，其周期性撤退性出血可改善子宫内膜状态。

3. 降低血雄激素水平 常用短效口服避孕药，如达英-35 和妈富隆，可减少雄激素合成，从而降低血雄激素水平。

4. 胰岛素抵抗治疗 适用于肥胖或伴有胰岛素抵抗者，可采用二甲双胍治疗。

5. 促排卵治疗 适用于有生育要求的患者。①氯米芬：与下丘脑-垂体水平的内源性雌激素竞争受体，抑制雌激素负反馈，增加 GnRH 分泌的脉冲频率，从而调整黄体生成素与卵泡刺激素的分泌比率，诱发排卵，排卵多发生在停药 7 日左右。用药期间应作基础体温测定，严密监测卵泡发育情况，可通过阴道 B 超监测卵泡发育、抽血查性激素监测激素水平，则能更准确明确卵泡发育情况及是否排卵。当卵泡直径达 18～20mm 时，可肌内注射 HCG 诱发排卵。治疗后排卵率为 60%～80%，妊娠率为 30%～40%，有 20%～25%患者治疗无效。②人绝经促性腺激素（human menopausal gonadotropin，HMG）：每支含卵泡刺激素、黄体生成素各 75IU，适用于氯米芬治疗无效的患者。但需要严格监测卵泡发育，根据 B 超监测和性激素水平适时调整用药，避免多卵泡发育，防止卵巢过度刺激综合征（ovarian hyperstimulation syndrome，OHSS）的发生。当卵泡直径达 18mm 时，可肌内注射 HCG 诱发排卵，当有 3 个及以上的优势卵泡发育时应停用 HCG。

三十一、多囊卵巢综合征患者妊娠后需要保胎吗？对妊娠有影响吗？

多囊卵巢综合征患者自然妊娠后一定要注意及时保胎。由于多囊本身易发生排卵障碍，所以排出的卵子如果质量不好，即使侥幸受孕也易在后期发生流产或是死胎。因此，患者妊娠后需按时产检，若是自然妊娠是需要保胎的，特别容易引发流产情况，建议定期监测 HCG 和孕酮水平，必要时采取中西医结合的保胎方法，期间注意休息，避免久站、粗重活，适当服用维生素 E。

三十二、多囊卵巢综合征患者该如何备孕？

在备孕方面，需要从以下三个方面入手：

1. 一般治疗 患者应该积极进行锻炼，减少高脂肪、高糖食物的摄取，降低体重。这样可以促使雄激素水平下降，对恢复排卵有利。

2. 药物治疗 可以对抗雄激素的作用，促使卵巢排卵。使用的药物主要是口服避孕药，药物同时可以调整月经周期。一般服用3~6个月，激素水平检测正常后就可以停止服药。

3. 腹腔镜手术治疗 如果上述两种方法效果都不好，需要考虑腹腔镜手术治疗。在腹腔镜下，手术穿刺卵泡，使雄激素水平下降，从而达到治疗目的。

根据临床经验，多囊卵巢综合征患者通过药物治疗应该有30%~40%妊娠的可能性。腹腔镜下卵巢打孔率比较高，排卵后的受孕率据报道能达到70%，但有部分患者也会复发，这需要定期到医院进行检查。需要指出的是，多囊卵巢综合征持续的时间越长就越难治疗，因此，一旦有相关的症状，应该及时到医院就诊，以免延误病情。

三十三、卵巢多囊样改变和多囊卵巢综合征是一样的吗？

两者不一样。多囊卵巢综合征多发生于生育期，平均25岁，主要临床表现为月经不规则、继发闭经、不孕、多毛、肥胖等。卵巢多囊样改变，是由于成熟滤泡不破裂或闭锁卵泡持续增长，使滤泡腔液体潴留而形成滤泡囊肿。此类囊肿很常见，多为单发，亦可多发，可发生于不同年龄，一般不引起临床症状，常不需治疗。

三十四、多囊卵巢综合征能治愈吗？

多囊卵巢综合征是不能根治的，只能通过治疗改善卵巢功能，提高受孕率。多囊卵巢综合征是由于丘脑下部、垂体、卵巢轴功能失调，破坏了相互之间的依赖与调节，因而卵巢长期不能排卵。该病典型临床表现为无排卵月经失调，如闭经、功能失调性子宫出血、月经稀发或不排卵月经，常伴有多毛、肥胖、不孕、双侧卵巢增长或单侧卵巢增大及一些激素水平的改变。多囊卵巢综合征的治疗方法有两种，一种是药物治疗，另一种是手术治疗。一般药物治疗并不是很理想，最好是到医院就诊，根据病情需要选择合适的治疗方案。

要预防此病，首先，需注意自己的饮食，低脂、低糖、低热量饮食才有助于健康。其次，制订运动计划，适当运动促进人体的血液循环，提高机体免疫力，有利于内分泌协调。长期缺乏运动，发生内分泌紊乱的概率会明显增高。此外，需控制自己抑郁、愤怒和恐惧等不良情绪，它们会直接影响女性的身体健康，不良情绪刺激脆弱的神经，破坏内分泌的调节，降低机体免疫力，所以一定要拥有一个好心情。

三十五、多囊卵巢综合征患者能使用促排卵药吗？

该病能用促排卵药，但必须严格遵医嘱用药，以氯米芬为代表的促排卵药物属于激素类药物，一般治疗女性患者因不排卵而造成的不孕症。但使用促排卵药物的不良反应十分明显，卵巢在药物的刺激下不断排卵，容易造成女性月经不调、卵巢早衰，出现卵巢过度刺激综合征。

在临床上，医师并不提倡患者随意使用促排卵药物，如孕妇通过药物形成多胞胎，母亲在孕期将承担巨大的风险，容易造成各种产科的合并症，胎儿容易出现营养不良、体重偏低、生存能力差等问题。由于药理作用下的怀孕、生产违反了正常的生理反应，所以医师只在治疗女性患者因不排卵而造成不孕症时才慎重选用。广大育龄妇女应当在医师严格的诊断、指导下，慎服此类药物。促排卵药是一种危险性很高的药物，它在治疗女性不孕症方面确实作出了贡献，但请千万不要认为它就是万能的。

做促排卵的女性需注意的事项：①注意饮食营养，做到均衡饮食，只有这样才能让卵泡生长得更多更好。要有足够的蛋白摄入，适当增加一些高蛋白食物，如牛奶、豆浆、鱼、虾等。②尽量保证充足的睡眠时间，按时休息。如睡眠欠佳，可以在睡前饮用牛奶，热水泡脚等促进睡眠。③保持衣着宽松，尽量穿棉质内裤，勤换洗，避免因用药后阴道分泌物增加引起的不适，预防感染发生。④在促排卵后不要剧烈运动。因为随着卵泡的生长，卵巢也随之增大，以免发生卵巢蒂扭转或卵巢破裂等情况。

三十六、多囊卵巢综合征的临床表现？

1. 月经异常 月经稀少、闭经，少数可表现为功能失调性子宫出血。多发生在青春期，为初潮后不规则月经的继续，有时伴痛经。

2. 高雄激素血症 多毛较常见，发生率可达 69%。由于雄激素升高，可见上唇、下颌、胸、背、小腹正中部、大腿上部两侧及肛周的毳毛增粗、增多，但多毛的程度与雄激素水平不成比例（受体数、雌激素、毛囊对雄激素的敏感性等多种因素影响）。同时可伴痤疮、面部皮脂分泌过多、声音低粗、阴蒂肥大、出现喉结等男性化征象。

3. 不孕 由于长期不排卵，患者多患不孕症，发生率可达 74%。

4. 肥胖 体重超过 20% 以上，体重指数≥25 者占 30%～60%。肥胖多集中于上身，腰/臀比例＞0.85。多自青春期开始，随年龄增长而逐渐加重。

5. 卵巢增大 少数患者可通过一般妇科检查触及增大、质地坚韧的卵巢，大多需辅助检查确定。

三十七、什么是痛经？

月经期间发生剧烈的下腹痛，甚至恶心、呕吐的现象，月经过后自然消失的现象，叫做痛经，是妇女常见病。痛经虽不能致命，但给患者带来的痛苦，女性深有体会，每月一次的月经是女性特有的生理现象，它伴随痛经女子进入青春期，渡过漫长的生育年龄，直到进入更年期。

三十八、痛经的原因有哪些？

1. 子宫颈管狭窄，主要是月经外流受阻，引起痛经。
2. 子宫发育不良容易合并血液供应异常，造成子宫缺血、缺氧而引起痛经。
3. 子宫位置异常，若妇女子宫位置极度后屈或前屈，可影响经血通畅而致痛经。
4. 精神、神经因素，部分妇女对疼痛过分敏感。
5. 遗传因素，女儿发生痛经与母亲痛经有一定的关系。
6. 内分泌因素，月经期腹痛与黄体期孕酮升高有关。
7. 子宫内膜及月经血中前列腺素含量升高，前列腺素 E_2（PGE_2）可作用于子宫肌纤维使之收缩引起痛经。痛经患者子宫内膜组织中前列腺素含量较正常妇女明显升高。
8. 子宫的过度收缩，虽然痛经患者子宫收缩压力与正常妇女基本相同（正常者压力约为 4.9kPa），但子宫收缩持续时间较长，且往往不易完全放松，故发生因子宫过度收缩所致的痛经。
9. 子宫不正常收缩，痛经患者常有子宫不正常收缩，因此往往导致子宫平滑肌缺血，子宫肌肉的缺血又可引起子宫肌肉的痉挛性收缩，从而产生疼痛而出现痛经。
10. 妇科病，如子宫内膜异位症、盆腔炎、子宫腺肌症、子宫肌瘤等；子宫内放置节育器（俗称节育环）也易引起痛经。
11. 少女初潮，心理压力大、久坐导致气血循环变差、经血运行不畅、爱吃冷饮食品等造成痛经。
12. 经期剧烈运动、受风寒湿冷侵袭等，均易引发痛经。

三十九、痛经对妊娠有没有影响？

痛经一般分为原发性和继发性两种。原发性痛经一般是不会影响怀孕的，但是如果是某种妇科病导致的痛经，则有可能会引起不孕。如果出现该症状就要及时到医院接受检查，才能确保安全。

1. 原发性痛经 病因目前尚未完全明了。初潮不久后即出现痛经，有时与精神因素密切相关，属于正常的痛经，不会导致不孕。

2. 继发性痛经 多见于生育后及中年妇女，因盆腔炎症、肿瘤或子宫内膜异位引起。此时的痛经可能会对女性妊娠造成影响。

四十、痛经需要治疗吗？

痛经是指女性在经期及其前后，出现小腹或腰部疼痛，甚至痛及腰骶，严重者可伴有恶心呕吐、冷汗淋漓、手足厥冷，甚至昏厥。有些人认为，痛经不用治，结婚后就好了，其实，这是一个误区。由于宫颈口狭窄、机械性排出不畅等导致的痛经不用治，其他的都要治，因为痛经背后可能还隐藏有其他疾病，如盆腔炎、子宫内膜异位症（巧克力囊肿）、子宫腺肌病、宫腔粘连等，它们与不孕症确有着十分密切的关联。

四十一、痛经是病吗？

痛经的说法很多，中医认为，痛经是一个慢性妇科疾病，然而引起痛经的原因有两个，一是"不通则痛"，意思是女性在月经前后，由于生理上冲任的气血较平时变化很大，导致冲任、胞宫（子宫）气血运行不畅，而不通，经血刺激子宫，而引起疼痛；二是"不荣则痛"，即中医上说的冲任、胞宫失于濡养，也就是说子宫生命力不旺盛，以致功能懈怠，呈现病态而至痛经。

四十二、痛经能吃止痛药吗？

建议正确认识月经来潮这一生理现象，消除恐惧及紧张心理，可预防原发性痛经产生或提高痛阈减轻疼痛程度。注意经期及性生活卫生，防止经、产期间上行感染，积极预防和治疗可能引起经血潴留的疾病。经期应注意保暖，忌寒、凉、生、冷刺激，防止寒邪侵袭。注意休息、减少疲劳，加强营养，增强体质。应尽量控制剧烈的情绪波动，避免强烈的精神刺激，保持心情愉快，平时要防止房劳过度，经期绝对禁止性生活。经期要注意饮食调理，经前和经期忌食生冷寒凉之品，以免寒凝血瘀而痛经加重；月经量多者，不宜食用辛辣香燥之物，以免热迫血行，出血更甚。而且注意别滥用药，应根据痛经的原因，辨证施治。临床中还发现，很多女性在每次来月经时服用止痛药。止痛药会造成神经系统功能紊乱、记忆力降低、失眠等不良后果。建议有痛经的女性朋友不要自行用药。要检查清病因，在医师指导下用药，以免延误病情。

四十三、长期痛经对健康有影响吗？

1. 痛经能导致一系列症状的发生 痛经是女性子宫异常最明显的外在表现。子宫异常会使阴道内表层细胞数和分泌液逐渐减少，引起阴道萎缩、干燥不适，产生痛苦的性生活不悦感。60%的痛经女性，婚后易出现性欲低下、性能力差、性生活后盆腔酸胀感、子宫炎等症状，这直接导致了夫妻性生活的不和谐。

2. 痛经导致女性气血失调 痛经会导致女性气血失调，体内自由基异常活跃，使女性衰老年龄比正常女性总体提前5年。尤其是经期痛经的女性，总是面色灰暗、皮肤干燥。痛经是女性容易形成色斑、痤疮等面部问题的隐形祸首。

3. 痛经易导致乳腺增生病 1/3以上的乳腺增生病都由痛经引起，半数以上的子宫炎症与痛经有关。痛经是子宫气滞血瘀和痰湿相互作用的外在表现，如不予以及时治疗，会诱发多种妇科疾病。

4. 痛经可导致不孕 痛经与不孕有着十分密切的关系，虽然具体情况不明，不孕不育患者中约有半数以上伴有轻重程度不同的痛经。因此，痛经有可能导致不孕。

四十四、生孩子能治愈痛经吗？

痛经分为原发性痛经和继发性痛经。

1. 少女的痛经，绝大多数是原发性痛经。原发性痛经，一般从初潮开始，有的与子宫的角度有关，如子宫过度前倾或过度后倾；有的与经血通道过于狭窄有关。女性成年，结婚生子后，这种情况会有所改变。一些女性婚后痛经有所缓解，可能是因为青少年时期人体的神经内分泌系统尚未发育成熟，内分泌没有规律，尤其是很多痛经都发生在刚来月经的第一年，随着发育，以后不再痛经。

2. 同样，结婚生育后，人体的神经调节系统渐渐稳定下来，内分泌变得较有规律，原发性痛经就会减少甚至消失。而已婚妇女多是继发性痛经，多伴有腰疼、发热、月经量增多、下腹部坠痛、体温升高，经血颜色为淡茶褐色或者气味发生变化，痛感越来越强，持续时间越来越长，甚至出现恶心或者呕吐、腹泻等症状，这些继发性痛经可能是子宫后位或者其他疾患所导致，如盆腔炎、子宫内膜炎、子宫内膜异位症等。不少女性在产后痛经情况有所缓解，甚至有些女性在生产完之后痛经症状基本消失。这是因为生育消除了子宫中的某些前列腺素受体点。前列腺素是一种有多种功能的激素，功能之一就是令子宫在运动中做收缩，这是导致痛经的元凶之一。痛经和结婚生育是没有必然联系的，结婚生育能治愈痛经的说法是不科学的。

四十五、食疗对痛经有效吗？

中医认为痛经多因气血运行不畅或气血亏虚所致。临床常见有气滞血瘀、寒凝胞宫、气血虚弱、湿热下注等症。饮食疗法能起到较好的防治作用。可以通过饮食疗法调节体内肾脾，祛风除湿，调理气血，祛寒驱湿邪，从而达到温经止痛之功效，加速女性胞宫的血液循环，让行经期经血流畅，从而消散痛经。

痛经患者在月经来潮前 3～5 天内饮食宜以清淡易消化为主。应进食易于消化吸收的食物，不宜吃得过饱，尤其应避免进食生冷食品，以免诱发或加重痛经。月经已来潮，则更应避免一切生冷及不易消化和刺激性食物，如辣椒、生葱、生蒜、胡椒、烈性酒等。经期患者可适当食用有酸味的食品，如酸菜、食醋等，酸味食品有缓解疼痛的作用。此外，痛经者无论在经前或经后，都应保持大便通畅，尽可能多吃些蜂蜜、香蕉、芹菜等，因为便秘可诱发痛经和增加疼痛感。痛经患者可适量饮酒以通经活络，扩张血管。如经血量不多可适量地饮用葡萄酒，能缓解症状，在一定程度上还能起到治疗作用，情志抑制引起痛经者适当适时饮用葡萄酒，能舒畅情志，疏肝解闷。另外，葡萄酒味辛甘，性温，对寒湿凝滞的痛经症，可以散寒祛湿，活血通经；对气血虚弱而致的痛经，能起到温和补血、缓急止痛的效果。痛经患者平时饮食应多样化，不可偏食，应经常食用些具有理气活血作用的蔬菜水果，如荠菜、香菜、胡萝卜、橘子、佛手、生姜等。身体虚弱、气血不足，宜常吃补气、补血、补肝肾的食物，如鸡、鸭、鱼、鸡蛋、牛奶、动物肝肾、豆类等。

缓解女性痛经的食疗方法如下：

（1）玄胡益母草煮鸡蛋：玄胡 20g，益母草 50g，鸡蛋 2 个。将以上 3 味加水同煮，待鸡蛋熟后去壳，再放回锅中煮 20 分钟左右即可饮汤，吃鸡蛋。具有通经、止痛经、补血、悦色、润肤美容功效。

（2）乌豆蛋酒汤：乌豆（黑豆）60g，鸡蛋 2 个，黄酒或米酒 100ml。将乌豆与鸡与鸡蛋加水同煮即可。具有调中、下气、止痛功能，适用于妇女气血虚弱型痛经，并有和血润肤功效。

四十六、如何预防痛经？

1. 生理期保证畅通的血液循环是非常重要的。建议生理期女性最好穿宽松的裤子和连衣裙，尽量不要穿紧身牛仔裤和收腰的裙子，以保证血液循环的畅通。

2. 在下腹部放置暖贴，可促进血液循环。

3. 热水泡脚，可达到暖和身体、气血通畅的效果。

4. 避寒，在月经期间，不要接触凉水，坐卧湿地，并且不能游泳，以免细菌侵入阴道，引起感染。

5. 少吃油腻的食物，通常雌激素分泌过多的人容易引起痛经。雌激素增加的罪魁祸首就是动物性油脂。平时吃的油腻食物越多，生理期时的疼痛就会加重。

6. 避免咖啡因的摄入，咖啡、茶、可乐、巧克力中所含的咖啡因，使人神经紧张，可能造成月经期间的不适。此外，咖啡所含的油脂也可刺激小肠。适当补充钙、钾及镁等物质，也能帮助缓解痛经。专家发现，服用钙质的女性，较未服用者痛经少。

7. 注意饮食，经期前及经期宜少吃寒凉、生冷及刺激性的食品，避免过甜或过咸的垃圾食品。要多吃蔬菜、水果、鸡肉、鱼肉、羊肉、牛肉、桂圆、核桃、木耳、山楂，并尽量少量多餐。

8. 适当运动，以增强体质。痛经的时候，适当运动可以让身体发热，进而可以缓解痛经。

四十七、什么是经前期综合征？

经前期综合征是指反复在黄体期出现周期性的以情感、行为和躯体障碍为特征的综合征。

四十八、引起经前期综合征的原因有哪些？

经前期综合征的发病原因尚无定论，可能与精神社会因素、卵巢激素失调和神经递质异常有关。

四十九、经前期综合征的临床表现有哪些？

经前期综合征的主要症状有：①躯体症状，头痛、背痛、乳房胀痛、腹部胀满、便秘、肢体水肿、体重增加、运动协调功能减退。②精神症状，易怒、焦虑、抑郁、情绪不稳定、疲乏，以及饮食、睡眠、性欲改变，而易怒是主要症状。③行为改变，注意力不集中、工作效率低、记忆力减退、神经质、易激动等。

五十、怎样治疗经前期综合征？

经前期的治疗方案包括：①心理治疗，帮助患者调整心理状态，给予心理安慰和疏导；②调整生活状态，包括合理的饮食及营养，戒烟，限制钠盐和咖啡的摄入，适当的身体锻炼，可协助缓解神经紧张和焦虑；③药物治疗。

五十一、维生素B_6治疗经前期综合征的原理是什么？

维生素B_6可调节自主神经系统与下丘脑-垂体-卵巢轴的关系，还可抑制催乳素(prolactin, PRL)合成。

五十二、什么是绝经期综合征？

绝经期综合征是指妇女从绝经过渡期开始至绝经后1年，因性激素水平波动或减少所致的一系列躯体及精神心理症状。

五十三、绝经过渡期有哪些表现？

不同的绝经阶段所表现出的症状有所不同，绝经5年内，可能较早出现血管舒缩症状（如潮热、多汗等）及神经精神症状（如失眠、暴躁易怒、记忆力下降等），随绝经年数增加，可能相继出现泌尿生殖器官萎缩的症状，皮肤及毛发改变，绝经5～10年以后，发生骨质疏松症，动脉硬化性心血管疾病增多，进而可能出现阿尔茨海默病。

五十四、绝经过渡期的月经改变有哪些类型？

绝经过渡期内月经状况有个体差异，大多表现为以下3种类型。

1. 月经周期延长，经量减少，最后绝经。

2. 月经周期不规则，经期延长，经量增多，甚至大出血或出血淋漓不尽，继而经量逐渐减少，最终绝经。

3. 月经突然停止。

五十五、绝经期综合征出现潮热的原因是什么？

绝经期综合征出现潮热为血管舒缩功能不稳定所致，是雌激素降低的特征性症状。

五十六、为什么绝经期综合征的人容易出现骨质疏松？

绝经期综合征的妇女雌激素缺乏使骨质吸收增加，导致骨量快速丢失而出现骨质疏松。

五十七、绝经期综合征的实验室检查有哪些？

绝经期综合征的实验室检查：①检查血清FSH值及E_2值了解卵巢功能。绝经过渡期血清FSH>10U/L，提示卵巢储备功能下降。闭经、FSH>40U/L且E_2<10～20pg/ml，提示卵巢功能衰竭。②氯米芬兴奋试验，月经第5日起口服氯米芬，每日50mg，共5日，停药第1日测血清FSH>12U/L，提示卵巢储备功能降低。

五十八、绝经期综合征的治疗目标是什么？

绝经期综合征的治疗目标为缓解近期症状，并能及早发现、有效预防骨质疏松、动脉硬化等老年疾病。

五十九、治疗绝经期综合征的非激素类药物有哪些？

治疗绝经综合征的非激素类药物有钙剂、维生素 D、降钙素、双膦酸盐类（氯甲双膦酸盐）。

六十、绝经期综合征的激素补充治疗有哪些禁忌证？

已知或可疑妊娠、原因不明的阴道流血、已知或可疑乳腺癌、已知或可疑性激素依赖性恶性肿瘤、最近 6 个月内患有活动性静脉或动脉血栓栓塞性疾病、严重肝及肾功能障碍、血卟啉症、脑膜瘤（禁用孕激素）等。

六十一、激素补充治疗的适应证有哪些？

1. 绝经相关症状 潮热、盗汗、睡眠障碍、疲倦、情绪障碍如易激动、烦躁、焦虑、紧张或情绪低落等。

2. 泌尿生殖道萎缩相关的问题 阴道干涩疼痛、排尿困难、性交痛、反复发作的阴道炎、反复泌尿系统感染、夜尿多、尿频和尿急。

3. 低骨量及骨质疏松症。

六十二、激素补充治疗的不良反应有哪些？

1. 子宫出血 性激素补充治疗时的子宫异常出血，多为突破性出血，必须高度重视，查明原因，必要时行诊断性刮宫，排除子宫内膜病变。

2. 宫内膜癌 长期单用雌激素，可使子宫内膜异常增殖和子宫内膜癌危险性增加，此种危险性依赖于用药持续时间长短及用药剂量大小。而联合应用雌、孕激素，不增加子宫内膜癌发病风险。

3. 雌激素剂量过大时可引起乳房胀、白带多、头痛、水肿、色素沉着等，应酌情减量，或改用雌三醇。孕激素的不良反应包括抑郁、易怒、乳房痛和水肿，患者常不易耐受。雄激素有发生高血脂、动脉粥样硬化、血栓栓塞性疾病危险，大剂量应用出现体重增加、多毛及痤疮，口服时影响肝功能。

4. 据流行病学研究，雌激素补充治疗短于 5 年者，并不增加乳癌危险性。

六十三、激素补充治疗的口服用药方案有哪些？

1. 雌激素+周期性孕激素 雌激素每周应用 2~25 日，后 12~14 日加用孕激素，每周期停用 6~8 日。模拟自然月经周期，可预测撤药性出血。

2. 雌激素+持续性孕激素 每日同时口服雌孕激素。不发生撤药性出血，但可发生不规则淋漓出血。适用于绝经多年的妇女。

3. 无对抗单一雌激素治疗 适用于子宫已切除的妇女。

六十四、激素补充治疗中口服用药的优缺点有哪些？

激素补充治疗中口服用药的主要优点是血药浓度稳定，改善血脂，但对肝脏有一定损害，还可刺激产生肾素底物及凝血因子。

六十五、绝经期综合征和围绝经期综合征一样吗？

两者不一样。绝经期综合征是指妇女从绝经过渡期开始至绝经后 1 年因性激素水平波动或减少所致的一系列躯体及精神心理症状。围绝经期综合征是指妇女常表现为注意力不易集中，并且情绪波动大，如激动易怒、焦虑不安或情绪低落、抑郁、不能自我控制等情绪症状。围绝经期综合征是绝经期综合征的一个精神神经症状表现。

六十六、如何预防围绝经期抑郁症？

1. 提前认识本病，做好心理准备 正确认识本病的发病原因及其转归，了解其临床症状，在心理上做好准备，对预防本病发生做好防范。出现本病时也可早期应对，避免过度紧张。

2. 处理好家庭、社会关系 围绝经期妇女情绪易于激动，容易与家人发生矛盾。因此，家庭成员应友爱和睦，相互体谅。围绝经期妇女需要适应家庭，适应社会，对当今社会有正确认识，以乐观态度对待生活，对待社会。

3. 创造丰富多彩的生活 围绝经期妇女大多临近退休，或已经退休，思想压力大，内心失落。这时可适当增加业余爱好，可增加生活的情趣，还能保持良好的大脑功能。

4. 合理安排体育锻炼 体育活动可以通过促进新陈代谢，增强各器官的生理功能，以提高身体素质，同时也能提高心理素质，提高对突发事件的适应能力。宜选择运动量小、节奏慢的运动，如打太极、练剑、慢跑、散步等，让患者在运动中获得快乐，忘掉烦恼和不幸，可以有效预防本病。

5. 正视"负性生活事件" 正确对待突发事件如丧偶、亲人别离、患病等，对围绝经期妇女来说甚为重要，遇事要保持镇静，以自身健康为重，切不可忧心忡忡，继而诱发或加重本病。

六十七、围绝经期的保健内容有哪些？

1. 安排合理生活，重视蛋白质、维生素及微量元素的摄入，保持心情舒畅，注意锻炼身体。
2. 保持外阴部清洁，预防萎缩的生殖器发生感染。
3. 防治绝经前期月经失调，重视绝经后出血。
4. 由于年老体弱，支持组织及韧带松弛，容易发生子宫脱垂及张力性尿失禁，应进行肛提肌锻炼（用力做收缩肛门动作），以加强盆底组织的支持力。
5. 围绝经期是妇科肿瘤的好发年龄，应定期体检，接受妇科病及肿瘤普查。
6. 采用激素替代、补充钙剂等综合措施防治围绝经期综合征及骨质疏松的发生。
7. 虽此期生育能力下降，仍应避孕至月经停止 12 个月以上。带宫内节育器者，应于绝经 1 年后取出。

六十八、什么是催乳素？

催乳素，又称促乳素、生乳素，是垂体前叶嗜酸细胞、妊娠子宫蜕膜分泌的一种蛋白激素。近年来的动物实验发现，它对卵巢功能、维持妊娠等有重要影响。

六十九、催乳素的研究历程是怎样的？

1971 年 Hwang 等从灵长类动物垂体中提取分离出微量的 hPRL，并创建了 hPRL 的放免测定（RIA）法，从此 PRL 的研究广泛开展。1981 年克隆了 hPRL 基因，位于第 6 对染色体上，也是人类白细胞抗原位点之所在。

七十、催乳素的分子结构是怎样的？

催乳素是一个含 198 个氨基酸残基的单肽，最初由垂体中提取。

七十一、催乳素的作用有哪些？

催乳素的主要作用为促进乳腺发育生长和产生乳汁（在女性青春期乳腺的发育中，雌激素、孕激素、生长素、皮质醇、胰岛素、甲状腺激素及催乳素起着重要作用），调节渗透压及羊水成分与容量，刺激并维持泌乳，还有刺激卵泡黄体生成素受体生成等作用。

七十二、催乳素受体的分布？

催乳素受体分布广泛，包括下丘脑、垂体、胃肠道、前列腺、骨、蜕膜、胎膜、睾丸间质细胞及乳房肿瘤组织。近年来发现人类蜕膜化的子宫基质、正常妊娠及异位妊娠的蜕膜、人类卵泡细胞、肾上腺亦是催乳素及催乳素受体表达的重要场所。

七十三、催乳素的神经内分泌调节机制？

催乳素不仅可以由垂体产生、释放，而且可以由免疫细胞本身合成与分泌。

七十四、催乳素与下丘脑-垂体-性腺轴的关系？

催乳素的分泌，既受到下丘脑催乳素抑制因子（prolactin inhibiting factor，PIF）与催乳素释放因子（prolactin releasing factor，PRF）及其他激素的调节，又能通过短环路反馈进行自我调节。但与所有其他垂体激素不同的是，下丘脑对它分泌的调节主要是抑制性的，而不是刺激性的。促甲状腺释放激素、小剂量的雌激素、孕激素可促进垂体分泌催乳素；而大剂量的雌激素、孕激素、多巴胺则可抑制催乳素的分泌。

七十五、催乳素的正常生理变化是怎样的？

1. **卵泡期** $<23\mu g/L$。
2. **黄体期** $5.0\sim40.0\mu g/L$。
3. **妊娠前三个月** $<80\mu g/L$。
4. **妊娠中三个月** $<160\mu g/L$。
5. **妊娠末三个月** $<400\mu g/L$。

七十六、妊娠期催乳素有什么变化？

正常妊娠妇女随孕周的增加，血催乳素逐渐升高，至妊娠末期达到高峰。

七十七、高催乳素血症的定义是什么？

高催乳素血症（hyperprolactinemia，HP）是指各种原因导致血清催乳素异常增高，$>1.14nmol/L$，包括显性高催乳素血症（24小时内血中催乳素持续增高）和潜在性高催乳素血症，夜间睡眠时催乳素值超过生理范围或月经周期的某一段时间一过性升高。本病是下丘脑-垂体-性腺轴功能失调的疾病，普通人群的发病率为0.4%，而生殖障碍女性的发病率高达9%～17%，引起月经紊乱（稀发、闭经）、泌乳、生殖功能下降、不孕等常见疾病。

七十八、高催乳素血症有什么原因？

高催乳素常见病因可分为生理性、药理性、病理性、特发性四类。

1. **生理性** 催乳素是应激激素，呈脉冲式分泌，有睡眠、觉醒周期性改变，夜间分泌高于白天。月经周期中催乳素分泌黄体期达峰值，卵泡期低水平。妊娠足月时分泌水平增加10倍，分娩前开始下降，分娩后再次升高，产后2小时左右达高峰。在应激状况下催乳素分泌显著增加，高蛋白饮食、运动、紧张和性交活动、哺乳、乳头刺激和睡眠障碍均可导致血清催乳素水平升高。
2. **病理性** 凡是干扰多巴胺合成、代谢、重吸收或阻断多巴胺与受体结合的药物，均可通过拮抗催乳素释放抑制因子或增强催乳素释放因子，从而促进催乳素分泌导致高催乳素血症，此类情况血清催乳素平一般都低于 4.55nmol/L。（雌激素、多巴胺受体或 1-12 受体阻断剂、抗精神病药物、抑制多巴胺代谢、阿片类制剂刺激下丘脑阿片受体，抑制多巴胺代谢。
3. **病理性** 病理性催乳素升高主要见于下丘脑.垂体疾病、系统性疾病、异位催乳素生成等原因。
4. **特发性** 特发性高催乳素血症指血清催乳素升高（通常$<4.55 mmol/L$），垂体、中枢神经系统检查阴性，而伴有泌乳、月经稀发、闭经等症状。

七十九、高催乳素血症对下丘脑-垂体-性腺轴有什么影响？

升高的催乳素会作用于下丘脑，抑制 GNRH 的释放，从而影响黄体生成素和卵泡刺激素的分泌；作用于卵巢，抑制雌激素 E_2 的分泌，影响卵泡的发育。高催乳素对性腺轴及月经的影响（由轻到重顺序）：①黄体功能不全；②稀发排卵，排卵障碍；③低促性腺激素性闭经：此时卵泡刺激素，黄体生成素，雌激素都是非常低。

八十、高催乳素血症的临床症状有哪些？

1. 高催乳素 是高催乳素血症主要临床表现，由于催乳素作用于腺体刺激乳汁分泌，2/3 患者会在非妊娠、非哺乳期出现泌乳。分泌的乳汁似初乳样或水样、浆液样，黄色或白色，多数情况下分泌量不多，通常只有在挤压下才有乳汁流出，重者可自行流出。可以是单侧乳房，也有双侧乳房泌乳。许多乳房的分泌液不完全是乳汁，因为乳房是一种特化的汗腺，会持续不断地在 PRL 作用下由腺泡和腺管分泌出一些液体。虽然泌乳与血液催乳素水平增高有密切的关系，但是泌乳的量与催乳素水平增高的程度无关。泌乳多见于垂体微腺瘤患者，约占 70%；非肿瘤型高催乳素血症只有 30%会出现泌乳。

2. 月经失调与闭经 高催乳素抑制卵泡刺激素和黄体生成素的分泌，直接影响类固醇激素的分泌，患者会出现月经紊乱，表现为黄体功能不足、月经周期缩短或者是卵泡发育不排卵、子宫内膜增生病变。一旦卵泡发育完全受抑制不排卵，雌激素水平降低，继发闭经，性欲也降低，严重者可出现生殖器萎缩、骨质疏松，但是，目前尚未见到骨折的报道。在高催乳素血症治疗痊愈后的患者，骨矿物质增加，但是很少恢复到正常水平。多囊卵巢综合征患者常常伴有高催乳素血症，除催乳素升高外，血液雄激素水平也升高，同时也有肥胖、多毛、痤疮和月经稀发等。当患者泌乳、月经量减少甚至闭经时，称为闭经。

3. 不孕与不育 多数高催乳素血症是垂体微腺瘤引起的，大约 90%患者表现月经过少或闭经，也可以表现为不孕与不育，约占 70%，可为原发性不孕或继发性不孕。主要原因是卵泡发育不良、不排卵或卵泡黄素化不破裂综合征，黄体功能不全可导致反复流产而不育。

八十一、高催乳素血症辅助检查有哪些？

1. 血液学检查 血清催乳素＞1.14nmol/L 可确诊为高催乳素血症。检测最好在上午 9～12 时。

2. 影像学检查 当血清催乳素＞4.55nmol/L 时，应行垂体 MRI 检查，明确是否存在垂体微腺瘤或腺瘤。

3. 眼底检查 由于垂体腺瘤可侵犯和（或）压迫视交叉，引起视盘水肿；也可因肿瘤压迫视交叉致使视野受损，因而眼底、视野检查有助于确定垂体腺瘤大小及部位，尤其适用于孕妇。

八十二、高催乳素血症病因诊断？

对于溢乳和性腺功能减退的患者应想到高催乳素血症的可能，通过测定血催乳素可明确诊断。正常男性血催乳素一般不超过 0.68nmol/L（15ng/ml），女性一般在 0.23～0.91nmol/L（5～20ng/ml）。由于催乳素呈脉冲性分泌且受很多因素影响，故最好重复测定。值得注意的是，有少数人清晨血催乳素正常但夜间血催乳素升高，这些患者需测定夜间血催乳素水平，并做激发试验。常用的激发试验有 TRH 试验和甲氧氯普胺（胃复安）试验。TRH 兴奋试验的做法是：空腹静脉注射 TRH 400～500μg，分别于 0、15、30、45、60、90、120 分钟采血测催乳素。正常人注射 TRH 后催乳素升高，峰值出现于注射后 15～30 分钟，峰值为基值的 5 倍左右（男性 3～5 倍，女性 5～8 倍）。甲氧氯普胺试验的剂量为 10mg，可以口服，也可静脉注射或肌内注射。口服法催乳素峰值出现于服药后 60～120 分钟，静脉或肌内注射法峰值出现于给药后 20～60 分钟，正常人峰值为基值的 3 倍以上。催乳素瘤患者对 TRH 和甲氧氯普胺反应迟钝，给药后催乳素升高的倍数不及正常人，但其升高的绝对值较正常人高。具备上述临床症状，加上辅助检查阳性，即可诊断。

八十三、高催乳素血症有什么治疗方法？

1. 抗催乳素药物 对于垂体催乳素瘤（催乳素腺瘤），药物治疗已经成为主要的治疗方法。抗催乳素药物包括溴隐亭、长效溴隐亭、培高利特、卡麦角林、特麦角脲、甲麦角林、喹那角林和麦角乙脲。

2. 手术治疗 当垂体肿瘤产生明显压迫及神经系统症状或药物治疗无效时，应考虑切除肿瘤。手术前短期服用溴隐亭能使垂体瘤缩小，术中减少出血，有效提高疗效。

3. 放射治疗 用于不能坚持或耐受药物治疗者、不愿手术者、不能耐受手术者。放射治疗显效慢，可能引起垂体功能低下、视神经受损、诱发肿瘤等并发症，不主张单纯放射治疗。

八十四、高催乳素血症应怎样护理？

对于服用药物治疗的患者应注意药物主要不良反应，如甲磺酸溴隐亭会导致患者恶心、头痛、眩晕、疲劳、嗜睡、便秘、直立性低血压等症状，充分向患者解释药物不良反应。对于手术患者，按照神经外科专科护理。

八十五、高催乳素血症愈后怎样？

对特发性高催乳素血症、催乳素轻微升高、月经规律、卵巢功能未受影响、无溢乳且未影响正常生活时，可不必治疗，应定期复查，观察临床表现和催乳素的变化。

第十七章　不孕症与辅助生殖技术

一、不孕症的原因是什么？

受孕是一个复杂的过程，必须具备下列条件：卵巢排出正常的卵子；精液正常，含有一定数量、活动力正常的精子；卵子与精子能够在输卵管内相遇并结合成受精卵，受精卵质量良好并能顺利地被输送到宫腔；子宫内膜已充分准备，适合于受精卵着床。这些环节中有任何一个不正常，便能阻碍受孕。

二、女方不孕、男方不育的因素有哪些？

1. 导致女方不孕的因素

（1）输卵管因素：是不孕症最常见的因素。输卵管具有运送精子、摄取卵子和把受精卵送进宫腔的作用，任何影响输卵管功能的病变都可导致不孕，如输卵管粘连、堵塞（如衣原体、淋菌、结核菌等引起的感染，阑尾炎或产后、术后所引起的继发感染）、子宫内膜异位症（异位内膜种植于输卵管）、先天性发育不良（如输卵管肌层菲薄、纤细、先天性输卵管）、纤毛运动及管壁蠕动功能丧失等。

（2）卵巢因素：包括排卵因素和内分泌因素。无排卵是最严重的一种导致不孕的原因。引起卵巢功能紊乱导致持续不排卵的因素有：①卵巢病变，如先天性卵巢发育不全、多囊卵巢综合征、卵巢功能早衰、功能性卵巢肿瘤、卵巢子宫内膜异位囊肿等；②下丘脑-垂体-卵巢轴功能紊乱，包括下丘脑性无排卵、垂体功能障碍引起无排卵；③全身性因素，如营养不良、压力、肥胖、甲状腺功能亢进、肾上腺功能异常、药物不良反应等影响卵巢功能导致不排卵；④年龄，女性随着年龄的增长卵巢逐渐衰退。

（3）子宫因素：子宫先天性畸形及子宫黏膜下肌瘤可造成不孕或孕后流产；子宫内膜分泌反应不良（病因可能在卵巢）、子宫内膜炎等影响精子通过，也可造成不孕。

（4）宫颈因素：宫颈管是精子上行的通道，其解剖结构和宫颈黏液的分泌性状与生育存在着密切关系。宫颈狭窄或先天性宫颈发育异常可以影响精子进入宫腔。宫颈炎症可以改变宫颈黏液量和性状，影响精子活力和进入宫腔的数量。慢性宫颈炎时，宫颈黏液变稠，含有大量白细胞，不利于精子的活动和穿透，可影响受孕。

（5）阴道因素：先天性无阴道和阴道损伤后可影响性交并阻碍精子进入。严重阴道炎时，阴道pH发生改变，降低了精子的活力，缩短其存活时间而影响受孕。有些妇女不孕的原因在于体内的免疫因素，破坏阴道内精子细胞，阻止精子进入卵子而不能受孕。

（6）免疫因素：有些妇女不孕的原因在于体内的免疫因素，破坏阴道内精子细胞，阻止精子进入卵子而不能受孕。

2. 导致男性不育的因素　主要有造成生精障碍、输精障碍及性功能障碍的因素。主要表现为：

（1）影响精液的因素：许多因素可以影响精子的数量、结构和功能，有些因素是暂时的，如急性炎症；有些因素是永久性的，如先天发育异常。导致男性不孕的精液异常的诱因包括：①急性或慢性疾病，如腮腺炎并发睾丸炎导致睾丸萎缩、睾丸结核破坏睾丸组织、精索静脉曲张有时影响精子质量。②外生殖器感染，如淋病感染。③先天发育异常，如先天性睾丸发育不全不能产生精子；双侧隐睾导致曲细精管萎缩等妨碍精子产生。④过多接触化学物质，如杀虫剂、铅等。⑤治疗性因素，如化疗药物和放射治疗导致不孕。⑥酗酒过度。⑦吸毒，包括大麻和可卡因。⑧局部阴囊温度过高，如长期进行桑拿浴等。

（2）影响输精管通畅及精子运送的因素：主要原因有生殖道感染和生殖道创伤。导致生殖管道感染的主要病原体有淋菌、梅毒、滴虫、结核病菌和白假丝酵母菌。睾丸炎和附睾炎可使输精管阻塞，阻碍精子通过。输精管感染如淋病、上尿道感染可以导致管道粘连。前列腺感染可改变精液的组成和活力而导致不孕。尿道球部、尿道腹部因外伤或手术损伤造成尿道狭窄和梗阻。精液不能排出；盆腔及腹股沟、会阴部手术容易误伤输精管或精索，导致输精管道阻塞。此外，尿道畸形如尿道下裂、尿道上裂可以阻碍精子进入宫颈口，过度肥胖同样可以导致精子输送障碍。

（3）免疫因素：男性体内产生对抗自身精子的抗体可造成男性不孕，射出的精子发生自身凝集而不能穿过女性宫颈黏液而致不孕。

（4）内分泌因素：男性内分泌受下丘脑-垂体-睾丸轴调节，此轴调节功能紊乱也能影响精子的产生而导致不孕。

（5）勃起异常：使精子不能进入女性阴道。男性勃起受其生理和心理因素的影响。常见生理因素有先天性外生殖器畸形、生殖器炎症、内分泌疾病、慢性肾衰竭等；心理因素常见有精神情绪异常及家庭关系不协调。

3. 男女双方因素

（1）缺乏性生活的基本知识：男女双方都缺乏性生活的基本知识，夫妇双方因为不了解生殖系统的解剖和生理结构而导致不正确的性生活。

（2）精神因素：夫妇双方过分盼望妊娠，性生活紧张而出现心理压力。此外，工作压力、经济负担、家人患病、抑郁、疲乏等都可以导致心理障碍而致不孕。

（3）免疫因素：有两种免疫情况影响受孕。①同种免疫，精子、精浆或受精卵是抗原物质，被阴道或子宫内膜吸收后，通过免疫反应产生抗体物质，使精子与卵子不能结合或受精卵不能着床。②自身免疫，不孕妇女血清中存在透明带自身抗体，与透明带起反应后可阻止精子穿透卵子，因而影响受精。

三、女方不孕症有哪些治疗方式？

依据女方病因如输卵管性不孕、排卵障碍导致的不孕、免疫性不孕、不明原因的不孕到正规医院选择合适的治疗方式。

1. 诱导排卵 俗称促排卵，是治疗无排卵性不孕的主要手段，指对有排卵障碍的患者采用药物或手术方法诱发卵巢的排卵功能。一般以诱导单卵泡或少数卵泡发育为目的。主要应用于排卵障碍性不孕的治疗和/或结合宫腔内人工受精技术应用。

2. 改善宫颈黏液 因炎症引起的宫颈黏液稠而妨碍精子通过导致的不孕症，可以治疗妇科炎症，达到治疗目的。

3. 治疗生殖器疾病 生殖器官或其他部分发生器质性病变引起的不孕症，如肿瘤、生殖道畸形等因素。不孕症治疗前，应首先治疗这些疾病。

4. 治疗输卵管梗阻 输卵管梗阻是引起不孕症的因素，主要采用药物或手术治疗的方法来治疗不孕症，输卵管堵塞管会变得通畅，从而解决不育。

5. 辅助生殖技术治疗 对于无法采用常规的药物或手术治疗，或者常规治疗失败后，可采用辅助生殖技术治疗，包括人工授精、体外受精-胚胎移植及其衍生技术等治疗。

四、不孕症的检查手段有哪些？

1. 男方检查 除全身检查外，重点应检查外生殖器有无畸形或病变，包括阴茎、阴囊、睾丸的大小、形状等。精液常规检查必不可少。应在排精后2~7天内进行，正常精液常规检查结果为：精液量大于1.5ml；精子密度计数$\geq 15 \times 10^6$/ml；前向运动精子$\geq 32\%$；pH≥ 7.2；精子活动率$\geq 40\%$。精液异常情况有无精子、精子数量少、精子活动力弱等。

2. 女方检查 除妇科检查内外生殖器官的发育和病变情况外，还需进行以下检查：①卵巢功能检查，方法包括基础体温测定、宫颈黏液结晶检查、阴道脱落细胞涂片检查、B型超声监测卵泡发育、月经来潮前子宫内膜活组织检查、女性激素测定等，了解卵巢有无排卵及黄体功能状态。②输卵管功能检查，常用的方法有子宫输卵管碘油造影及B型超声下输卵管通液术，了解输卵管通畅情况。③宫腔镜检查，了解子宫内膜情况，能发现宫腔粘连、黏膜下肌瘤、内膜息肉、子宫畸形等。④腹腔镜检查，做腹腔镜以进一步了解盆腔情况，直接观察子宫、输卵管、卵巢有无病变或粘连，并可结合输卵管通液术，直视下确定输卵管是否通畅，必要时在病变处取活检。⑤性交后精子穿透力试验，上述检查未见异常时进行性交后试验。根据基础体温表选择在预测的排卵期进行。在试验前3日禁止性交，避免阴道用药或冲洗。在性交后2～8小时内就诊检查，检查取女方阴道穹后部液于高倍镜下观察有无精子，如有精子，说明性交成功，用于说明精子对宫颈黏液的穿透性和相容性。⑥免疫检查，判断免疫性不孕的因素是男方的自身抗体因素及女方的抗精子抗体因素。

五、有妇科炎症可以妊娠吗？

妇科炎症患者最好先不要怀孕。妇科炎症病症容易被很多女性忽视，如果不重视，这种病症有可能引起不孕症的危险。

妇科炎症是女性常见疾病，给女性的生活和工作带来严重的影响。妇科炎症的种类有很多，其中部分妇科炎症具有一定的传染性，如滴虫性阴道炎，霉菌性阴道炎等，医学上要求夫妻同治，才能达到治疗效果。

妇科炎症可通过以下途径传播：

（1）性行为传播：如滴虫性、霉菌性阴道炎可在性接触中传播，约1/2的人会被感染。如果女方患滴虫性阴道炎，其配偶也要同时接受治疗。

（2）间接接触传染：间接接触是某些妇科炎症的另一条传播途径，如公共厕所的坐便器、浴盆、浴池坐椅、毛巾，使用不洁卫生纸，都可以造成传播，当被感染者外阴阴道的菌群平衡被破坏时，就可发生阴道炎症。

专家指出：在任何妇科炎症的急、慢性期均不应妊娠，在炎症治愈后再妊娠。已婚女性应该首先注意个人卫生，锻炼身体，增强体质，注意性生活卫生，经期禁止性交，减少性传播疾病，定期做白带检查，及时彻底地治疗急性期炎症。

六、不孕症有哪些适宜及禁忌食物？

在饮食上以清淡、富含蛋白质、维生素及叶酸的营养性食物为主。一般来讲，男性可以食用含锌比较高的食物，如海产品、小麦胚粉、核桃、猪胆肝等，避免吃刺激性的食物，如咖啡、酒精、辛辣、油腻的食物。

七、不孕症的预防控制措施有哪些？

1. 女方做好青春期、生育期、围生期的保健。
2. 男方避免自身精液异常的诱因。
3. 学习性生活的基本知识。
4. 放松心情，避免出现较大的精神压力。心情对于不孕不育也是有影响的，保持心情开朗，减少精神紧张可以增强孕育的概率。夫妇双方婚后生儿育女是人生的希望，但往往盼子太心切，反而不易妊娠。特别是高龄者或结婚数年未孕者心情更加紧张，从而干扰了神经内分泌功能。
5. 预防不孕不育要对生育卫生知识进行了解，要学会掌握受孕道理。随着医学的进步，性方面的知识已不再是神秘羞耻之事。应向人们作广泛宣传，使之了解性知识，减少疾病的发生，尤其是减少性器官方面疾病的发生，为妊娠创造有利条件。
6. 有病早治，预防为先，不孕不育并不是直接出现的，它是由于一些疾病所引发的。这些疾病能早期发现，早期得到彻底的治疗，就不会发展成不孕症。如男性患腮腺炎往往会引起睾丸炎，如能及早治疗，注意休息，可避免睾丸炎的发生，就不会影响精子的发生，有利于受孕。
7. 预防不孕不育要做到注意自我保护，减少不孕的发生。某些人从事一些特殊工作，如接触放射线、某些有毒物质，从事高温工作等，应按照劳动保护条例的规定，认真采取措施，自我保护，使不孕的因素降低到最低限度。

八、不孕不育的症状有哪些？

女性不孕的症状有月经紊乱、闭经、痛经、白带异常。

（1）闭经：年龄超过18岁尚无月经来潮；月经来潮后又连续停经超过6个月。闭经产生的不孕为数不少。后者按病变部位又有子宫性、卵巢性、垂体性、下丘脑性之分。

（2）痛经：子宫内膜异位、盆腔炎、子宫肌瘤、子宫发育异常等疾病可出现行经腹痛症状。

（3）月经前后诸症：个别妇女月经前后周期性出现"经前乳胀""经行头痛""经行泄泻""经行浮肿""经行发热""经行口糜""经前面部痤疮""经行风疹块""经行抑郁或毛躁"等一系列症状，常因内分泌失调而黄体不能产生，常导致不孕不育。

（4）腹痛：缓慢下腹、两侧腹部隐痛或腰骶痛症状，有盆腔炎、子宫肌炎、卵巢炎、子宫内膜异位症、子宫、卵巢、肿瘤时出现。

（5）月经紊乱：月经提早或推迟；经量过多、过少；经期延长：常见于黄体功能不全及子宫内膜炎症。

（6）白带异常：有阴道炎、宫颈炎（宫颈糜烂）、子宫内膜炎、附件炎、盆腔炎及各种性传播疾病存留时会浮现白带增多、色黄、有味道、呈豆腐渣样或水样，或伴外阴痒、痛等，而疾病本身和白带异常均可能使不孕发生概率增加。

男性不育多是因为不注意自己的身体健康引起的，还有一部分是因为其他的生殖器疾病，如勃起性功能障碍、阳痿、早泄等，这些是常见的不育症患者的表现。造成男性不育的最大原则是生殖器的异常，所以一般男性不育的检查主要是从生殖器开始。

（1）男性患上不育后，用手沿着精索从上向下慢慢触摸，会发现阴囊里有一大团的像蚯蚓一样的柔软迂曲的团块，这种症状说明精索出现了静脉曲张。

（2）男性正常的精液通常是灰白色的或者是略带些黄色，而颜色要是粉色或者是红色的话，那么就说明是血性精液，也是男性不育症状一种表现。

（3）如果男性出现了睾丸肿胀、有疼痛感、肿胀和疼痛感消失后睾丸变小的情况，那么就可能是由于睾丸炎症或者是睾丸扭转发生后所造成的萎缩，通常会出现生精细胞不可逆转的伤害，最终引发男性不育症状。

九、精神因素对不孕症的影响大吗？

夫妻双方过分盼望妊娠，性生活紧张而出现心理压力。此外，工作压力、经济负担、疾病、抑郁、疲乏等都可以导致心理障碍而引起不孕不育。

十、痛经能导致不孕吗？

痛经能导致不孕。子宫内膜异位症、盆腔炎、子宫肌瘤、子宫发育不良、子宫位置异常等疾病存在时可能导致痛经，常因内分泌失调而黄体功能不正常引起，常可导致不孕。

十一、导致不孕的不良习惯有哪些？

多次不当人工流产、过于减肥、生活节奏乱、抽烟喝酒、经期同房等可导致不孕。

十二、习惯性流产会导致不孕吗？

习惯性流产的原因大多为孕妇黄体功能不全、甲状腺功能低下、先天性子宫畸形、子宫发育异常、宫腔粘连、子宫肌瘤、染色体异常、自身免疫等，这些均可导致不孕。

十三、性生活失调对不孕的影响有哪些？

性生活失调使精子不能进入女性阴道形成受精卵而正常着床，同时也造成夫妻双方性生活紧张，带来巨大的精神压力。

十四、未避孕而多久没妊娠可称为不孕症？

女性未避孕、有正常性生活，同居一年而未曾受孕者，称为不孕症。

十五、什么是辅助生殖技术？

辅助生殖技术以治疗不孕不育夫妇达到生育为目的，是生育调节的主要组成部分。人类辅助生殖技术包括人工授精、体外受精、胚胎移植及其衍生技术。

十六、人工授精是什么？

人工授精（artificial insemination，AI）是指用导管器械将优选后的精液注入宫颈管内或宫腔内取代自然性交使女性妊娠的方法。要求女方子宫及至少一条输卵管功能正常。按精液来源不同分两类：①夫精人工授精（artificial insemination with husband，AIH）；②供精人工授精（artificial insemination with donor，AID）。

人工授精的适应证：

（1）AIH 适应证：男方轻度或中度少精症、非严重畸形精子症、液化异常等，女方宫颈黏液异常、排卵障碍或子宫内膜异位症经单纯药物处理不受孕，双方性功能障碍或生殖道畸形造成性交障碍、不明原因不孕和免疫性不孕。

（2）AID 适应证：不可逆的无精子症，严重畸精症、少精症或弱精症，阻塞性无精症，逆行射精，男方有不宜生育的遗传性疾病，严重母儿血型不合经治疗无效，性功能障碍。

人工授精的禁忌证一般包括：患有严重全身性疾病或传染；严重生殖器官发育不全或畸形；严重宫颈糜烂；输卵管梗阻；无排卵。

人工授精的主要步骤：

（1）收集及处理精液：用干净无毒无菌取精杯经自慰法取精。采用上游法和非连续梯度离心法分离并处理精液。

（2）促进排卵或预测自然排卵的规律：排卵障碍者可促排卵治疗，单用或联合用药。预测排卵的方法包括：①月经周期史；②基础体温测定；③宫颈黏液；④B 型超声卵泡监测；⑤实验室生化检查 E_2、LH。

（3）选择人工授精时间：受孕的最佳时间是排卵前后的 3～4 天，一般通过宫颈黏液、B 超、基础体温等综合判断排卵时间，于排卵前或后注射一次精液为宜。

（4）方法：人工授精的妇女取膀胱结石位，臀部略抬高，妇科检查确定子宫位置，以阴道窥器暴露子宫颈。无菌棉球拭净子宫外口周围黏液，然后用 1 ml 干燥无菌注射器连接于人工授精的导管，吸取精液 0.3～0.5ml，通过插入宫腔的导管向宫腔内注入精子。

十七、代孕，买卖精子、卵子，网售促排卵药物可行吗？

我国 2001 年颁布实施的人类辅助生殖技术管理办法和人类精子库管理办法规定，禁止以任何形式买卖精子、卵子和胚胎，严格禁止各种代孕行为。网售促排卵药物不可信。

十八、体外受精是什么？胚胎移植是什么？

体外受精指从女方体内取出卵子，男方体外取出精子，精子和卵子在培养皿中受精、培养，发育成胚胎。胚胎移植指选择质量良好的胚胎植入到女性宫腔内使其着床发育成胎儿。

十九、目前国内外常见的、先进的辅助生殖技术有哪些？

生殖技术包括人工授精、体外受精、胚胎移植及其衍生的各种新技术。

第十八章 计划生育

一、计划生育新政策有哪些？

计划生育是妇女生殖健康的重要内容。

计划生育新政策（2016）：

第十八条 国家提倡一对夫妻生育两个子女。

第二十条 育龄夫妻自主选择计划生育避孕、节育措施，预防和减少非意愿妊娠。

二、计划生育内容是什么？

提倡晚婚、晚育，少生、优生，从而有计划地控制人口。

三、什么是婚前检查？

婚前检查是指结婚前对男女双方进行常规体检和生殖器检查，以便发现疾病，保证婚后的婚姻幸福。

四、婚前检查有什么意义？

1. 有利于未婚夫妇双方的健康 婚前检查提供了一次全面的、系统的健康检查的机会，可以发现疾病并及时治疗，特别是对暂时不宜结婚的疾病，如麻风病、结核病活动期、精神病和急性传染病、严重的心脏病、肝脏病、肾脏病等，待健康状况好转和疾病治愈后，方可结婚。这对双方和未来的子女都是有好处的。

2. 有利于夫妻生活的和谐 婚前检查是对身体各部分进行检查，当然也包括生殖器官的检查。了解男女双方的生殖器官是否有先天畸形或异常。患有这些病的人要经过手术治疗后才能结婚。如果事先不检查、不治疗，会给夫妻双方带来痛苦。另外，婚前检查和咨询中，医师还会对即将结婚的男女青年进行必要的性生活指导，讲一些性方面的知识，使新婚夫妻健康、愉快地度过新婚之夜。

3. 有利于后代的健康 婚前检查是优生的第一步，是一次优生监督。如果夫妇双方或双方近亲中患有相同遗传病，其后代的发病率相当高。因此，可根据检查结果告知其后代患某种遗传病的概率，且对其作出相应指导。

4. 有利于计划生育 不少青年人婚后不急于要孩子，但一些新婚夫妇对避孕方式了解少，不小心怀孕后选择流产。这样不仅不利于妇女健康，也增加家庭负担。婚前检查时，医师可以根据他们的情况进行指导避孕，介绍安全有效的避孕方法和注意事项，利于日后的计划生育。

五、节育方式的选择有哪些、各种避孕方法的利与弊是什么？

1. 常规口服避孕药 目前广泛应用的女性口服避孕药是人工合成的甾体类激素，主要是雌激素和孕激素。原理是抑制排卵，改变宫颈黏液的稠度，阻止精子穿过，使子宫内膜出现非典型分泌相，不利于孕囊着床。雌孕激素常合并使用，是一种比较安全、效果可靠、受女性欢迎的避孕方法。按规定服用，避孕率高达 99% 以上，包括复方口服避孕药和单孕激素口服避孕药。弊端：容易出现漏服，体重增加，月经过少或闭经，类早孕反应等。

2. 皮下埋置剂 是一种安全、可逆、简便、可靠的长效避孕剂，一次置入可避孕 5 年。皮下埋置剂是在局部麻醉下，将软管置入手臂皮下，让其缓慢地释放出合成孕酮的一种避孕方法。弊端：皮下埋置剂的不良反应是部分女性出现月经紊乱。

3. 避孕针 使用简便，避孕有效率较高，注射一针可以避孕 3 个月，特别适合于经常忘记服药的妇女。在使用过程中，应定期做乳房检查，如出现肿块须立即停药。弊端：部分使用者可能出现月经紊乱，表现为月经量增多、经期延长或阴道少量出血。

4. 紧急避孕药 是在无保护性生活后，或觉察到避孕措施失败后采用的一种"紧急避孕"措施，以避免非意愿妊娠的发生。一种是米非司酮片，其优点是在房事后72小时内只需要服用一片。另一种是左炔诺酮片，其特点是在房事后72小时内服用两片，间隔12小时。弊端：对月经周期有一定的改变，可能提早或者延迟，多次重复服用紧急避孕药，则会导致月经紊乱、出血或点滴出血延长，给妇女生活工作带来不便。

5. 避孕套 是阻隔式避孕工具，男子将其套在阴茎上进行性交，精液只能排在避孕套内，而不能进入女子阴道内，这样就阻断了精子和卵子相遇的机会，使卵子不能受精。每次性交时均应全程使用，不能反复使用。正确使用避孕套避孕率高达93%~95%。此外，避孕套还具有防止性传播性疾病的作用。

6. 宫内节育器 一般是采用防腐塑料或者金属制成，有圆形、宫腔形、T字形等多种形态。把宫内节育器放进子宫腔后，改变宫腔内环境而不利于受精卵着床，影响精子的活动能力和卵子在输卵管的移动速度而达到避孕目的。有效率为94%~99%。弊端：宫外孕、损伤其他器官、月经过多等。

7. 其他避孕方法 安全期是指女性月经周期不受孕的时间。准确计算此期，并在其余的时间内避免同房，便可达到避孕的目的。弊端：计算方法不精准，尤其对于月经周期不稳定的少女或者是临近更年期的女性。体外排精，指在同房时，男性在射精前把阴茎抽出女性阴道，在女性体外射精。弊端：很难把握抽出阴茎的时间、长期可导致男性性功能障碍。

六、常见节育环的种类有哪些？

1. 活性节育环 是被广泛使用的节育环，活性节育环是20世纪70年代发展起来的第二代产品。它们大多是用塑料或硅橡胶做支架，再绕上铜丝或放入孕酮（女性激素）。这类节育环除了具有第一代产品的避孕性能外，它还通过缓慢释放铜离子或孕酮来影响子宫腔的内环境，以提高避孕效果。

2. 无活性节育环 是第一代节育环。无活性节育环大多采用不锈钢丝或塑料制成，如不锈钢单环，又称圆形环、双环、麻花环、宫形环等，这类节育环在我国使用得最早，也最为广泛，目前使用的节育环仍以不锈钢单环为主。

七、宫内节育器放置的时机和术前术后的注意要点？

宫内节育器的放置时机：月经干净后3~7天；哺乳期闭经须先排除妊娠；人流吸宫术后（子宫收缩不良、术中出血多或有感染迹象者除外）；顺产后42天。

放置节育环后的注意事项：放置后可能有少量阴道出血和下腹部不适，大多数可以自行消除。一周内不做过重的体力活动。术后两周或者阴道出血停止一周内禁忌性生活和盆浴。放置3个月内月经量可能增多，经期应注意节育器是否脱落。若出现以下情况之一，应立即就医，如放置后剧烈腹痛、发热、骨盆区疼痛、阴道分泌物增加、出血过多，有不规则出血或出血不止；发现节育器脱落；性生活疼痛。

八、避孕失败的补救措施有哪些？

一种是在发现避孕失败后短期内采取的补救措施，称为紧急避孕；另一种则是在妊娠发生后以药物或手术的方法终止妊娠，称为人工流产。

九、什么是流产？有哪些类型？

流产，也叫人工流产是指因意外妊娠、疾病等原因而采用人工方法终止妊娠，是避孕失败的补救方法。终止早期妊娠的人工流产方法包括手术流产和药物流产。

十、手术流产的注意事项有哪些？

1. 正确判别子宫大小及方向，动作轻柔，减少损伤。
2. 扩宫颈管时用力均匀，以防宫颈口内撕裂。
3. 严格遵守无菌操作常规。

4. 静脉麻醉应由麻醉医师实施和监护,以防麻醉意外。

5. 孕周≥10 周的早期妊娠应采用钳刮术。该手术应先通过机械或药物多种方法使宫颈柔软,然后用卵圆钳夹胎儿及胎盘。由于此时胎儿较大,骨骼形成,容易造成出血多、宫颈裂伤、子宫穿孔。

十一、人工流产术常见并发症及处理?

1. 出血 妊娠月份较大时,因子宫较大,子宫收缩欠佳,出血量多。可在扩张宫颈后,宫颈注射缩宫素,并尽快取出绒毛组织。吸管过细、胶管过软或负压不足引起出血,应及时更换吸管和胶管,调整负压。

2. 子宫穿孔 是人工流产术的严重并发症。发生率与手术者操作技术及子宫本身情况(如哺乳期妊娠子宫,剖宫产后瘢痕子宫再次妊娠等)有关。手术时突然感到无宫底感觉,或手术器械进入深度超过原来所测得深度,发现子宫穿孔,应立即停止手术。穿孔小,无器官损伤或内出血,手术已完成,可注射子宫收缩剂保守治疗,并予抗生素预防感染,同时密切观察血压、脉搏等生命体征。若宫内组织未吸净,应由有经验医师避开穿孔部位,也可在 B 型超声引导下或腹腔镜下完成手术。破口大、有内出血或怀疑器官破损,应剖腹探查或腹腔镜检查,根据情况做出相应处理。

3. 人工流产综合反应 指手术时疼痛或局部刺激,使受术者在术中或术毕出现恶心呕吐、心动过速、心律不齐、面色苍白、头昏、胸闷、大汗淋漓,严重者甚至出现血压下降、昏厥、抽搐等迷走神经兴奋症状。这与受术者的情绪、身体状况与手术操作有关。发现症状应立即停止手术,给予吸氧,一般能自行恢复。严重者可加用阿托品 0.5~1mg 静脉注射。术前重视精神安慰,术中动作轻柔,吸宫时掌握适当负压,减少不必要的反复搔刮,均能降低人工流产综合反应的发生率。

4. 感染 可发生急性子宫内膜炎、盆腔炎,术后应预防性应用抗生素,口服或静脉给药。

5. 羊水栓塞 少见,往往由于宫颈损伤、胎盘剥离使血窦开放,为羊水进入创造条件,严重性小于晚期妊娠发病。

6. 远期并发症 有宫颈粘连、宫腔粘连、慢性盆腔炎、月经失调、继发性不孕等。

十二、药物流产有哪些适应证?

1. 妊娠≤49 日,本人自愿、年龄<40 岁的健康妇女。

2. 血或尿 HCG 阳性,B 型超声确诊为宫内妊娠。

3. 人工流产高危因素者,如瘢痕子宫、哺乳期、宫颈发育不良或严重骨盆畸形。

4. 多次人工流产术史,对手术流产有恐惧和顾虑心理。

十三、哪些人不适合做药物流产?

1. 有使用米非司酮禁忌证,如肾上腺及其他内分泌疾病、妊娠期皮肤瘙痒史、血液病、血管栓塞等病史。

2. 有使用前列腺素药物禁忌证,如心血管疾病、青光眼、哮喘、癫痫、结肠炎等。

3 带器妊娠、宫外孕。

4. 其他 过敏体质、妊娠剧吐、长期服用抗结核、抗癫痫、抗抑郁、抗前列腺素药等。

十四、人工流产的危害有哪些?如何对人工流产后的女性进行关爱?

人工流产的危害:疾病和感染、影响以后的妊娠和生育、不孕、异位妊娠、自然流产率增高、围产儿死亡率增高、心理创伤。

流产给女性健康、家庭和谐带来严重伤害,给国家医疗资源造成巨大损失,每年都有成千上万的女性因流产而导致伤残,其中包括不孕和习惯性流产,严重者甚至导致死亡。所以提供人工流产后关爱服务措施显得相当重要,更多举措表现在人们的认知方面,意外妊娠处理、流产后持续关爱等多方面实施人性化系统服务,让医护人员和全社会共同建立科学的避孕理念,从而守护女性生殖健康。人工流产术后护士应该主动热情地告诉患者人工流产顺利结束。耐心讲解术后可能出现的一些情况及注意事项。给予心理支持，以便消除患者的疑虑，以良好的心态促进身体的早日康复。并通过交谈了解患者术后的心理动向。再通过分析、说理、安慰、解释等方式使患者解除心理问题。正确处理男女关系，树立正确人生观。

十五、产后关爱服务主要内容有哪些？

1. 医院要做到几个并重 信息服务与医疗服务并重，服务对象与其配偶并重，医师与护士的参与和职责并重，咨询、健康宣教和避孕节育服务并重。

2. 派发避孕节育相关健康宣教资料 流产对身体的影响，常用避孕方法利弊比较及使用指南，视听资料（女性生殖器模型、避孕节育药物器具、专题光盘）。

3. 提供标准化的服务流程 包括流产前、流产、流产后总共细分为16个环节，每个环节定制出服务的内容和标准。

4. 一套系统的咨询随访制度 包括咨询人员资质，标准化咨询模板，咨询技术规范，系统随访记录表等。

第十九章　性与女性性功能障碍

一、什么是性欲？

性欲是人类的本能之一，是指由机体内外的各种刺激引起性兴奋，进而产生企图主动通过与异性（或性对象）完成的身心结合（即性活动）而达到满足和获得乐趣的一种主观欲望和兴趣。性刺激可以是来自触觉、视觉、听觉、嗅觉及味觉等非条件的感官刺激，也可以是建立在性幻想、性意识、性知识、性经验等复杂思维活动基础上的条件刺激。性欲可分为接触欲和胀满释放欲。女性表现为要求抚摸和阴道容纳的欲望。这种欲望在青春期前不明显，青春期后逐渐增强并成熟。性成熟后的性欲称为成熟性欲，成熟性欲的出现使得性生活具有生殖意义。女性性欲在绝经后逐渐减弱，但能保持终生。

二、什么是性行为？

性行为指为满足性欲和获得性快感而出现的动作和活动，可分为狭义和广义两种。狭义性行为专指性交，即以男性阴茎和女性阴道交媾方式进行的性行为，具有生殖意义。广义性行为泛指接吻、拥抱、爱抚、口交、自慰等各种其他性刺激形成的行为，以及各种准备性、象征性、与性有联系的行为，如恋爱、结婚、阅读成人书刊、观看成人电影等。人类性行为最重要的特征是必须受社会道德规范和法律约束。

三、影响性欲和性行为的因素有哪些？

影响性欲和性行为的因素包括生理因素、心理因素和社会因素，其中生理因素又包括遗传因素、年龄因素、体质因素、内分泌因素和相关疾病等因素。

四、什么是性反应？

性反应指人体受性刺激后身体出现可感受到、观察到并能测量到的变化。这些变化不仅发生在生殖器官，也可以发生在身体其他部位。

五、性反应周期有哪些？

性反应周期一般分为四个阶段，即性兴奋期、性持续期、性高潮期和性消退期。

六、什么是性红晕？

性红晕是性持续期的又一典型特征，一般产生于性持续期的开始阶段。这是一种类似于麻疹的粉红色小疹子，开始出现在上腹部，然后迅速扩散到乳房和前胸，也可以出现在背部、臀部和面部。女性大约有 75%会出现性红晕的反应。如果性持续期的性紧张度不断增强，性红晕可遍及全身并持续到性高潮期。

七、什么是 G 点？

G 点指在阴道前壁靠阴道口 2~3cm 处（女性阴道从外向内的 1/3 处）的一个高度敏感区，在阴蒂没有被刺激的情况下，该区受压力刺激较易产生性高潮。G 点大小因人而异，一般相当于 1 分硬币大小。它不是点，而是一个区域。该区域由复杂的血管、神经、尿道旁腺环绕腺管、膀胱颈组织而成。G 点不是普遍存在，据报道仅 10%~40%。一般认为，有 G 点的女性在性交中快感更强，性高潮来得更快。对于存在 G 点的妇女来说，在性生活中有意识地加强对该区的刺激，特别是采用女上男下位会更有助于女方达到性高潮。

八、女性性高潮的分类？

女性性高潮分为三类：即阴蒂型性高潮、阴道型性高潮和阴蒂阴道混合型性高潮。

九、女性性高潮的表现形式有哪些?

伴随性高潮到来,阴道和肛门括约肌发生不随意的节律性收缩,3~12次,由强到弱逐渐消失,子宫也发生收缩和提升,同时伴面部扭曲、全身痉挛、呻吟、出汗及短暂神志迷惘。全身许多部位均可出现性红晕。心率加快到110~180次/分,呼吸达40次/分,收缩压升高30~80mmHg,舒张压升高20~40mmHg。性高潮只持续数秒,在短暂时间里通过强烈的肌肉痉挛使逐渐积累的性紧张迅速释放。

十、中老年妇女的性功能有哪些变化?

中老年妇女随着年龄的增加,生殖器官开始逐渐衰退、激素水平不断下降,因而会出现如性欲减退、阴道润滑困难、性交疼痛、性唤起时间延长和性快感缺乏等性功能变化。

十一、为什么有时性交会出血?

性交出血是指性交时或性交后,女性阴道或外生殖器局部出血。引起性交出血的常见原因包括初次性交处女膜破裂、阴道炎症、尿道炎、尿道肉阜、子宫颈病变(宫颈炎、宫颈糜烂和宫颈癌)、性交不当、妊娠期等,其中子宫颈病变是导致性交出血的最常见原因。

十二、性反应的神经调节有哪些?

性反应的神经调控基本属于反射性调控,调控反应的初级中枢位于腰骶部脊髓,第二级中枢位于下丘脑和间脑,第三级中枢即最高中枢位于大脑皮质和边缘系统。通常非条件性刺激主要由脊髓低级中枢完成反射,而条件性刺激由大脑皮质高级中枢参与,在正常情况下,两种刺激通过三级中枢协调起作用。

十三、性激素在女性性反应调节中的作用?

雄激素是调节女性性功能最重要的性激素,与女性性欲、性兴奋及性高潮密切相关。雌激素和孕激素对促进女性生殖器官分化成熟及功能维持起关键作用。雌激素对性欲可能无直接影响,但能促进中枢和外周神经传递,增加阴蒂和阴道血流,促进性反应。在一定的雌、孕激素比例下,孕激素对女性性反应可能起抑制作用。

十四、女性性功能障碍的分类?

女性性功能障碍分为四类:性欲障碍(包括低反应性性欲障碍和性厌恶)、性唤起障碍、性高潮障碍和性交疼痛障碍(包括性交痛、阴道痉挛和非接触式性交痛)。

十五、什么是性欲障碍?

性欲障碍包括低反应性性欲障碍和性厌恶。低反应性性欲障碍指持续性或反复发生的性幻想和性欲望低下或缺如,引起显著的痛苦或人际关系方面的困难。性厌恶指持续或反复发生的恐惧性性厌恶和避免与性伴侣之间的性器官接触,引起显著的痛苦或人际关系方面的困难。

十六、什么是性唤起障碍?

性唤起障碍指持续或反复发生不能获得或维持足够的性兴奋,并引起心理痛苦。根据主观上缺乏性兴奋、性愉悦,客观上缺乏外阴肿胀及润滑或其他躯体反应等临床表现分为主观性性唤起障碍、生殖器性唤醒障碍、混合性性唤起障碍和持续性性唤起障碍。主观性性唤起障碍,指缺乏主观感受,但是却有一些生殖器的生理反应,如自己或配偶发现其阴道有润滑液分泌;生殖器性唤醒障碍,虽然不能通过刺激生殖器产生性唤起,但是却可以通过许多其他方法达到性高潮,常见于女性自主神经损害并且存在某些雌激素不足的妇女;混合性性唤醒障碍,通过任何形式的刺激,都无法产生生殖器反应,也无法产生性兴奋的主观感受,存在于大多数性唤起障碍女性中;持续性性唤起障碍,指自发产生的、不被需要的性唤起感觉(如麻刺感、搏动感),这种性唤起的感觉可以持续数小时或数天,不伴随性欲,并不因高潮而释放,干扰正常生活。

十七、什么是阴道痉挛？

阴道痉挛是指在向阴道内插入阴茎或其他替代物时，围绕近阴道口的1/3段阴道及肌肉持续或反复的不自主的痉挛性收缩，以致性交不能进行。

十八、性交痛是怎么回事？

性交疼痛是指勃起的阴茎能够插入阴道，但在插入或在阴道内抽动时或性交后，出现外阴部、阴道内部及下腹部、腰骶部轻重不等的疼痛。精神心理因素和器质性因素均可引起性交疼痛，如夫妻关系不和、双方缺乏性知识、性交恐惧、外阴疾病、阴蒂病变、阴道炎、宫颈炎、内生殖器病变、泌尿系感染、配偶包皮过长等。

十九、什么是性冷淡？

性冷淡是指女性的性欲减退，在过性生活时没有或缺乏快感，且经常出现阴道干涩、疼痛等症状，以致惧怕甚至厌恶性生活的一种病症。

二十、什么是性变态？

性变态即性心理障碍，泛指两性性行为的心理和行为明显偏离正常，并以这类偏离作为性兴奋、性满足的主要或唯一方式为主要特征的一组精神障碍，包括性取向障碍，性偏好障碍和性身份障碍三种类型。

二十一、导致女性性功能障碍的因素有哪些？

导致女性性功能障碍的因素有很多，包括心理社会因素、神经因素、年龄和性激素水平异常、器质性疾病或混合病因（内分泌及代谢疾病、心血管疾病、精神疾病、慢性盆腔疼痛综合征、肿瘤、盆底手术、泌尿系疾病、外伤或炎症等）、妊娠和产后因素、药物因素、两性关系、性知识、性技巧缺乏。其中，无论是否存在器质性因素，心理社会因素都始终起重要作用。

二十二、导致女性性高潮障碍的原因有哪些？

性高潮障碍可以由器质性因素（如破坏调节高潮反射的脊髓中枢的退行性疾病和肿瘤，糖尿病或内分泌病，还有酗酒和药物的影响）、心理性因素或二者共同引起，如年龄（≥40岁）、绝经、难产、对居所不满意、两性关系不和睦、性交疼痛、配偶性功能障碍、疲劳、饮酒过量、服用抑制药物、性器官的各种慢性炎症、精神障碍等。

二十三、肥胖与性功能障碍有什么关系？

肥胖症引起性功能障碍的原因尚未被完全阐明，可能存在以下机制：①胰岛素抵抗与激素改变；②血脂异常及调脂药物的使用；③心理障碍。除此之外，肥胖相关合并症如冠心病、高血压、2型糖尿病等也会对肥胖症患者的性功能造成影响。

二十四、什么是性行为疗法？

性行为疗法是依据反射学说和社会学理论改正人们不良行为的治疗方法。常用的方法有：性感集中训练、自我刺激训练、盆底肌肉锻炼和脱敏疗法。

二十五、什么是性替代？

性替代是西方少数性学家为解决在配偶不愿或患者已经离异的情况下，为执行夫妇共同参与治疗计划而设计的一种疗法，即由医院雇请一位临时的"丈夫"或"妻子"来协助完成治疗。

二十六、性功能障碍的药物治疗包括什么内容？

1. 性激素 雌激素常用于绝经后和各种原因所致雌激素水平低落的妇女，有子宫的妇女长期使用雌激素，每1~3个月给予孕激素以对抗雌激素的不良反应。雄激素常与雌激素联合应用，用于缓解绝经后妇女性欲减退、性交痛和阴道干涩。性激素可全身用药，也可局部用药。

2. 抗抑郁药 提高性欲，如丁胺苯丙酮、曲唑酮、氟西汀等。

3. **多巴胺激动剂**　提高性欲，如溴隐亭、司来吉兰等。
4. **西地那非**　用于女性性唤起障碍的治疗。

二十七、妇女产后容易出现哪些性问题？

妇女在产后由于会阴或腹壁的损伤、阴部神经受创等器质性病变、哺乳期女性性激素水平低下、产时腹部或阴道部的伤口愈合状况或局部感染情况，容易出现的产后性问题包括性欲下降、性交疼痛、性唤起障碍、性高潮障碍、阴道痉挛或松弛、性满意度减少、阴道干涩、性生活后出血等。

二十八、分娩方式对妇女产后性生活的影响有哪些？

三种分娩方式对产后产妇影响最大的均为阴道干涩，润滑度不够。其中：

1. 阴道助产分娩包括会阴侧切、产钳或胎吸助产，分娩时软产道及盆底肌肉常伴有不同程度的撕裂伤，破坏了会阴的完整性，与产后会阴疼痛及性交疼痛的发生密切相关。
2. 无阴道损伤或阴道擦伤或伴阴道Ⅰ°裂伤的顺产，会阴仍保持其完整性，其产后性功能障碍的发生率均显著低于会阴侧切者和剖宫产者。
3. 剖宫产手术虽避免了阴道分娩过程中对盆底组织及软产道造成的损伤，保持了会阴完整性，但同时造成了腹壁损伤、自主排尿排便滞后、骨盆底肌张力恢复延迟等情况，亦影响了女性产后性生活质量。

因此，分娩可影响女性产后性功能，不同的分娩方式影响不同，阴道助产对产后性功能影响最大，而剖宫产及顺产者各种性问题的发生率均较低。

二十九、什么是性卫生？

性卫生是指通过性卫生保健实现性健康和达到提高生活质量的目的。性卫生包括性心理卫生和性生理卫生。

三十、性卫生的分类？

性卫生包括性心理卫生和性生理卫生，其中性生理卫生又包括良好的生活习惯、性器官卫生、性生活卫生、避孕和预防性传播疾病。

三十一、怎样做好性生理卫生？

1. **良好的生活习惯**　妇女应有合理饮食、良好起居生活习惯，不酗酒、不吸烟、远离毒品。
2. **性器官卫生**　每次性生活之前清洁外生殖器，预防女性泌尿生殖系统感染性疾病。
3. **性生活卫生**　根据夫妇双方具体情况合理安排性生活时间、频率和时机。
4. **避孕**　对不再有生育要求或暂时不希望生育的育龄夫妇应采取有效、适合夫妇双方的避孕措施，避免意外妊娠。
5. **预防性传播疾病**　杜绝性滥交是预防性传播疾病最有效的措施。夫妇双方一方患性传播疾病时，应双方共同治疗，患病期间推荐使用避孕套，以预防夫妇间再感染。

三十二、性生活中如何预防泌尿生殖系统感染性疾病？

1. 性交前双方应进行沐浴或对会阴部进行清洁，特别是男性外生殖器的清洗，阴茎包皮下的尿垢中含有大量的细菌，这往往是女性泌尿生殖系统感染的直接原因。
2. 性交后从前往后擦拭阴道分泌物，用清水清洗会阴部，注意不需要清洗阴道内部，多饮水，及时排尿。
3. 性生活时使用避孕套也可预防泌尿生殖系统感染，女性性生活应避开月经期。

三十三、阴道炎治疗期间是否可以进行性生活？

阴道炎的病原体在性生活时会侵入男性的尿道，而男性感染了病原体，虽然无明显的症状，但会在下次性交时再次传染女性，故患阴道炎的女性，为了自己和性伴侣的健康，应禁止性生活，在治疗结束后也不能立即进行性生活，应该坚持到下一次月经之后复查，复查结果为阴性才能进行性生活。

三十四、手淫对女性健康的影响有哪些？

手淫是每个人的性本能的一个重要组成部分，是最安全的性行为和性活动，适当的手淫不仅无害，而且还有益于身心健康。如果只是为了追求性刺激而恣意手淫，沉湎色情，则会引起生殖泌尿系统感染、性器官隐痛、萎靡不振、精力不济等损伤人体的表现。

三十五、什么是性健康教育？

性健康教育是指通过有计划、有组织、有目标的系统教育活动，进行关于性知识和性道德的教育，使受教育者具有科学的性知识、正确的性观念、高尚的性道德和健康的性行为。

三十六、性健康教育的分类？

性健康教育分为性知识教育、性道德教育和性法学教育。

三十七、如何做好青少年的性健康教育？

青少年性健康是个人肉体、情感、理智、兴趣诸方面和谐集成的性的感知和行为，它是通过系统发育、人格整合、密切人际交往和发掘爱的丰富内涵中得到的。在青少年的健康教育中，要注意把性知识教育同性道德教育结合起来；要注意科学性，适时适度适当进行教育，不激发性欲；转变陈旧观念；尊重青少年的隐私；根据青少年情况进行个别指导教育并与家长密切配合，以更好地建立青少年健全的性心理，学习性知识，增强性伦理道德。

三十八、如何做好成年期的性健康教育？

通过性教育向成年人及时提供有关性知识的信息，了解夫妇随年龄的增加各自所发生的心理和生理上的变化及精神和情感关系的沟通与调适，帮助成年人建立幸福的家庭生活；通过各自教育使人们提高道德水平，规范人们的性道德行为；进行与性有关的卫生保健及优生优育、优教知识的性卫生教育，以保证人们的生殖健康，防止各种性传播疾病；配合学校对孩子进行系统性教育，弥补学校性教育中被忽略的知识，以利于对子女更好地进行性教育。

三十九、如何做好老年人的性健康教育？

帮助老年人树立正确的性观念，告知其适当的性生活有益于身心健康；帮助老年人了解性生理的变化；使其认识老年夫妇性生活的特点；使其懂得老年性生活与健康的关系，健康的生活方式和健全的心理，将会减少性功能随年龄增长而衰减的程度；注意老年人的性心理健康和自我调节。

四十、如何做好行子宫、卵巢切除手术后性健康教育？

为消除患者及其性伴侣的忧虑、恐惧，护理人员应给他们讲一些简单的生殖器解剖知识和一般的性知识，告知患者子宫、卵巢切除术后不代表性生活的结束，同时也让患者及其性伴侣了解到马上恢复正常的性生活是不可能的，在身体恢复期，性伴侣的爱抚、亲吻、体贴、关心可以缓解患者心理的自卑或焦虑；告知患者术后可能出现的并发症，如阴道干涩、缩短、瘢痕、炎症等，但这些并发症并不会给性生活带来太大影响，使患者正确认识性观念；与患者性伴侣进行交谈，使其对患者多给予体谅、关心和尊重，指导患者性伴侣学习性健康手册，了解性文化知识，更深地认识到性生活不只是性交。

四十一、性知识教育包括哪些内容？

性知识教育包括性医学知识、性生理知识。其中性医学知识包括男女生殖器解剖、生理、性反应特点、与性有关的疾病、性功能障碍、性传播疾病及其预防、避孕和优生优育等；性心理知识包括男女性心理形成、发展和成熟，社会性别的规范，性欲和性冲动的心理特点等。

四十二、什么是性早熟？

性早熟是指女孩在 8 岁前，男孩在 9 岁前即出现性发育特征，或女孩在 10 周岁以前出现月经，主要表现有生长突增、生殖器官及性征的发育成熟等均比同年龄儿童明显提前。按发病机制和临床表现分为中枢性性早熟和外周性性早熟。中枢性性早熟具有与正常青春发育类同的下丘脑-垂体-性腺轴发动、成熟的程序性过程，直至生殖系统成熟，即内、外生殖器发育和第二性征呈现。外周性性早熟是各种原因引起的体内性甾体激素升高至青春期水平，故只有第二性征的早现，不具有完整的性发育程序性过程。

四十三、如何治疗性早熟？

中枢性性早熟：GnRH 类似物是当前主要的治疗选择，目前常用制剂有曲普瑞林和亮丙瑞林的缓释剂。有中枢器质性病变的患者应当按照病变性质行相应病因治疗。

外周性性早熟：按不同病因分别处理，如各类肿瘤的手术治疗，先天性肾上腺皮质增生症予以皮质醇替代治疗等。

四十四、什么是"性待业期"？

"性待业期"指从性成熟开始到有固定的性伴侣或结婚这一段时间，对于大多数人来说，"性待业期"比较长，为 8~10 年。

四十五、不同年龄的性健康教育包括哪些？

儿童期性育的重点是指导儿童树立正确的性态度，防止产生性压抑和性的神秘感，帮助儿童培养正确的性别自认和性别角色意识。

青少年性健康教育主要是向青少年传授科学的性知识，纠正与性有关的认识和行为偏差，树立健康的性观念。正确认识月经初潮、性欲和性冲动及自慰。重点突出性道德教育，帮助青少年认识和适应青春期身心的急剧变化，能够正确、理智地对待性问题，使其性行为方式符合社会发展和社会行为规范，做一个有高尚情操的人。

成年期性健康教育的重点是帮助成年人建立幸福和谐的夫妇生活，并在普及性知识的同时教育他们遵守合乎性道德规范的行为准则，帮助他们学会如何对自己子女进行性健康教育。

老年人性健康教育的重点是帮助他们了解老年人的生理特点。绝经后虽然躯体变老和生殖器官退化，性反应减弱，但性欲和获得性高潮的能力仍然保持，有规律的性生活有助于健康。要指导其建立适合老年人生理特点的性生活习惯和性行为方式，从而达到延年益寿的目的。

第二十章 妇女保健

一、什么是妇女保健？

妇女保健学是一门综合性交叉边缘学科，以维护和促进妇女健康为目的的科学。它以妇女为服务和研究对象，运用现代医学和社会科学的基本理论、基本技能及基本方法，研究妇女的身体健康、心理行为、生理发育特征的变化及其规律并分析其影响因素，制订有效的保健措施。它以预防为主，以保健为中心，密切结合临床，面向基层，面向群体，开展以生殖健康为核心的妇女保健。

二、世界卫生组织如何定义生殖健康？

生殖健康是国际上提出的一个新概念。1994年在埃及开罗召开的国际人口与发展大会通过的《行动纲领》给生殖健康所作的定义是，在生命所有各个阶段的生殖功能和生命全过程中的身体、心理和社会适应的完好状态，而不仅仅指没有疾病或不虚弱。这个定义是从人类幸福的全方位角度出发，不仅指医疗问题，还包括人类生殖领域的精神和社会问题。其目的是为了提高人们的生活、生命质量。生殖健康表示人们能够有满意而且安全的性生活，有生育能力，可以自由决定是否生育，何时生育和生育多少。

三、生殖健康定义与妇女保健的差别有哪些？

妇女保健能促进生殖健康，生殖健康强调以人为中心，把保护妇女健康提高到人权水平，把提高妇女地位作为先决条件；其次生殖健康以服务对象的需求作为评价标准，不是单纯通过生物医学等技术手段，而是通过增强妇女的权利和提高妇女地位，最终达到降低死亡率和人口出生率的目标；再次，生殖健康强调满意和安全的性生活，强调社会参与和政府的责任，生殖健康涉及广泛的学科，包括生物医学、心理学、社会学、人类学及伦理学等学科领域。

四、妇女保健工作的目的是什么？

妇女保健工作的目的在于通过积极地普查、预防保健及监护和治疗措施，降低孕产妇及围生儿死亡率、患病率和伤残率，控制某些疾病发生及性传播疾病的传播，从而促进妇女身心健康。

五、妇女保健工作的意义是什么？

妇女保健是我国卫生保健事业的重要组成部分，与临床医学、疾病预防控制构成我国医学卫生防病的基本体系，其宗旨是维护和促进妇女身心健康。采取以预防为主，以保健为中心，以生殖健康为核心，面向基层，面向群体的工作方针，开展以群体为服务对象，保健与临床相结合的方法，做好妇女保健工作，保护妇女健康，提高人口素质，维护家庭幸福和后代健康，并促进计划生育基本国策的贯彻和落实，是国富民强的基础工程。

六、哪些是妇女保健工作的组织机构？

1. 卫生行政机构

（1）国家卫生和计划生育委员会内设妇幼健康服务司并下设妇女卫生处，指导全国妇幼卫生工作。

（2）省级（自治区、直辖市）卫生厅设基层卫生与妇幼保健处。

（3）市（地）级卫生和计划生育委员会设妇幼保健处。

（4）县（市）级卫生和计划生育局设妇幼保健所。

2. 专业机构

（1）妇幼卫生专业机构：各级妇产医院、儿童医院，综合性医院中妇产科、计划生育科、儿科、预防保健科，中医医疗机构中妇科、儿科、妇产科、儿科诊所及各级妇幼保健机构。不论其所有制关系如何（全面、集体、个体）均属妇幼卫生专业机构。

（2）各级妇幼保健机构：①国家级，目前为中国疾病预防控制中心妇幼保健中心负责管理。②省级设省妇幼保健院（所）及部属院校妇产科、妇幼系。③市（地）级设市（地）级妇幼保健所（院）。④县级设县妇幼保健所（院）。各级妇幼保健机构都属于业务实体，都必须接受同级卫生行政部的领导，认真贯彻妇幼卫生工作方针。

七、哪些是妇女保健的服务范围？

妇女保健工作内容包括：①妇女各期保健；②实行孕产妇系统管理，提高围生期保健质量；③计划生育指导；④常见妇女病及恶性肿瘤的普查、普治；⑤贯彻落实妇女劳动保健制度；⑥社区妇女保健、心理保健及健康教育。

八、女性一生中分几个阶段？各时期如何划分？

女性一生中分为 7 个阶段：胎儿期、新生儿期、儿童期、青春期、性成熟期、围绝经期、绝经后期及老年期 7 个阶段。它反映了女性性腺卵巢的发生发育、功能成熟及衰萎老化的过程。由于遗传、环境、代谢等因素的影响，不同个体上述各期间的年龄界限差异常很大。①新生儿期：生后 28 日内称新生儿期。②儿童期：从出生 28 日到 12 岁左右称儿童期。③青春期：世界卫生组织将青春期年龄定为 10～19 岁。④性成熟期：18～48 岁。⑤围绝经期：1994 年，世界卫生组织将围绝经期定义为始于卵巢功能开始衰退直至绝经后 1 年内的一段时期。⑥绝经后期及老年期：绝经后期是指绝经一年后的生命时期，老年期指国际老年学会规定 65 岁以上为老年期。

九、青春期的保健重点是什么？

青春期保健应以加强一级预防为重点，加强健康与行为方面的问题。

1. 做好自我保健　加强健康教育，了解自己心理及生理特点，培养良好生活习惯，合理安排生活，注重劳逸结合。

2. 心理教育　培养意志、团队精神，学习与人相处，礼貌待人，遵守规则；注意培养青少年具备承受压力与失败的良好心理状态；帮助青少年正确认识社会的不良现象，提高是非辨别能力，把握自己的行为，远离恶习。

3. 保证充足的营养　青春期是身体发育的第二个高峰期，充足的营养是身体健康发育的基础，确保生长所需的各种营养素，摄入量与个人生长需要有关，注意能量、蛋白质、钙及铁营养素的量，乳类≥500 ml/d。

4. 性教育　性腺发育和第二性征的出现是青春期的特征，此期的青少年开始对性产生关注和兴趣，因其身心发展的不平衡，尚不能正确地把握自己的行为，容易产生很多困惑和烦恼，应对青少年进行正确的性教育，使其生理上和心理上对性具有正确的认识，减少妊娠率，预防性传播疾病。

青春期二级预防包括疾病的早发现和行为偏导，以及积极减少危险因素两个方面，通过学校保健及体格检查，及早发现健康和行为问题。

三级预防包括对女性疾病的治疗与康复。

十、婚前保健的内容是什么？

婚前保健检查是指男女青年已经确定爱情关系，在结婚登记之前所进行的保健服务，包括婚前医学检查、婚前卫生指导及婚前卫生咨询。婚前医学检查是促进婚配双方健康，防止传染病蔓延和遗传病延续，提高出生人口素质的重要措施，其检查重点是遗传病方面的调查和生殖器官的检查。婚前卫生指导是通过多种形式如讲课、播放录像或录音等主动地为每一对准备结婚的男女双方进行与结婚、生育保健及生殖健康有关的教育，以减少疾病遗传、发生和传播，提高生殖健康。婚前卫生咨询是帮助服务对象改变不利于健康的行为，是咨询者和服务对象之间对某一问题进行商讨，由咨询者提供有针对性信息和解决问题的方法与途径，供服务对象选择，同时给予服务对象精神上支持，帮助其做出合适的决定并付诸实施。婚前保健工作不仅帮助个人掌握必要的健康婚配、生育保健知识，提高群体保健能力建立幸福的家庭，而且能有效阻止传染病的蔓延。这对促进社会文明，落实我国计划生育国策，提高出生人口素质和全民的健康水平将起到重要保健作用。

十一、生育期的保健内容是什么？

生育期是妇女生殖功能旺盛期，生育期保健的内容主要是保护妇女妊娠和分娩过程的安全，且做到有计划生育，延长生育间隔，避免因生育过早、过多、过密、过晚及计划外妊娠对健康带来的损害。同时还要与有关方面配合，努力消除社会、环境等不良因素的危害，做好妇女劳动保护、性病防治和妇女常见病防治等工作。简而言之，生育期保健包括：围婚保健、围生期保健（生育期保健和围生保健）、常见妇科病等。

十二、围生期的保健内容是什么？

围生期保健即为围生育期保健，是指一次妊娠从妊娠前、妊娠期、分娩期、产褥期、哺乳期、新生儿期为孕产妇和胎儿新生儿的健康所进行的一系列保健措施。妊娠早期保健是为了选择最佳的受孕时机，通过妊娠早期保健能减少许多危险因素和高危妊娠。妊娠早期的保健主要注意防病防畸，其内容包括确诊妊娠，建立孕期保健卡；确定基础血压，基础体重；进行高危妊娠的初筛，了解有无不良孕产史，有无遗传疾病史；了解无高血压、心脏病、糖尿病、肝肾疾病等病史；保持室内空气清新，避免病毒感染；注意营养均衡，起居规律，避免劳累，适当活动。

妊娠中期的保健应做到仔细检查，确认妊娠早期各种影响因素对胎儿是否有损伤，妊娠中期应进行产前诊断，妊娠晚期并发症也应从妊娠中期开始预防。妊娠中期应注意加强营养，适当补充铁剂及钙剂，定时监测胎儿生长发育的各项指标，预防及治疗胎儿发育异常、孕妇生殖道感染，做好高危妊娠的各项筛查工作。

妊娠晚期的保健主要注意孕妇营养补充及胎儿生长发育监测方面，并进行生活方式、孕妇自我保护、分娩及产褥期护理、母乳喂养、新生儿筛查及预防接种等健康教育，做好分娩前准备。分娩期保健目的是确保分娩顺利，母儿安全，分娩过程中给予母亲持续心理、生理及精神支持，加强对高危妊娠的产时监护和产程生理处理。产褥期保健主要在初级保健单位进行，目的是预防产后出血、感染等并发症的发生，促进产妇产后尽快恢复生理功能。哺乳期保健的中心任务是促进和支持母乳喂养。

十三、女性月经期心理特点是什么？

月经期的激素水平变化可不同程度影响女性心理活动和行为表现，引起一系列情绪变化。月经是女性生殖功能成熟的重要标志，月经初潮来临，女性的身心会发生许多变化，但很多女性的心理年龄却依然幼稚，这种生理、心理发育不匹配会造成很多认知上的错误和矛盾，这时候需要进行适当的性教育。月经周期中无论是性激素，还是垂体促性腺激素都将发生一系列变化，它主要通过神经系统与下丘脑—垂体—卵巢轴激素间完善的反馈调节机制影响妇女的心理活动和行为，引起一些情绪变化。月经前期，雌激素与脑中的神经介质有密切关系，尤其是儿茶酚胺、去甲肾上腺素和多巴胺，这些神经介质决定着情绪的变化，在经期由于雌激素含量较低，因此该期以消极情绪体验为特征，经期前后的乏力、烦躁不安、嗜睡、少动为常见的心理行为症状，需适当运动，加强营养，做好个人清洁卫生，保持良好情绪并加以放松。当然，情绪变化和紧张反过来也会影响生殖激素的水平，并导致排卵抑制和周期紊乱。

十四、妊娠期和分娩期的心理特点是什么？

妊娠期的心理分为3个时期，分别为较难耐受期，适应期和过度负荷期。

1. 较难耐受期 孕妇妊娠开始之后，孕妇体内的激素水平发生明显变化，大多数妇女会出现头晕、乏力、嗜睡、食欲减退、恶心、呕吐等早孕反应，这些反应使孕妇容易产生心理波动，出现烦躁、委屈等不良情绪。妊娠早期孕妇的主要心理问题是情绪不稳定，容易接受暗示，依赖性增强。此时，作为医护人员应根据此心理予以语言安慰，且耐心解释，给她们讲解有关优生优育的知识，解除不必要的忧虑心理。从而使其身心畅快，有助于母亲和胎儿的身心健康，并给予必要的生活护理。

2. 适应期 随着早孕反应不适减退和消失，这段时期孕妇身体外形虽然发生了很大的变化，体重增加，腹部逐渐隆起，可以感觉到胎动，由于经历了较难耐受期，孕妇对妊娠导致的生理、心理变化逐渐适应，情绪趋于稳定，但感知觉、智力水平、反应能力可能会略有下降，但是抵御各种不良刺激的能力却会增强。这是一个相对稳定的时期，自我感觉良好，依赖性强，是此期的主要特征。医务人员要向其宣传有关母乳喂养方面的知识，并做好营养指导。

3. 过度负荷期 由于腹部膨大压迫下肢，活动不能随心所欲，加之子宫压迫症状出现，如尿频、便秘、再度使孕妇心烦和易激怒。这段时期孕妇情绪不稳定，精神上感到压抑，容易出现紧张焦虑、易哭、忧郁、易激惹等不良情绪。医务人员要起到宣传、协调作用，做好心理护理，使每位准妈妈做好一切准备，以良好的心态迎接宝宝的到来。分娩过程虽然是一种自然的生理现象，但产程少则几小时，长则十余小时，对于产妇来说，实在是一次巨大的生理变化和激烈的心理刺激。分娩期的心理问题主要是不适应心理、焦虑紧张心理、恐惧心理及依赖心理。医护人员在产前就要做好心理指导，主动和产妇谈心，进行分娩知识和产时注意事项的宣教。必要时可看录像或找同病区顺利分娩过的产妇交流，介绍经验，使产妇对分娩有更深地了解，对疼痛有正确的认识。改善待产室的环境，提倡家庭式产室，有家人及丈夫陪伴，解除产妇紧张恐惧心理。分娩时始终守在产床前，向产妇解释宫缩痛是正常的生理现象，并指导产妇使用放松术，讲解一些使产妇心情愉快的话题。在宫缩间歇，鼓励并指导帮助产妇进食高热量、易消化的食物，确保精力充沛，使产妇心理处于最佳状态，从而缩短产程，减轻痛苦，保证顺利分娩。

十五、产褥期的心理特点是什么？

产褥期是从胎盘娩出至生育器官完全恢复正常的一段时间。此期产妇进入了一个新的身心变化时期，容易受各种不良因素的影响，从而造成身心障碍。产褥期产妇的心理处于脆弱和不稳定状态，其与产妇在妊娠期的心理状态、对分娩经过的承受能力、环境及包括对婴儿的抚养、个人及家庭的经济情况等社会因素均有关。分娩后产妇由于身体内的雌激素和孕激素水平下降，与情绪活动有关的儿茶酚胺分泌减少，体内的内分泌调节处于不平衡状态，所以其情绪很不稳定。激素调节不平衡，激素水平下降，产妇的心理和生理都会发生变化，且表现多样，主要表现为特别敏感、情绪不稳定、失眠、记忆力及注意力减退、具有受暗示和依赖性强的特点，其中部分产妇在产后可进一步发展成为产后抑郁、焦虑等，即所谓的产后忧郁综合征。主要表现为以哭泣、忧郁和烦闷为主要特征的精神障碍。产褥期的心理保健主要依靠家人和社区妇幼保健人员及时了解产妇的心理需要及心理问题，给予良好的心理疏导，鼓励进行母乳喂养及产后锻炼，协助产妇进行自我调适，使产妇顺利地度过产褥期。

十六、围绝经期的心理特点是什么？

围绝经期俗称为更年期，是指妇女在绝经的期间所出现内分泌及生物学变化的一个时期，因为这段时间妇女的卵巢功能会逐渐衰退，雌激素水平有明显下降，引起神经体液调节紊乱，从而出现月经紊乱、潮热、出汗及心理障碍等相关症状。围绝经期是妇女一生中的一个重要转折点，该年龄段的妇女往往会遇到较多的生活事件，对大多数妇女来说，进入围绝经期本身就是一种应激，妇女在围绝经期除了容易罹患各种疾病，还可以出现不同程度的情绪障碍。根据国内的相关调查数据显示，85%以上的围绝经期妇女会出现心理问题，围绝经门诊调查患者中28%有抑郁症状，59%有焦虑症状，具体表现在①自责、悲观：因卵巢功能减退或者消失，女性机体各系统和器官功能呈衰退状态，整体生理功能下降，容易出现自责、力不从心等状况，继而心理上产生老无所用等错误观念，在日常生活中表现为情绪消沉、沮丧、犹豫悲观、唉声叹气，常诱导心理障碍形成，部分人甚至产生轻生想法。②情绪易反复，缺乏稳定性：因内分泌功能紊乱，雌激素水平下降，以情感脆弱、情绪不稳、易激动、性格固执、性生活功能减退等为主要表现，易出现性交困难，性欲减退，造成夫妻感情冷淡、疏远，从而诱导心理障碍产生。③焦虑、多疑：因自主神经系统功能紊乱，常有潮热、多梦、心悸及睡眠障碍的表现，由于女性家庭负担过重，有多种社会角色扮演，会诱发烦恼产生。对心理诱发因素及特点，应帮助指导其正确对待这个生命中必然的生理阶段。对其采取有针对性的健康指导，加强相关知识宣教，纠正生活中错误思想观念，激发热爱生活的信心，克服焦虑、抑郁等负性情绪。同时，做好心理疏导，协助围绝经期妇女建立正确的生活方式，主动参与社交活动，掌握放松技巧，随着机体逐步适应，内分泌环境的重新建立，这些心理反应也会逐渐消失，必要时结合激素补充治疗，可有效改善心理状态和身体情况，达到精神和社会需求的满足。

十七、老年期的心理特点是什么？

人到老年，机体各部分、各脏器包括大脑在内都会随着年龄增长而逐渐老化，人体各种生理功能开始减退，如认知能力下降、视力下降、两耳失聪、行动不便、皮肤多皱、毛发变白或脱落、代谢水平下降、免疫功能低下等，这是老年人正常生理方面的改变，与此同时，由于社会角色的改变，一些负性事件的影响，老年人容易产生各种心理问题。老年人退休后过去长期习惯的生活方式突然改变，自己变得无所事事，对社会、家庭没有贡献等，容易出现情绪上的波动，感到空虚及被遗弃，从而产生自卑、无用感。此外，老年人由于身体老化的影响，体弱多病，子女独立成家不能照顾等因素，感觉孤独寂寞，导致失落、多疑、角色紊乱、精神困扰等其他心理问题。焦虑和抑郁是老年人最常见的心理问题。此外，由于大脑皮质兴奋和抑制能力低下，也易造成睡眠减少，睡眠浅、多梦、早醒等睡眠障碍。这些心理特点很容易导致老年人罹患某些精神障碍性疾病，如抑郁症、神经衰弱等。因此，应针对老年人心理特点及时进行健康指导，帮助建立良好人际关系，保持家庭及社会的良好沟通，维持平衡心态，适当进行体育运动，及时治疗慢性病，促进身心健康。出现心理问题时，要及时进行心理咨询，寻求心理治疗，以免心理问题加剧，引发严重的精神心理疾病。

十八、输卵管结扎术的妇女有哪些常见心理问题？

输卵管结扎术通过手术将输卵管进行切断或者结扎从而阻止精子与卵子相遇，以达到女性避孕的目的。女性输卵管结扎对象绝大多数为健康个体，在施行手术过程中，会产生各种的心理变化，主要原因是对手术不了解，担心手术后出现后遗症，出现紧张、焦虑、恐惧、担心、怕痛等心理反应，哺乳期的妇女担心影响乳汁分泌，影响夫妻生活等，二女家庭担心结扎后受到歧视，丧失自尊等，这些消极负性心理，可影响受术者整体身体功能状态，加重手术不良反应，使手术时间延长，延缓康复，甚至导致手术失败。因此，手术前应帮助受术者熟悉医疗环境，主动热情介绍医护人员情况和手术情况，了解受术者有无精神及心理疾病，建立良好的护患关系，使受术者产生信任。重视她们的主诉，有针对性进行相关健康指导，告知手术原理，结扎术不影响卵巢功能和夫妻间的性生活，淡化焦虑、恐惧等不良情绪，减轻受术者的痛苦和忧虑。对于二女家庭，积极引导改变落后的生育观念，帮助改变周围的人际关系，对受术者的家属进行必要的谈心和心理干预，改变他们对受术者的态度，使受术者打消思想顾虑，树立自信心和自尊心，缓解不良心理反应。

十九、子宫、卵巢切除手术有哪些常见心理问题？

子宫及卵巢疾病致病因素较多，多数与饮食生活习惯及生殖系统病变有关。该类型疾病疗程时间长，且病情具有不稳定性，患者无法自行控制，容易造成消极心理，出现悲观失望情绪，进而抵触治疗。在临床上，行子宫或卵巢切除时患者由于疼痛或检查结果对疾病产生了抗拒与恐惧心理，导致消极情绪出现。此外，患者受教育水平限制，对子宫、卵巢功能及疾病认识不足，往往会扩大症状带来的不良后果，从而对疾病存在恐惧与抵触心理。焦虑、抑郁、紧张等就是最典型的临床症状，直接影响着患者治疗的信心，使治疗效果大打折扣。手术切除子宫、卵巢后女性患者会产生自身生殖脏器的损失感，加重对术后女性生殖特征、夫妻生活、生育功能、家庭生活与社会等问题的担心与损失感。患者易出现如担心、焦虑、恐惧、自卑及抑郁等不良情绪，严重者还可出现轻生厌世等不良情绪。因此，对子宫、卵巢切除的患者应重视术前的心理咨询并适时应用心理干预技术协助解决患者的心理问题，对患者说明手术的必要性及方法，告知术后不会影响夫妻生活，也不会改变女性形象，可适当补充性激素类药物，以维持女性特征及性生活的需要，做好家属及丈夫工作，争取家属及丈夫的支持及理解，学会放松技巧，以解除患者的精神负担。

二十、什么是青春期妊娠，青春期妊娠的危害有哪些？

根据世界卫生组织的定义，青春期妊娠也称少女妊娠，是指10～19岁的年龄段的少女发生的妊娠。青春期妊娠是世界性的卫生问题，发生率呈逐年上升趋势。青春期妊娠多为未婚、非意愿性妊娠，不仅给其自身带来生理和心理的双重伤害，同时子代的成长发育也存在很大的潜在性危害。

生理方面，青春期妊娠的后果主要有少女分娩、少女流产及感染性传播疾病等。由于青春期少女身体各系统器官，尤其是内外生殖器还没有完全发育成熟，这时如有性生活且导致妊娠甚至分娩，对少女身心健康影响很大。有研究报道，性器官未发育健全即开始性行为的少女会增加性传播疾病和妇科肿瘤等疾病的发生概率，青春期妊娠后大多数选择做人工流产，其导致的并发症较多，不安全流产的并发症是青春期少女的首位死因。少女分娩的孩子也极易出现早产等情况，并有较高的婴儿死亡率。

心理方面，青春期妊娠使少女背上沉重的思想包袱，恐惧、悔恨、负罪感再加上舆论压力使她们的大脑持续处于紧张状态，极大损害了心理健康，严重者还会引起心理障碍，甚至自杀。此外，少女分娩会给社会带来沉重的负担，少女妈妈接受再教育的可能性极低，心理适应、经济能力及社会支持系统等条件的不成熟使她们不具备抚养子女的条件，这样会导致其及孩子对社会福利系统的依赖性增强，从而影响子代的成长。

二十一、青春期常见的月经异常有哪些？

月经异常是指月经周期、月经量、月经颜色、月经的质地发生异常或伴随月经周期所出现的各种症状为特征的疾病，青春期常见的月经异常为无排卵性功能失调性子宫出血、原发性痛经和原发性闭经，其中无排卵性功能失调性子宫出血最为常见。

二十二、女性青春期性发育的特点是什么？

女性青春期性发育包括生殖器发育、月经初潮和第二性征发育，其发育机制复杂，受基因、内分泌环境等多因素的调控。

1. 生殖器官的发育　随着卵巢发育与性激素分泌的逐步增加，生殖器官发育逐渐成熟，也有明显的变化，称为第一性征。外生殖器从幼稚型变为成人型，阴阜隆起，大阴唇变肥厚，小阴唇变大且有色素沉着，前庭大腺活跃，分泌增多，阴道的长度及宽度增加，阴道上皮表层细胞数量增加，表皮细胞层变厚，阴道黏膜出现皱襞，渗出液增多，子宫增大，尤其子宫体明显增大，宫体与宫颈的比例为2∶1，输卵管变粗，弯曲度减少，卵巢增大，皮质内有不同发育阶段的卵泡，使表面稍有不平，子宫内膜呈周期性变化，出现月经。

2. 月经初潮　是青春期开始的一个重要标志，也是性成熟开始的临床标志。由于卵巢功能尚不健全，故初潮后月经周期无一定规律，需经逐步调整才接近正常。

3. 第二性征　是指除生殖器官以外，女孩所特有的征象。此时女孩的音调变高，乳房丰满而隆起，出现腋毛及阴毛，骨盆横径的发育大于前后径的发育，胸、肩部的皮下脂肪更多，显现了女孩特有的体态。随着青春期的到来，身体生长迅速，并逐步向成熟过渡。青春期生理变化很大，要懂得和认识这一关键时期的变化并引起重视，以免影响今后的生育。

二十三、为什么临近月经期间会出现口腔异味及自觉口中干涩？有什么方法治疗？

在月经来临前期，部分妇女会出现生理上、精神上及行为上的改变，其主要表现为精神紧张、神经敏感、烦躁易怒或忧郁、全身乏力、易疲劳、失眠、头痛、思想不集中、记忆力减退，以及手、足、面部浮肿、下腹坠胀、疼痛及乳房胀痛，有的人还会出现食欲改变、口腔异味等，称为经前期紧张综合征。一般月经来潮前7～14日开始出现，在行经前2～3日加重，在月经来潮后消失或明显减轻，但一般不出现口臭。

经前期紧张综合征的发生原因尚不清楚，一般认为与体内激素水平特别是性激素变化波动有关。血液中性激素水平波动有可能影响牙周组织的正常代谢，使口腔组织的抵抗力下降，容易遭受病菌的侵袭而发生感染,继而牙龈发炎、导致口腔冒出难闻的臭味。另外,消化系统、呼吸系统疾病也可导致口臭发生。

在治疗上要重视月经期的心理调适,多参加一些文娱和体育活动,同时还要注意口腔保健,坚持早晚刷牙,饭后漱口,定期更换牙刷,不长期使用一种牙膏。在饮食上要防止偏食挑食,少吃或不吃刺激性太强和过冷过热的食物。必要时到医院检查有无口腔疾病及消化系统、呼吸系统疾病并做相应的治疗。经前期紧张综合征可在医师指导下,服用苯巴比妥等镇静药物或孕激素、雄激素等来治疗,这样,因月经引起的口臭就会逐渐消失。

二十四、婚前医学检查有哪些内容?

1. 婚前检查的主要疾病

(1)严重遗传性疾病:严重遗传性疾病指由于遗传因素先天形成,患者全部或部分丧失自主生活能力,后代再现风险高,医学上认为不宜生育的遗传性疾病。

(2)指定传染病:指定传染病指获得性免疫缺陷综合征、淋病、梅毒、麻风病等医学上认为影响结婚和生育的其他传染病。

(3)有关精神病:有关精神病指没有治疗的精神分裂症、躁狂抑郁型精神病及其他重型精神病。

2. 婚前检查的具体内容

(1)健康询问及家族史调查:了解双方以往健康状况;了解父母、家族的健康情况,最好追溯三代有无遗传病或先天缺陷等家族病史;对于有近亲血缘关系的婚配,医师将给予劝阻。对于遗传病患者或有遗传病家族史的男女青年,应劝告他们婚后不要生育,有的虽然可以生育,但要使之懂得妊娠注意事项和有关产前诊断的事宜;

(2)体格检查:分为全身一般检查和生殖器检查。全身一般检查,包括身体发育情况,有无畸形,重要脏器的功能状况是否正常;生殖器检查,可及时发现有无生殖器官畸形或异常。若发现未经治愈的麻风病及其他一些医学上认为不能结婚的疾病,则劝他们不要结婚,还要进行必要的生化检查,根据医师的判断而定。

3. 婚前检查的作用 通过婚前咨询和医学检查可以筛查出遗传性疾病,以及对子代有影响的疾病。对双方为三代以内旁系血亲或更近的亲戚关系或患有医学上认为不宜结婚的疾病,应"建议不宜结婚";对患有医学上认为不宜生育的疾病者应"建议不宜生育";指定传染病在传染期内、有关精神病在发作期内或患有其他医学上认为应暂缓结婚的疾病时,应"建议暂缓结婚"。对于婚检发现的可能会终生传染的不在发病期的传染病患者或病原体携带者,若受检者坚持结婚,应充分尊重受检双方的意愿,提出预防、治疗,以及采取医学措施的意见,减少不良影响。

二十五、哪些人不宜结婚?

根据《中华人民共和国婚姻法》第七条中规定,有下列情形之一的,禁止结婚:①直系血亲和三代以内的旁系血亲;②患有医学上认为不应当结婚的疾病。

二十六、哪些有遗传病的人不宜生育或须限制生育?

在现行法律中,还没有明确有哪些遗传病的人不宜生育或需限制生育,按照优生学原则,现在医学上认为,患有下列遗传病的患者,所生子女发病危险大于 10%,在医学遗传学上属高发危险率,故不宜生育。

1. 严重的常染色体显性遗传病 如长骨发育不全、视网膜母细胞瘤、马方综合征等,患者的家族中,每一代都可以出现相同疾病的患者,且发病与性别无关,男女均可发病,与正常人结婚,婚生子女发病率在50%以上,故不宜生育。

2. X 连锁显性遗传病 如抗维生素 D 佝偻病、遗传性肾炎,女性患者后代,不论儿子还是女儿都有 50%发病危险成为患者,故不宜生育。而男性后代,儿子正常,女儿患病率100%,故可生育男孩,限制女胎。

3. 多基因遗传病 如重症先天性心脏病、躁狂抑郁性精神病等，发病机制复杂，遗传度高，无论男女，后代发病危险大于10%，即使病情稳定亦不宜生育。

4. 染色体病 如唐氏综合征，进行性假肥大性肌营养不良，13三体综合征等染色体病患者，所生子女发病危险率大于50%，故不宜生育。

5. 常染色体隐性遗传病 如先天性聋哑，白化病，苯丙酮尿症等其子女肯定均为同病患者，故不宜生育。

6. X连锁隐性遗传病 如血友病、进行性肌营养不良等，由于隐性致病基因位于X染色体上，故患者多为男性。必须根据男方或女方患者及其家族中发病情况，经过产前诊断做性别预测，以决定是否施行选择性流产。

由于遗传种类多，方式多样，对后代影响不同，遗传病患者在考虑生育时，应进行遗传咨询，达到优生优育的目的。

二十七、新婚期如何选择避孕？

不同人群对避孕的需求是不一样的。避孕意愿、个人的生殖权利及避孕方法的类型是选择的先决条件。应在知情的基础上做出决定。选择避孕方法应遵循有效、可获得、可接受、可负担得起和安全的五项原则，新婚期避孕的原则是高效、简便、不影响性生活、停用后短期内可恢复生育、不影响后代健康。新婚妇女可首先选择复方短效口服避孕药，待双方适应后，再改用其他方法。此时期不宜使用宫内节育器、长效避孕药，但对推迟生育时期较长者可选用宫内节育器，也不宜使用安全期避孕，因为新婚期不易掌握排卵情况，使用安全期避孕易失效。总之，未婚、未生育及新婚希望较长时间避孕（1年以上）者，可首先选用短效复方口服避孕药，长效避孕针和避孕套。新婚、暂不打算生育（1年内），则不可采用长效避孕针。

二十八、生育期保健的三级预防是什么？

生育期保健的三级预防是以加强一级预防为重点。

1. 二级预防 普及孕产期保健和计划生育技术指导；

2. 二级预防 对妇女在生育期因妊娠或节育导致的各种疾病，能做到早发现、早治疗、早预防，提高防治的质量；

3. 三级预防 提高对高危孕产妇的处理水平，降低孕产妇死亡率和围产儿的死亡率。

二十九、绝经过渡期保健内容有哪些？

1. 保持良好生活习惯，合理安排生活，平衡膳食，重视蛋白质、维生素及微量元素膳食，保持身心愉悦。坚持锻炼身体。增加抵抗力，预防骨质疏松及心血管疾病。

2. 注意会阴部清洁，预防萎缩生殖器发生感染，防治绝经过渡期月经失调，重视绝经后出血。

3. 积极治疗习惯性便秘、慢性咳嗽等疾病，防止长期增加腹压，导致子宫脱垂及压力性尿失禁发生，进行肛提肌锻炼，加强盆底组织支持力，预防体内支持组织及韧带的松弛。

4. 做好绝经后及老年女性常见病的知识普及工作，定期做好妇科检查和全身检查，注意发现疾病的早期症状，尽早就医。

5. 在医师指导下采用性激素补充治疗，预防骨质疏松、心血管疾病及绝经综合征。

6. 坚持避孕至月经停止12个月以后。

三十、进行妇女病普查普治的必要性是什么？

定期开展妇女病的普查，是妇女保健的常规工作内容之一。通过妇女病普查中的宫颈刮片、阴液检查、乳腺检查和妇科内诊，可及早发现各种妇女常见病、多发病，及早发现早期宫颈癌、乳腺癌，及时开展治疗，并且通过妇女病普查探索病因，制定预防措施，降低妇女常见病发病率，提高妇女健康水平。因此，每一位已婚妇女都应该自觉参加妇女病普查普治，一般是1~2年开展一次。女性在接受妇科检查前应先排空大小便，以免造成误诊。月经期不宜妇检，若有不规则阴道流血则需要在消毒外阴后再检查，以免发生人为子宫内膜异位症或发生感染。

三十一、常见妇女病的普查内容及方法有哪些？

世界卫生组织建议：凡具有性生活的女性每年都应该做好妇女病普查。这不仅有利于妇女卫生科普知识宣传，增强妇女的自我保健意识，更是保证和提高女性生殖系统健康水平的重要工作，是对女性生殖系统疾病做到早发现、早治疗，为保障女性健康提供一个基础平台。对年龄>30岁，有性生活史的女性，应每年开展一次妇女病普查。妇科普查常见内容包括生殖器官炎症、生殖器官肿瘤及乳腺肿瘤。普查的方法有以下四种。

1. 妇科检查 了解外阴、阴道、宫颈、子宫、卵巢有无炎症、肿物等异常情况。

2. 乳腺检查 了解乳头溢液、乳房肿物及腋窝淋巴结肿大等情况。

3. 生殖道细胞学检查 最常采用宫颈刮片法，是用于筛查早期宫颈癌的重要方法，但由于细胞数目不全面，制片质量低，常影响结果判断。宫颈脱落细胞学检查（TCT）是一种筛查宫颈癌和宫颈异常病变的方法，通过细胞刷在宫颈管内取材，利用薄层液基细胞学技术制片，制片效果好，提高发现扁平上皮低度和高度的敏感度，但费用成本高。

4. 对TCT结果异常者 可疑恶性病变或外阴特异性感染者，行阴道镜和活检，由于阴道镜检查与B超检查需要一定设备、经验和检查时间，不适用大规模普查。

三十二、性传播疾病妇女生殖道健康指导有哪些？

1. 加强健康教育，提高群众的防病意识，普及卫生知识，加强青少年性知识教育，正确认识性传播疾病及其危害，掌握预防方法，以避免或减少性传播疾病感染的风险，提高自我保护意识。

2. 加强现症患者的管理，促进正确的求医行为，给予及时、正规、准确、系统的治疗，是消灭传染源、防止性传播疾病慢性化、减少携带状态的有效措施。孕妇应尽早治疗，防止垂直传播。早期诊断及有效的抗生素治疗可改善性传播疾病的预后。

3. 根据流行病学的调查，对疑似诊断为高危人群及其接触者，无论有无症状，应一律给予治疗，不必等待最终诊断结果。

4. 减少性暴露频率，减少与已感染的性伴侣暴露的频率，应用避孕套或进行预防性治疗，可减少来自感染性伴侣传播的危险性。

5. 切断性接触以外的其他传播途径，严格管理血制品，避免血液传播，对明确患有性传播疾病的孕妇，为预防母婴传播，最好能终止妊娠。注意公共场所的消毒工作，防止医院内感染发生，医务人员做好职业防护。

第二十一章　妇产科常用特殊检查

一、女性生殖道细胞包含哪些？脱落生殖细胞能作为确诊证据吗？

1. 生殖道细胞包括扁平上皮细胞（分为底层细胞、中层细胞、表层细胞），柱状上皮细胞（分为宫颈黏膜细胞、子宫内膜细胞），吞噬细胞，白细胞，淋巴细胞，红细胞等。

2. 脱落生殖细胞可以作为确诊证据。

二、生殖道细胞学检查、采集标本有哪些注意事项？涂片种类有哪些？

1. 注意事项

（1）采集标本前24小时内禁止性生活、阴道检查、阴道灌洗及用药，取标本的用具必须无菌干燥。

（2）采集阴道涂片时，已婚女性在阴道侧壁上1/3处轻轻刮去黏液及细胞，置95%乙醇固定，无性生活女性，可先将消毒棉签浸湿后刮取。

（3）取宫颈刮片时，以子宫颈外口为圆心，若白带过多，应先用无菌干棉球轻轻擦拭干净。

（4）取子宫颈管涂片时，先将子宫颈表面分泌物拭净，最好使用"细胞刷"，达子宫颈外口上方10 mm左右，在子宫颈管内旋转360°后取出，标本应立即固定或洗脱于保存液中。

2. 涂片种类　涂片分为阴道涂片、宫颈刮片、子宫颈管涂片、宫腔吸片几种类型。

三、正常生殖道脱落细胞有哪些？其各自的形态特征是怎样的？

1. 类型　正常生殖道脱落细胞包括扁平上皮细胞（分为底层细胞、中层细胞、表层细胞），柱状上皮细胞（分为宫颈黏膜细胞、子宫内膜细胞），吞噬细胞，白细胞，淋巴细胞，红细胞等。

2. 特征

（1）扁平上皮细胞：扁平上皮细胞成熟过程有以下特点。细胞由小逐渐变大；细胞形态由圆形变为舟形、多边形；胞质染色由蓝染变为粉染；胞质由厚变薄；胞核由大变小，由疏松变为致密。

1）底层细胞：相当于组织学的深棘层，又分为内底层细胞和外底层细胞。①内底层细胞：圆形，大小为中性多核白细胞的4～5倍，胞质幅缘约与胞核直径相等，巴氏染色胞质蓝染。②外底层细胞：圆形，比内底层细胞大，为中性多核白细胞的8～10倍，胞质幅缘大于胞核直径；巴氏染色胞质呈淡蓝；核为圆形或椭圆形，染色质细而疏松。

2）中层细胞：相当于组织学的浅棘层，接近底层者胞呈舟状；接近表层者细胞大小与形状接近表层细胞。胞质巴氏染色淡蓝；核小呈圆形或卵圆形，染色质疏松为网状核。

3）表层细胞：相当于组织学的表层，细胞大，为多边形，胞质薄，透明；胞质粉染或淡蓝，核小固缩。

（2）柱状上皮细胞

1）宫颈黏膜细胞：有黏液细胞和带纤毛细胞两种。在宫颈刮片及子宫颈管吸取物涂片中均可找到。黏液细胞呈高柱状，核在底部，呈圆形或卵圆形，染色质分布均匀，胞质易分解而留下裸核。带纤毛细胞呈立方状或矮柱状，带有纤毛，核为圆形或卵圆形，位于细胞底部。

2）子宫内膜细胞：较宫颈黏膜细胞小，细胞为低柱状，为中性多核白细胞的1～3倍。核呈圆形，核大小、形状一致，多成堆出现，胞质少，边界不清。

四、临床上常用代表体内雌激素水平的指数有哪些？

常用雌酮（estrone，E_1）、雌二醇（estradiol，E_2）、雌三醇（estriol，E_3）值代表体内雌激素水平（表21-1，表21-2）。

表 21-1　血 E2、E1 参考值（pmol/L）

测定时间	E2 正常值	E1 正常值
青春前期	18.35～110.10	62.9～162.8
卵泡期	92.0～275.0	125～377.4
排卵期	734.0～2200.0	125～377.4
黄体期	367.0～1100.0	125～377.4
绝经后	＜100.0	—

表 21-2　血 E3 参考值（nmol/L）

测定时期	正常范围
成人（女，非妊娠状态）	＜7
妊娠 24～28 周	104～594
妊娠 29～32 周	139～763
妊娠 32～36 周	208～972
妊娠 37～40 周	278～1215

五、生殖道脱落细胞涂片可用于那些妇科疾病诊断？

1. 闭经

2. 功能失调性子宫出血

（1）无排卵性功能失调性子宫出血。

（2）排卵性月经失调。

3. 流产

（1）先兆流产。

（2）稽留流产。

4. 生殖道感染性炎症

（1）细菌性阴道炎。

（2）衣原体性子宫颈炎。

（3）病毒感染如 HPV、HSV 感染。

六、宫颈细胞学检查有什么意义？如何选择检查时机？

1. 意义　是 CIN 及早期宫颈癌筛查的基本方法，是诊断的必要步骤，相对高危型人乳头状瘤病毒（HPV）检测，细胞学检查特异性高。

2. 时机　建议在性生活开始 3 年后，或 21 岁后，并结合 HPV DNA 定期复查。

七、宫颈脱落细胞 HPV DNA 检测的意义是什么？

高危型 HPV 的持续感染是促使宫颈癌发生的最主要原因，HPV 感染检测可以做到早期发现、准确分型和病毒定量，对于宫颈癌的防治具有重要意义。

八、HPV 感染与宫颈癌及癌前病变有什么关系？

HPV 持续感染是宫颈癌发生的必要条件，99.7% 的宫颈癌中都能发现高危型 HPV 感染，高度病变中 97% 为阳性，低度病变中阳性率达 61.4%，HPV 感染与宫颈癌的发生有时序关系，从感染开始至发展成为宫颈癌的时间间隔为 10～15 年。

九、HPV 检测有什么方法？

1. 传统的检测方法有形态学和免疫学方法。
2. 聚合酶链式反应（PCR）检测 HPV DNA。
3. 杂交捕获 HPV DNA 分析，分为核酸印记原位杂交、斑点印记原位杂交、杂交捕获法。
4. 病理组织学检查。

十、HPV 检测有哪些临床价值？什么样的人群必须进行 HPV 检测？

1. 价值

（1）与细胞学检查联合或单独使用进行宫颈癌的初筛，有效减少细胞学检查的假阴性结果。
（2）可根据 HPV 感染基因型预测受检者患宫颈癌的风险。
（3）对未明确诊断意义的不典型扁平上皮细胞或腺上皮细胞，应用 HPV 检测可进行有效的分流。
（4）对子宫颈高度病变手术治疗后的患者，HPV 检测可作为其疗效判断和随访检测手段，预测其病变恶化或术后复发的风险。

2. 适合检测人群　根据世界卫生组织的推荐，30~65 岁之间的妇女均应进行高危型 HPV 筛查，高危人群起始年龄应相应提前。

十一、肿瘤标志物检查的定义及意义是什么？

肿瘤标志物是肿瘤细胞异常表达所产生的蛋白抗原或生物活性物质，可在肿瘤患者的组织、血液或体液及排泄物中测出，有助于肿瘤诊断、鉴别诊断及监测。

十二、肿瘤相关抗原及胚胎抗原的临床意义是什么？

1. CA125　是目前世界上应用最广泛的卵巢上皮性肿瘤标志物，在临床上广泛应用于鉴别诊断盆腔肿块，检测治疗后病情进展及判断预后等，特别在监测疗效方面相当敏感。

2. NB/70K　是用人卵巢癌相关抗原制备出的单克隆抗体，对卵巢上皮性肿瘤敏感性达 70%，50% 的早期卵巢癌患者血中可检测出阳性。

3. CA19-9　是由直肠癌细胞系相关抗原制备的单克隆抗体，除对消化道肿瘤如胰腺癌、结直肠癌、胃癌及肝癌有标记作用外，对卵巢上皮性肿瘤也有约 50% 的阳性表达，卵巢黏液性腺癌阳性表达率可达 76%，而浆液性肿瘤则为 27%，子宫内膜癌及子宫颈管腺癌也可有阳性表达。

4. AFP　是属于胚胎期的蛋白产物，但在出生后部分器官恶性病变可以恢复合成 AFP 的能力，AFP 对卵巢恶性生殖细胞肿瘤尤其是内胚窦瘤的诊断及监测有较高价值。

5. CEA　实验室检测结果显示，卵巢黏液性良性肿瘤 CEA 阳性率为 15%，交界性肿瘤为 80%，恶性肿瘤为 100%。50% 的卵巢癌患者血浆 CEA 水平持续升高，尤其黏液性低分化卵巢癌患者最为明显。借助 CEA 测定手段，检测跟踪各种妇科肿瘤的病情变化和观察治疗效果有较高临床价值。

6. SCCA　对绝大多数扁平上皮细胞癌均有较高特异性，70% 以上的子宫颈鳞癌患者血浆 SCCA 升高，15% 左右的子宫颈腺癌患者血浆 SCCA 升高，对外阴及阴道扁平上皮细胞癌敏感性为 40%~50%。SCCA 对复发肿瘤的敏感性可达 65%~85%，而且在影像学方法确定前 3 个月，SCCA 水平就开始持续升高。因此，SCCA 对肿瘤患者有判断预后、监测病情发展的作用。

7. HE4　93% 的浆液性卵巢癌和 100% 的子宫内膜样卵巢癌组织中均有 HE4 表达。HE4 对子宫内膜癌的诊断也有一定的敏感性，HE4 的测定值还与子宫内膜癌的分期、分化程度等密切相关。

十三、肿瘤相关抗原有哪些检测方法？其正常值是多少？

1. CA125　检测方法多选用放射免疫测定方法和酶联免疫法，可使用标准试剂盒。常用血清检测阈值为 35 U/ml。

2. NB/70K　测定多选用单克隆抗体 RIA 法，正常血清检测阈值为 50 AU/ml。

3. CA19-9　测定方法有单抗和？RIA 法，血清正常值为 37 U/ml。

4. AFP 是由胚胎肝细胞及卵黄囊产生的一种糖蛋白，通常应用 RIA 或 ELISA 检测，血清正常值<20μg/L。

5. CEA 检测方法多采用 RIA 和 ELISA，血浆正常值因测定方法不同而有出入，一般不超过 2.5μg/L，但 CEA>5μg/L 可视为异常。

6. SCCA 通用的测定方法为 RIA 和 ELISA，也可采用化学发光方法，其敏感度明显提高。血浆 SCCA 正常阈值为 1.5μg/L。

7. HE4 可使用标准试剂盒。常用血清检测阈值为 150 pmol/L。

十四、ER 与 PR 的临床意义是什么？检测方法有哪些及其正常值是多少？

1. 意义 ER 和 PR 存在于激素的靶细胞表面，能与相应激素发生特异性结合，进而产生特异性生理或病例效应。一般认为，雌激素有刺激 ER、PR 合成的作用，孕激素有抑制 ER 合成，并间接抑制 PR 合成的作用。卵巢恶性肿瘤随着分化程度的降低，PR 阳性率也随之降低，同样，子宫内膜癌和宫颈癌 ER、PR 阳性率在高分化肿瘤中阳性率明显较高，受体阳性患者生存时间明显较受体阴性者长。

2. 方法 ER、PR 多采用单克隆抗体组织化学染色定性测定，若从细胞或组织匀浆进行测定，则定量参考阈值 ER 为 20 pmol/L，PR 为 50 pmol/L。

十五、妇科肿瘤相关的癌基因和肿瘤抑制基因有哪些？

1. *Myc* 基因 属于原癌基因，其核苷酸编码含有 DNA 结合蛋白的基因组分，参与细胞增殖、分化及凋亡的调控。

2. *ras* 基因 是原癌基因类别，在宫颈癌患者中均可发现有 3 种 *ras* 基因（*N-ras*、*K-ras*、*H-ras*）的异常突变，子宫内膜癌仅发现 *K-ras* 基因突变，而部分卵巢癌患者可有 *K-ras* 和 *N-ras* 突变。

3. *C-erb B2* 基因 也称 *neu* 或 *HER2* 基因，其核苷酸编码含有 185kD 膜转运糖蛋白。

4. *P53* 基因 是研究最为广泛的人类肿瘤抑制基因，*P53* 基因全长 20Kb，位于 17 号染色体短臂，P53 蛋白与 DNA 多聚酶结合，可复制起始复合物。

5. 其他肿瘤抑制基因 另一种肿瘤抑制基因 *nm23* 主要针对肿瘤转移，也称肿瘤转移抑制基因，其基因产物为核苷酸二磷酸激酶。

十六、生殖器活组织检查的定义是什么及取材方法有哪些？

1. 定义 生殖器官活组织检查指生殖器官病变处或可疑部位取小部分组织作病理学检查，简称活检。

2. 取材方法 局部或组织检查、诊断性宫颈锥切术、诊断性刮宫、组织穿刺检查。

十七、活组织检查的方法有哪些？其适应证及禁忌证有哪些？

1. 外阴活组织检查

（1）方法：患者取膀胱截石位，常规外阴消毒，铺盖无菌孔巾，取材部位以 0.5% 利多卡因做局部浸润麻醉。小赘生物可自蒂部剪下或用活检钳钳取，局部压迫止血。

（2）适应证：确定外阴色素减退疾病的类型及排除恶变者；外阴部赘生物或久治不愈的溃疡需明确诊断及排除恶变者；外阴特异性感染，如结核、尖锐湿疣、阿米巴等。

（3）禁忌证：外阴急性化脓性感染；患者处于月经期；疑为恶性黑色素瘤者。

2. 阴道活组织检查

（1）方法：患者取膀胱截石位，阴道窥器暴露活检部位并消毒。活检钳咬取可疑部位组织，对表面有坏死的肿物，要取至新鲜组织。无菌纱布压迫止血，必要时阴道内放置无菌带尾纱布或棉球压迫止血，24 小时后自行取出。

（2）适应证：阴道赘生物、阴道溃疡症。

（3）禁忌证：急性外阴炎、阴道炎、宫颈炎、盆腔炎者。

3. 宫颈活组织检查

（1）方法：患者取膀胱截石位，阴道窥器暴露宫颈，用干棉球拭净宫颈黏液及分泌物，局部消毒；用活检钳在宫颈外口鳞柱状交界处或特殊病变处取材，宫颈癌者可以选 3 点、6 点、9 点、12 点 4 处取材；宫颈局部用带尾纱布或棉球压迫止血，24 小时后自行取出。

（2）适应证：宫颈脱落细胞学涂片检查巴氏Ⅲ级或Ⅲ级以上，宫颈脱落细胞学涂片检查巴氏Ⅱ级经抗感染治疗后仍为Ⅱ级；TBS 分类扁平上皮细胞异常 LSIL 及以上者；阴道镜检查时反复可疑阳性或阳性者；疑有宫颈癌或慢性特异性炎症，需进一步明确诊断者。

4. 子宫内膜活组织检查

（1）方法：患者排尿后取膀胱截石位，查明子宫大小和位置；常规消毒外阴，铺孔巾，以宫颈钳夹持宫颈前唇或后唇，用探针测量子宫颈管及宫腔深度，使用专用活检钳，以取到适量子宫内膜组织为标准。

（2）适应证：确定月经失调类型；检查不孕病因；异常阴道流血或绝经后阴道流血，需排除子宫内膜器质性病变者。

（3）禁忌证：急性、亚急性生殖道炎症；可疑妊娠；急性严重全身性疾病；体温＞37.5℃者。

十八、活组织检查后如何进行健康宣教？

术后局部敷以消毒纱布，按压创面 5～10 分钟，再以胶布固定，再用多头腹带束紧，在 4 小时内每隔 15～30 分钟测脉搏、血压一次，如患者有脉搏增快、细弱，血压下降、烦躁不安、面色苍白，出冷汗等内出血现象，应通知医师紧急处理。

十九、活组织检查取下的标本如何固定？

标本应固定于 10%甲醛溶液中送检。

二十、什么是诊断性宫颈锥切术？

出于诊断的目的，沿宫颈外口周围，包括部分子宫颈管，把宫颈病变处进行圆锥形切除，称为诊断性宫颈锥切术，简称诊断性宫颈锥切。

二十一、诊断性宫颈锥切术的适应证和禁忌证有哪些？

1. 适应证

（1）宫颈刮片细胞学检查多次未找到恶性细胞，宫颈多处活检及分段诊刮病理检查均未发现癌灶者。

（2）宫颈活检为 CIN Ⅲ需要确诊，或可以为早期浸润癌，为明确病变累及程度及决定手术范围者。

2. 禁忌证

（1）阴道、宫颈、子宫及盆腔有急性或亚急性炎症者。

（2）患者有血液病等出血倾向。

二十二、诊断性宫颈锥切术的方法及注意事项是什么？

1. 方法

（1）腰麻或硬膜外麻醉下，患者取膀胱截石位，外阴、阴道消毒，铺无菌巾。

（2）导尿后，用阴道窥器暴露宫颈并消毒宫颈、阴道及子宫颈管。

（3）以宫颈钳钳夹宫颈前唇向外牵引，扩张子宫颈管并做宫颈管搔刮术。在病灶外或碘不着色区外 0.5cm 处做环形切口，斜向子宫颈管。根据不同的手术指征，可深入子宫颈管 1.0～2.5cm，呈锥形切除。

（4）于切除标本的 12 点处做一标志，取 10%甲醛固定，送病理检查。

（5）将要行子宫切除者，子宫切除的手术最好在锥切术后 48 小时内进行。可行宫颈前后唇相对缝合。若不能在短期内行子宫切除或无需做进一步手术者,则应行宫颈成形缝合术或荷包缝合术,术毕探查子宫颈管。

（6）术后留置导尿管24小时,持续开放。

2. 注意事项

（1）用于治疗者,应在月经结束后3～7日内施行。术后6周探查子宫颈管有无狭窄,2月内禁性生活。

（2）用于诊断者,不宜用电刀、激光刀,以免破坏切缘组织,影响诊断。

二十三、什么是分段诊断性刮宫?

诊断性刮宫简称诊刮,其目的是刮取宫腔内容物做病理检查协助诊断。若同时疑有子宫颈管病变时,需对子宫颈管及宫腔分步进行刮宫,称分段刮宫。

二十四、分段诊断性刮宫的适应证及禁忌证有哪些?

1. 宫腔异常出血或阴道排液,疑为子宫内膜癌或子宫颈癌者。
2. 月经失调如功能失调性子宫出血或闭经,需了解子宫内膜变化及其对性激素的反应。
3. 不孕症,需了解有无排卵或疑有子宫内膜结核者。
4. 宫腔内有组织残留或功能失调性子宫出血长期多量出血时,刮宫不仅有助于诊断,还有止血效果。

二十五、分段诊断性刮宫的注意事项有哪些? 如何进行术后健康宣教?

1. 不孕症或功能失调性子宫出血患者,不应继续刮宫,以防出血及癌扩散,以免漏诊。应选在月经前或月经来潮12小时内行刮宫术。
2. 出血、子宫穿孔、感染是刮宫的主要并发症,有些疾病可能导致刮宫时大出血,应在术前输液、配血并做好开腹准备。哺乳期、绝经后及子宫患恶性肿瘤者,均应查清子宫位置并仔细操作,以防子宫穿孔。有阴道出血者,术前、术后应给予抗生素,术中严格无菌操作,刮宫患者术后2周内禁性生活及盆浴,以防感染。
3. 术者在操作时担心不彻底,反复刮宫,不但伤及宫内膜基底层,甚至刮出肌纤维组织。造成子宫内膜炎或宫腔粘连,导致闭经,应注意避免。

二十六、女性生殖内分泌系统包括哪些?

女性生殖内分泌系统包括下丘脑、垂体、卵巢。

二十七、什么叫氯米酚实验? 它的临床意义及方法是什么?

1. 机制 氯米酚具有较强的抗雌激素作用和较弱的雌激素活性,低剂量药物作用于下丘脑部位,与雌激素竞争受体,解除雌激素的反馈作用,刺激内源性GnRH释放,促进脑垂体分泌卵泡刺激素（FSH）及促黄体生成素（LH）,诱发排卵,或作用于卵巢,增加卵泡对促性腺激素的反应。

2. 意义 氯米酚实验可协助诊断下丘脑病变,青春期延迟。

3. 方法 月经来潮第5日开始每日口服氯米酚50～100mg,连服5日,服药后LH可增加85%,FSH增加50%。停药后LH、FSH立即下降,若停药后20日内不再出现LH上升为无反应,分别在服药第1、3、5日测LH、FSH,第3周或经前抽血测孕酮。

二十八、什么叫GnRH刺激实验? 它的临床意义及方法是什么?

1. 机制 GnRH对垂体促性腺激素的释放有兴奋作用,给受试者注射外源性LHRH后在不同时相取外周血测定促性腺激素含量,可了解垂体功能。垂体功能良好,则促性腺激素水平反应性升高,反之亦然。

2. 临床意义 可用于协助诊断青春期延迟,垂体功能减退,下丘脑功能减退,卵巢功能不全,多囊卵巢综合征。

3. 方法 上午 8 时静脉注射 LHRH 100μg，于注射前及用药后 15 分钟、30 分钟、60 分钟、90 分钟分别取静脉血 2ml，测定 LH 值。

二十九、垂体促性腺激素的临床应用有哪些？

1. 鉴别闭经原因。

2. 排卵监测。

3. 协助诊断多囊卵巢综合征。

4. 诊断性早熟。

三十、垂体催乳素测定的临床应用有哪些？

1. 闭经、不孕及月经失调者，无论有无溢乳均应测催乳素（PRL），以除外高催乳素血症。

2. 垂体肿瘤患者伴 PRL 异常增高时，应考虑有垂体催乳素瘤。

3. PRL 水平升高还见于性早熟、原发性甲状腺功能低下、卵巢早衰、黄体功能欠佳、长期哺乳、神经精神刺激、药物作用因素等；PRL 水平降低多见于垂体功能减退、单纯性催乳素分泌缺乏症等。

4. 10%～15%的多囊卵巢综合征患者表现为轻度的高催乳素血症，其可能为雌激素持续刺激所致。

三十一、雌激素测定的临床应用有哪些？

1. 监测卵巢功能 测定血中雌二醇（E2）或 24 小时尿总雌激素水平可监测卵巢功能，具体应用如下。

（1）鉴别闭经原因

1）激素水平符合正常的周期变化，表明卵泡发育正常，应考虑为子宫性闭经；

2）雌激素水平偏低，闭经原因可能为原发性或继发性卵巢功能低下，或药物影响而致的卵巢功能抑制，也可见于下丘脑-垂体功能失调、高雌激素血症。

（2）诊断有无排卵：无排卵时雌激素无周期性的变化，常见于无排卵性功能失调性子宫出血、多囊卵巢综合征、某些绝经后子宫出血。

（3）监测卵泡发育：应用药物诱导排卵时，测定血中雌二醇作为卵泡发育、成熟的指标之一，用以指导 HCG 用药及确定取卵时间。

（4）诊断女性性早熟：临床多以 8 岁以前出现第二性征诊断性早熟，血雌二醇水平升高大于 275 pmol/L 为诊断性早熟的激素指标之一。

（5）协助诊断多囊卵巢综合征：E1 升高，E2 正常或全都升高，并恒定与早卵泡期水平，E1/E2＞1。

2. 监测胎儿-胎盘单位功能 妊娠期 E3 主要由胎儿-胎盘单位产生，测定孕妇 E3 含量反映胎儿胎盘功能状态。正常妊娠 29 周 E3 迅速增加，正常足月妊娠尿中 E3 排出量平均为 88.7nmol/24h，妊娠 36 周后尿中 E3 排出量连续多次 37nmol/24h 或骤减大于 30%～40%，提示胎盘功能减退。E3＜22.2nmol/24h 尿或骤减大于 50%，提示胎盘功能减退。

三十二、孕激素测定的临床应用有哪些？

1. 排卵监测 血孕酮水平＞15.9 nmol/L，提示有排卵。使用促排卵药物时，可用血孕酮水平来观察促排卵效果。若孕酮水平符合有排卵，而无其他原因的不孕患者，需配合 B 型超声检查观察卵泡发育及排卵过程，以除外黄素化未破裂卵泡综合征（luteinized unruptured follicle syndrome，LUFS）。其他原因如原发性闭经或继发性闭经、无排卵性月经或无排卵性功能失调性子宫出血、多囊卵巢综合征、口服避孕药或长期使用 GnRH 激动药等，均可使孕酮水平下降。

2. 评价黄体功能 黄体期血孕酮水平低于正常值，提示黄体功能不全，月经来潮 4～5 日血孕酮水平高于生理水平，提示黄体萎缩不全。

3. 辅助诊断异位妊娠　异位妊娠时，孕酮水平较低，若孕酮>78.0 nmol/L，基本可排除异位妊娠。

4. 辅助诊断先兆流产　妊娠12周内，孕酮水平低，早期流产风险高。先兆流产时，孕酮水平若有下降趋势有可能流产。

5. 观察胎盘功能　妊娠期胎盘功能减退，血中孕酮水平下降。单次血清孕酮≤15.6 nmol/L，提示为死胎。

6. 孕酮代替疗法的监测　妊娠早期切除黄体卵巢后应用天然孕酮代替疗法时应监测血清孕酮水平。

三十三、雄激素测定的临床应用有哪些？

1. 卵巢男性化肿瘤　女性短期内出现进行性加重的雄激素过多症状及血清雄激素升高往往提示女性卵巢男性化囊肿。

2. 多囊卵巢囊肿综合征　睾酮水平通常不超过正常范围上限2倍，雄烯二酮升高，脱氢表雄酮正常或轻度升高。若治疗前雄激素水平升高，治疗后应下降，故血清雄激素水平可作为评价疗效的指标之一。

3. 肾上腺皮质增生或肿瘤　测血清睾酮激素异常升高。

4. 两性畸形　男性假两性畸形及真两性畸形，睾酮水平在男性正常范围内，女性假两性畸形则在女性正常范围内。

5. 女性多毛症　测血清睾酮水平正常时，多系毛囊对雄激素敏感所致。

6. 指导用药　应用雄激素制剂或具有雄激素作用的内分泌药物如达那唑等，用药期间有时需监测雄激素水平。

7. 高催乳素血症　女性有雄激素过多症状和体征，但雄激素在正常范围内者，应测定血清催乳素水平。

三十四、HCG测定的原理是什么？其产生何种生理变化？

HCG是一种糖蛋白激素，由α及β亚单位组成，主要由妊娠滋养细胞组产生，妊娠滋养细胞疾病、生殖细胞肿瘤及其他恶性肿瘤如肺、肾上腺及肝脏肿瘤也可产生HCG，临床上运用HCG检测是否妊娠应用的是特异性抗原抗体相结合的原理。正常妊娠的受精卵着床时，即排卵后的第6日受精卵滋养层形成时开始产生HCG，约1日后能测到外周血HCG，以后每1.7~2日上升1倍，在排卵后14日约达100U/L，妊娠8~10周达峰值（50 000~100 000 U/L），以后迅速下降，在妊娠中晚期，HCG仅为高峰时的10%。

三十五、HCG测定的临床意义是什么？

1. 妊娠的诊断　血HCG定量免疫测定小于3.1μg/L时为妊娠阴性，血浓度大于25U/L为妊娠阳性。

2. 异位妊娠的诊断　血尿HCG维持在低水平，间隔2~3日无成倍上升，应怀疑异位妊娠。

3. 妊娠滋养细胞疾病的诊断和监测

（1）葡萄胎：血HCG浓度经常大于100ku/L，且子宫≥妊娠12周大，HCG维持高水平不降，提示葡萄胎。

（2）妊娠滋养细胞肿瘤：葡萄胎清宫后HCG应大幅度下降，若HCG下降缓慢或下降后又上升，或足月产、流产和异位妊娠4周以上，HCG仍持续高水平或下降后又上升，在排除妊娠残留后，可诊断为妊娠滋养细胞肿瘤。HCG下降也与妊娠滋养细胞肿瘤治疗有效有一致性，因此在化疗过程中，应每周检测HCG一次，连续3次阴性，为停止化疗的标准。

4. 性早熟和肿瘤的诊断　最常见的是下丘脑或松果体胚细胞的绒毛膜瘤或肝胚细胞瘤及卵巢

无性细胞瘤、未成熟畸胎瘤分泌 HCG 导致性早熟，血清甲胎蛋白升高是肝胚细胞瘤的标志。分泌 HCG 的肿瘤常见于肠癌、肝癌、肺癌、胰腺癌、胃癌，可引起成年女性月经紊乱，因此成年女性突然发生月经紊乱伴 HCG 升高时，应考虑到上述肿瘤的异位分泌。

三十六、什么叫性激素六项？如何选择采血的时机？

1. 性激素六项
（1）卵泡雌激素（FSH）；
（2）黄体生成素（LH）；
（3）雌二醇（E2）；
（4）垂体泌乳素（PRL）；
（5）孕酮（P）；
（6）睾酮（T）。

2. 采血时机 采血最好的时机一般在月经来潮的第 2～3 日，此时做性激素六项是最准确的。

三十七、人胎盘生乳素测定的临床应用有哪些？

1. 监测胎盘功能 妊娠晚期连续动态检测人胎盘生乳素（human placental/atogen，HPL）可以监测胎盘功能，于 35 周后多次检定血清 HPL 值均小于 4mg/L 或突然下降 50%以上，提示胎盘功能减退。

2. 辅助诊断糖尿病合并妊娠 HPL 水平与胎盘大小成正比，如糖尿病合并妊娠时胎盘较大，hPL 值可能偏高，但临床应用时还应配合其他监测指标综合分析，以提高判断的准确性。

三十八、什么是口服葡萄糖耐量试验（OGTT）-胰岛素释放试验？

口服葡萄糖耐量试验（oral glucose tolerance test，OGTT）是诊断糖尿病的确诊试验，常与胰岛素释放试验同时进行。在早晨空腹状态下时的胰岛素分泌量称为基础分泌，在各种刺激诱发的胰岛素分泌为刺激后分泌，而葡萄糖是最强的胰岛素分泌刺激物，在清晨口服 75g 的葡萄糖后测定血浆及尿中的含糖量，同时测定血浆胰岛素，能了解胰岛 β 功能及有无胰岛素抵抗。

三十九、OGTT 实验的方法及正常值是什么？其临床意义有哪些？

1. 方法 禁食 8～12 小时后，清晨空腹抽取静脉血，检测空腹血糖及胰岛素水平，于口服 75g 葡萄糖后 30 分钟、60 分钟、120 分钟、180 分钟分别取静脉血，测定血糖及胰岛素水平。

2. 正常值 实验结果正常范围见表 21-3。

表 21-3 OGTT-胰岛素释放试验结果正常范围

75g 口服葡萄糖耐量试验（OGTT）	血糖水平（mmol/L）	胰岛素释放试验（口服 75g 葡萄糖）	胰岛素水平（mU/L）
空腹	<5.1	空腹	4.2～16.2
1 小时	<10.0	1 小时	41.8～109.8
2 小时	<8.5	2 小时	26.2～89.0

3. 临床意义
（1）协助诊断糖尿病分型：胰岛素释放试验结合病史及临床特点有助于糖尿病的诊断分型。胰岛素分泌不足提示胰岛功能严重受损，可能为 1 型糖尿病，胰岛素分泌高峰延迟为 2 型糖尿病的特点。
（2）协助诊断某些妇科疾病：高胰岛素及胰岛素抵抗有助于诊断多囊卵巢综合征，子宫内膜癌等。

四十、输卵管是否畅通需行哪些检查？

输卵管通畅检查的主要目的是检查输卵管是否通畅，了解子宫和输卵管的形态及输卵管的阻塞部位。常用方法有输卵管通液术、子宫输卵管造影术。近年随着内镜的临床应用，已普遍采用腹腔镜直视下输卵管通液检查、宫腔镜下经输卵管口插管通液检查和腹腔镜联合检查方法。

四十一、输卵管通液术的定义是什么？其适应证及禁忌证有哪些？

1. 定义 输卵管通液术是检查输卵管是否通畅的一种方法，且具有一定的治疗功效。检查者通过导管向宫腔内注入液体，根据液体阻力大小、有无回流及注入液体量和患者感觉等判断输卵管是否通畅。

2. 适应证

（1）不孕症，男方精液正常，疑有输卵管阻塞者。

（2）检验和评价输卵管绝育术、输卵管再通术或输卵管成形术的效果。

（3）对输卵管黏膜轻度粘连有疏通作用。

3. 禁忌证

（1）内外生殖器急性炎症或慢性炎症急性或亚急性发作。

（2）月经期或有不规则流血者。

（3）可疑妊娠。

（4）严重的全身疾病，如心、肺功能异常，不能耐受手术者。

（5）体温高于 37.5℃。

四十二、输卵管通液术的患者该如何进行健康宣教？

1. 术后观察 30 分钟，无不适时方可离开。
2. 若在近期内出现腹痛、阴道排出大量血性分泌物或发热等情况，应及时就诊。
3. 术后 2 周内禁止性生活和盆浴。
4. 必要时检查完毕遵医嘱常规口服抗生素预防感染。

四十三、子宫输卵管造影的定义是什么？其适应证及禁忌证有哪些？

1. 定义 子宫输卵管造影是通过导管向宫腔及输卵管注入造影剂，行 X 线透视及摄片，根据造影剂在输卵管及盆腔内的显影情况了解输卵管是否通畅、阻塞部位及宫腔形态。

2. 适应证

（1）了解输卵管是否通畅及形态、阻塞部位。

（2）了解宫腔形态，确定有无子宫畸形及类型，有无宫腔粘连、子宫黏膜下肌瘤、子宫内膜息肉及异位等。

（3）内生殖器结核非活动期。

（4）不明原因的习惯性流产，了解宫颈内口是否松弛，宫颈及子宫有无畸形。

3. 禁忌证

（1）内、外生殖器急性或亚急性炎症。

（2）严重的全身性疾病，不能耐受手术者。

（3）妊娠期、月经期。

（4）产后、流产、刮宫术后 6 周内。

（5）碘过敏者。

四十四、子宫输卵管造影的注意事项有哪些？

1. 碘化油充盈宫颈导管时必须排尽空气，以免空气进入宫腔造成充盈缺损，引起误诊。
2. 宫颈导管与宫颈外口必须紧贴，以防碘化油流入阴道内。
3. 宫颈导管不要插入太深，以免损伤子宫或引起子宫穿孔。
4. 注碘化油时不可用力过大，推注不可过快，防止损伤输卵管。
5. 透视下发现造影剂进入异常通道，同时患者出现咳嗽，应警惕发生油栓，立即停止操作，患者取头高脚低位，严密观察患者情况。

6. 造影后 2 周禁止盆浴及性生活，可酌情给予抗生素预防感染。

7. 有时因输卵管痉挛造成输卵管不通的假象，必要时重复进行检查。

四十五、腹腔穿刺检查有哪两种途径？

腹腔穿刺检查有经腹壁腹腔穿刺术和经阴道穹后部穿刺术这两种途径。

四十六、经腹壁腹腔穿刺术的适应证及禁忌证有哪些？

1. 适应证

（1）用于协助诊断腹腔积液的性质。

（2）确定靠近腹壁的盆腔及下腹部肿块性质。

（3）穿刺放出部分腹腔积液，降低腹压、减轻腹胀、暂时缓解呼吸困难等症状，使腹壁松软易于腹部及盆腔检查。

（4）腹腔穿刺同时注入化疗药物行腹腔化疗。

（5）腹腔穿刺注入二氧化碳气体，行气腹 X 线检查，盆腔器官可清晰显影。

2. 禁忌证

（1）疑有腹腔内严重粘连，特别是晚期卵巢癌广泛盆腔、腹腔转移致肠梗阻者。

（2）疑为巨大卵巢囊肿者。

（3）大量腹腔积液伴严重电解质紊乱者禁大量放腹腔积液。

（4）精神异常不能配合者。

（5）中、晚期妊娠者。

（6）弥散性血管内凝血者。

四十七、腹腔穿刺液性质有哪些？其结果判断是什么？

1. 血液

（1）新鲜血液：放置后迅速凝固，为刺伤血管，应改变穿刺针方向，或重新穿刺。

（2）陈旧性暗红色血液：放置 10 分钟以上不凝固表明有腹腔出血。多见于异位妊娠、卵巢黄体破裂或其他脏器破裂如脾破裂等。

（3）小血块或不凝固陈旧性血液：多见于陈旧性异位妊娠。

（4）巧克力色黏稠液体：镜下见不成形碎片，多为卵巢子宫囊肿破裂。

2. 脓液 呈黄色、黄绿色、淡巧克力色质稀薄或浓稠，有臭味，提示盆腔或腹腔内有化脓性病变或脓肿破裂。脓液应进行细胞学涂片、细菌培养、药物敏感试验。必要时行切开引流术。

3. 炎性渗出物 呈粉红色、淡黄色混浊液体，提示盆腔、腹腔内有炎症。应行细胞学涂片、细菌培养、药物敏感试验。

4. 腹腔积液 有血性、浆液性、黏液性等。应送常规化验，包括比重、总细胞数、红细胞数、白细胞数、蛋白定量、浆膜黏蛋白试验及细胞性检查。必要时检查抗酸杆菌、结核杆菌培养及动物接种。肉眼血性腹腔积液，多疑为恶性细胞肿瘤，应行脱落细胞检查。

四十八、腹腔穿刺的注意事项有哪些？

1. 术前注意患者生命体征，测量腹围、检查腹部体征。

2. 严格无菌操作，以免腹腔感染。

3. 控制针头进入深度，以免刺伤血管及肠管。

4. 大量放液时，针头必须固定好，以免针头移动损伤肠管。放液速度不宜过快，每小时不应超过 1000 ml，一次性放液不应超过 4000 ml，并严密观察患者血压、脉搏、呼吸等生命体征，随时控制放液量及放液速度，若出现休克征象，应立即停止放腹腔积液。放液过程中需腹带束腹，并逐渐缩紧腹带，以防腹内压骤降，内脏血管扩张而引起休克。

5. 向腹腔内注入药物应慎重，很多药物不宜向腹腔内注入，当行腹腔化疗时，应注意过敏反应等毒副反应。

6. 术后卧床休息 8~12 小时，必要时给予抗生素预防感染。

四十九、经阴道穹后部穿刺的注意事项是什么？

1. 穿刺点在阴道穹后部中点，进针方向应与子宫颈管平行，深入至直肠子宫陷凹，不可过分向前或向后。

2. 穿刺深度要适当，一般 2~3cm，过深可刺入盆腔器官或穿入血管。若积血较少时，过深的针头可超过液平面，抽不出液体而延误诊断。

3. 抽吸物若为血液，应放置 5 分钟，若凝固则为血管内血液，若滴在纱布上出现红晕，则为血管内血液，放置 6 分钟后仍不凝固，可判断为腹腔内凝血。

4. 有条件或病情允许时，先行 B 型超声检查，协助诊断直肠子宫陷凹有无液体及液体量。

5. 阴道穹后部穿刺未抽出血液，不能完全排除异位妊娠和腹腔内出血，内出血量少、血肿位置高或与周围组织粘连时，均可造成假阴性。

6. 抽出的液体应根据初步诊断，分别进行涂片、常规检查、药敏试验、细胞学检查等，抽取的组织送组织学检查。

五十、异位妊娠的 B 超显影是什么？

异位妊娠的声像特点：宫腔内未探及妊娠囊，若宫旁探及异常低回声区，且见胚芽及原始心管搏动，可确诊异位妊娠；若宫旁探及混合回声区，直肠子宫陷凹有游离暗区，虽未见胚芽及胎心搏动，也应高度怀疑异位妊娠。

五十一、葡萄胎的典型 B 超显影是什么？

B 型超声是诊断葡萄胎的一项可靠和敏感的辅助检查，通常采用经阴道彩色多普勒超声。完全性葡萄胎的典型超声图像为子宫大于相应孕周，无妊娠囊或胎心搏动，宫腔内充满不均质密集状或短条状回声，呈"落雪状"，水泡较大时则呈"蜂窝状"。常可测到双侧或一侧卵巢囊肿。彩色多普勒超声可见子宫动脉血流丰富，但子宫肌层内无血流或仅稀疏血流信号。部分性葡萄胎可在胎盘部位出现由局灶性水泡状胎块引起的超声图像改变，有时还可见胎儿或羊膜腔，胎儿通常畸形。

五十二、B 超检查在妇科的应用范围有哪些？

1. **子宫肌瘤** 声像为子宫体积增大，形态不规则，肌瘤常为低回声、等回声或中强回声。B 超可对肌瘤进行精确定位，准确区分肌壁间肌瘤、黏膜下肌瘤及浆膜下肌瘤。

2. **子宫腺肌病和腺肌瘤** 子宫腺肌病的声像特点为子宫均匀增大，子宫断面回声不均；子宫腺肌瘤时子宫不均匀增大，其内存在小蜂窝状无回声区。

3. **盆腔炎性疾病** 盆腔炎性包块与周围组织粘连，境界不清；积液或积脓时为无回声或回声不均。

4. **盆腔子宫内膜异位症** 与周围组织较少粘连的异位症囊性肿块，边界清晰；与周围粘连的囊性肿块，边界不清。囊肿大小不等，多为中性大小，内可见颗粒细小回声或因血块机化呈较密集粗光影影像。

5. **卵巢肿瘤** 良性肿瘤声像为卵巢增大，内为单房或多房的液性无回声区，常无乳头，边缘清楚。恶性肿瘤为肿块边缘不整齐、欠清楚，囊壁上有乳头，内部回声强弱不均或无回声区中有不规则强回声团，常累及双侧卵巢并伴腹腔积液。

6. **卵泡发育监测** 通常自月经周期第 10 日开始监测卵泡大小，正常卵泡每日增长 1.6 mm，排卵前卵泡约达 20 mm。

7. **宫内节育器探测** 扫查子宫体能准确显示宫内节育器形状和在宫腔内位置。可诊断节育器位置下移、嵌顿、穿孔或子宫外游走。嵌顿的节育器可在超声引导下取出。

8. 介入超声的应用 阴道超声引导下对成熟卵泡进行采卵；对盆腔肿块进行穿刺，确定肿块性质，并可注入药物进行治疗。超声介入还可用于减胎术。

五十三、超声造影在妇科疾病诊断中的应用有哪些？

1. 卵巢的良、恶性肿瘤鉴别 通过造影形态学和造影前后多普勒信号强弱比较和时间-强度曲线分析鉴别卵巢肿瘤的良恶性。恶性肿瘤周围不仅血流信号丰富且自肿瘤外伸入肿物，向中心走形；造影剂作用持续时间延长和曲线下面积增高。

2. 异位妊娠的诊断 输卵管妊娠时超声造影可以鉴别血块与绒毛组织。

3. 子宫肿瘤的诊断

（1）子宫肌瘤与腺肌病的鉴别：在造影剂的灌注方式和时间-强度曲线上子宫肌瘤与周围网状型增强模式，显示为包膜环状增强，达峰后与周围组织有较明显的边界；腺肌病为同步型增强和缓慢向心型，显示为内部短线状增强，达峰时与周围肌层分界不清，无包膜感。

（2）子宫黏膜下肌瘤：较大肌瘤时造影剂呈周边较强、中心稀疏的环形充盈，信号不均匀；较小肌瘤时造影剂呈整体充盈或周边充盈，峰值信号强于子宫肌层，且分布均匀。廓清均为从中央向周边进行。

（3）子宫内膜癌：造影剂首先在病灶滋养血管充盈，继之全病灶与肌层快速充盈。癌灶处弓形血管和放射状血管增多、变粗，血管密集、紊乱。深肌层受累时，弓形血管完整性受损或消失。

4. 胎盘病变的诊断

（1）胎盘早剥：显示为剥离部位胎盘无造影剂灌注，与有血供的未剥离区有清晰的界线。

（2）胎盘梗死：梗死部位造影剂灌注缺失，与非梗死小叶间插分布。

（3）胎盘植入：造影剂可植入或残留胎盘的形态及植入的部位，以及与子宫浆膜层的关系。

5. 宫腔超声造影 通过向宫腔内注入对比剂（生理盐水剂过氧化氢）将宫腔扩张，超声下可清晰观察到子宫内膜息肉、黏膜下肌瘤、子宫内膜癌和子宫畸形等病变，以及观察输卵管腔是否通畅。

五十四、X 线检查可应用于妇科中的哪些疾病？

X 线检查借助造影剂可了解子宫腔和输卵管腔内形态，是诊断先天性子宫畸形和输卵管通畅程度常用的检查方法。X 线胸片是诊断妇科恶性肿瘤肺转移的重要手段。

1. 诊断先天性子宫畸形

（1）单角子宫造影仅见一个梭形宫腔；只有一个子宫角和一条输卵管，偏于盆腔一侧。

（2）双子宫造影见两个子宫腔，每个子宫都有一个子宫角和一条输卵管相通。两个宫颈可共有一个阴道，或有纵隔将阴道分隔为二。

（3）双角子宫造影见一个宫颈和一个阴道，两个宫腔。

（4）鞍状子宫造影见子宫底凹陷，犹如鞍状。

（5）中隔子宫可分为完全性和部分性中隔子宫。完全性中隔子宫造影见宫腔形态呈两个梭形单角子宫，但位置很靠近；部分性中隔子宫造影见宫腔大部分被分隔成二，呈分叉状，宫体部仍为一个腔。

2. X 线胸片 主要用于妇科恶性肿瘤肺转移的诊断。X 线胸部平片检查是诊断妊娠滋养细胞肿瘤癌肺转移的首选方法。

五十五、滋养细胞肿瘤肺转移的 X 线典型征象是什么？

妊娠滋养细胞肿瘤肺转移的 X 线征象多种多样，最初为肺纹理增粗，随即发展为串珠样、粟粒样和片状阴影，片状阴影继续发展融合成结节状或棉球状阴影，边缘模糊或清楚，为典型表现；可同时伴有单侧或双侧、胸腔积液。结节状或棉球状阴影可逐渐融合成团块状，团块阴影常出现在晚期病例中。

五十六、外阴活组织检查有哪些作用和注意事项？

1. 作用

（1）确定外阴色素减退疾病的类型及排除恶变。

（2）明确诊断外阴部赘生物或久治不愈的溃疡及排除恶变。

（3）确定外阴特异性感染，如结核、尖锐湿疣、阿米巴等。

2. 注意事项

（1）外阴急性化脓感染期、月经期、怀疑恶性黑色素瘤禁忌做此检查。

（2）必要时检查完毕遵医嘱常规口服抗生素预防感染。

（3）取下的标本需置于10%甲醛溶液中固定后送病检。

五十七、阴道活组织检查有哪些作用和注意事项？

1. 作用

（1）确定阴道赘生物的性质及排除恶变。

（2）确定阴道溃疡灶感染原因。

2. 注意事项

（1）对于患者有急性外阴炎、阴道炎症、子宫颈炎症、盆腔炎、月经期、妊娠期的患者禁忌做此项检查。

（2）若在近期内出现腹痛、阴道排出大量血性分泌物或发热等情况，应及时就诊。

（3）检查后2周内禁止性生活和盆浴。

（4）检查完毕需遵医嘱口服抗生素以预防感染。

五十八、宫颈活组织检查有哪些作用和注意事项？

1. 作用

（1）诊断宫颈脱落细胞学涂片检查巴氏Ⅲ级或Ⅲ级以上；宫颈脱落细胞学涂片检查巴氏Ⅱ级经抗感染治疗后仍为Ⅱ级；TBS分类扁平上皮细胞异常LSIL及以上。

（2）确诊阴道镜检查时反复可疑阳性或阳性者。

（3）明确诊断疑有宫颈癌或慢性特异性炎症。

2. 注意事项

（1）患有阴道炎症（阴道滴虫及真菌感染等）应治愈后再取活检。

（2）妊娠期原则上不做活检，以避免流产、早产，但临床高度怀疑子宫颈恶性病变者仍应检查。月经前不宜做活检，以免与活检处出血相互混淆，且月经来潮时创口不易愈合，有增加内膜在切口种植的机率。

五十九、子宫内膜活组织检查有哪些作用和注意事项？

1. 作用

（1）可以间接反映卵巢功能，直接反映子宫内膜病变。

（2）判断子宫发育程度及有无子宫颈管及宫腔粘连。

（3）确定月经失调类型及检查不孕症原因。

（4）对于异常阴道流血或绝经后阴道流血，排除子宫内膜器质性病变。

2. 注意事项

（1）此操作为侵入性有创操作，需严格执行无菌操作原则。

（2）嘱患者若在近期内出现腹痛、阴道排出大量血性分泌物或发热等情况应及时就诊。

（3）嘱患者检查后2周内禁止性生活和盆浴。

（4）必要时检查完常规嘱患者口服抗生素预防感染。

六十、B 型超声检查有哪两种途径？

1. 经腹壁超声检查 检查前患者适度充盈膀胱，形成良好的"透声窗"，便于观察盆腔内脏器和病变。探测时患者取仰卧位，暴露下腹部，检查区皮肤涂耦合剂。检查者手持探头，以均匀适度压力滑行探测观察。根据需要做纵断、横断或斜断等多断层面扫描。

2. 经阴道超声检查 检查前患者需排空膀胱，取膀胱截石位，将探头轻柔地放入患者阴道内，旋转探头，调整角度以获得满意切面。经阴道超声检查分辨率高，尤其适合肥胖患者或盆腔深部器官的观察。但对超出盆腔肿物，无法获得完整图像。无性生活史不宜选用。

第二十二章 妇 科 内 镜

一、什么是阴道镜检查？

阴道镜检查是将充分暴露的阴道和宫颈光学放大10～40倍，直接观察这些部位的血管形态和上皮结构，以发现与癌变有关的异型上皮、异型血管，对可疑部位行定位活检，以提高宫颈疾病确诊率。阴道镜检查也用于外阴皮肤的相应病变观察。

1. 阴道镜按功能可分为

（1）诊断型阴道镜又称标准型阴道镜：该阴道镜仅适用于作检查，而无特殊能源匹配以供阴道镜下手术。

（2）诊断治疗型阴道镜：该型阴道镜则是将普通型阴道镜和特殊能源相结合，如激光联合型阴道镜等，该阴道镜可以在作阴道镜检查的同时配以同轴激光作局部的激光手术。

2. 按成像系统可分为

（1）光学阴道镜：即指通过光学透镜系统成像的阴道镜。

（2）电子阴道镜：即指通过电耦合元件（charge coupled device，CCD）将光学信息转变为数字信息成像的阴道镜。

3. 按资料储存方式可分为

（1）普通型阴道镜：即指阴道镜附件中不含有计算机部分，阴道镜检查资料仍以传统的手写方式保存。图像采集以照相和摄录像为主。

（2）计算机化阴道镜：即指光学或电子阴道镜附件中包含有计算机图文信息管理系统部分，阴道镜资料以标准的计算机化语言和实时图像采集并存的方式储存于计算机中。

二、阴道镜的辅助设施有哪些？

1. 设施 器械进行阴道镜检查，须具备以下辅助设施

（1）专门的监察室：备有妇科检查床，检查台。

（2）阴道窥器：具备不同型号的阴道窥器（金属窥器、塑料窥器等）。

（3）活检钳：具备不同型号的活检钳。

（4）子宫颈扩张钳：具备不同型号的子宫颈扩张钳，用于检查子宫颈管内的病变。

（5）子宫颈钳（用于钳夹宫颈）。

（6）长镊子及长弯钳：钳取组织用。

（7）其他：如刮板、子宫颈管刮匙、玻片、标本固定液、标本瓶、棉签、纱布、棉球等。

2. 试剂 试剂作阴道镜检查时，为了区分正常扁平上皮、柱状上皮和异常上皮与炎症或恶性病变，需有以下试剂

（1）3%醋酸溶液：冰醋酸3ml、蒸馏水97ml，混合后成3%溶液，存储于密封性能好的棕色玻璃瓶内备用。

（2）卢戈液：碘1g、碘化钾2g、蒸馏水100ml，配置后存储于密封性能好的棕色玻璃瓶内备用。但使用6～8周后必须重新配置新鲜溶液以防变质。

（3）10%硝酸银。

（4）硫酸亚铁溶液：此种溶液必须让空气自然干燥1~2周后，变成糊状，才起止血作用。

（5）常规消毒用试剂：生理盐水、2.5%碘酊、75%和95%乙醇。

（6）40%三氯醋酸溶液：由三氯醋酸40ml和蒸馏水60ml混合而成。

（7）止血明胶。

三、阴道镜检查的适应证有哪些?

1. 宫颈细胞学检查低度鳞状上皮内病变（low grade squamous intraepithelial lesion，LISL）及以上、不能明确意义的非典型鳞状上皮细胞（a typical squamous cells cannot make sense，ASCUS）伴高危型 HPV DNA 阳性或人胃腺癌细胞（human gastric cancer cell，AGS）阳性者。
2. HPV DNA 检测 16 型或 18 型阳性者。
3. 宫颈锥切术前确定切除范围。
4. 妇科检查怀疑宫颈病变者。
5. 可疑外阴、阴道上皮内瘤样病变者；阴道腺病、阴道恶性肿瘤者。
6. 宫颈、阴道及外阴病变治疗后复查和评估。

四、阴道镜检查的操作步骤是什么?

1. 用阴道窥器充分暴露子宫颈及阴道穹隆。
2. 用生理盐水棉球轻轻擦拭宫颈表面的黏液和分泌物。
3. 开启灯光，肉眼观察宫颈形态、大小、色泽、光滑程度、有无糜烂、出血、黏膜白斑、异常血管及赘生物。
4. 用阴道镜观察宫颈，寻找鳞柱细胞交界，确认转化区。先用低放大倍数观察，可疑部位改用高放大倍数观察。
5. 酸白实验：以 3%～5% 醋酸涂覆宫颈至少 1 分钟后观察全部宫颈转化区，寻找可疑病变。阴道镜宫颈检查的重点部位为鳞柱细胞转化区，发现可疑病变的部位后需评估病变范围、上皮颜色、厚度、表面形态、血管结构及形态。
6. 碘实验以复方碘溶液充分涂抹宫颈，正常上皮细胞富含糖原，可被碘染成褐色，为碘实验"阳性"。据此可明确病变部位及范围。
7. 阴道镜指引下取可疑部位的活检。

五、阴道镜检查的应用价值和缺点有哪些?

1. **价值**

（1）操作方便，患者无痛苦，无交叉感染。
（2）提供可靠的活检部位，活检命中率高。
（3）提高宫颈癌早期诊断准确率，补充细胞学检查的不足，降低假阴性率。
（4）迅速鉴别恶性病变，避免不必要的活检。
（5）阴道镜下活检联合子宫颈管诊刮，可减少锥切率及手术并发症。
（6）诊断子宫颈的 HPV 亚临床感染（subclinical papilloma-virus infection，SPI）优于细胞学检查。用于检测 SPI 的方法为宫颈细胞病理学与阴道镜检查。
（7）用于治疗后随诊，观察子宫颈、阴道及外阴的发展与动态变化。

2. **缺点**

（1）子宫颈管病变很难观察，有假阴性率（14%）。
（2）需要有一定训练的专业人员，广泛应用受限制。

六、阴道镜检查的禁忌证有哪些?

1. 下生殖道有急性、亚急性炎症的患者。
2. 下生殖道有伤口或挫伤后上皮正在修复的患者。
3. 下生殖道有活跃出血的患者。

七、哪些情况需要做阴道镜检查?

1. 宫颈细胞学检查 LSIL 及以上、ASCUS 伴高危型 HPV DNA 阳性或 AGS 者。
2. HPV DNA 检测 16 型或 18 型阳性者。

3. 宫颈锥切术前确定切除范围。
4. 妇科检查怀疑宫颈病变者。
5. 可疑外阴、阴道上皮内瘤样病变者；阴道腺病、阴道恶性肿瘤者。
6. 宫颈、阴道及外阴病变治疗后复查和评估。

八、阴道镜检查的注意事项有哪些？

阴道镜可反复检查，且无创伤和不良反应，但需注意检查前3日内要停止阴道冲洗及用药，禁止性生活。最好之前能向医师提供宫颈细胞涂片或TCT的结果，以帮助判断是否需要活检。阴道镜检查时间一般宜于月经结束后2周内进行。对怀疑宫颈癌或癌前病变者无时间限制。子宫颈管内有病变者，宜于接近排卵期时检查。接受阴道镜检查的患者无须禁食、灌肠、剃毛，也不用住院。接受组织切片的患者阴道内的止血纱布在晚上沐浴时即可取出，若在这段时间内，感觉一直有血外流或纱布取出后有大量出血，应立即至医院急诊室就诊。

九、阴道镜检查的不同类型结果的判断有哪些？

1. 正常宫颈上皮与血管

（1）正常扁平上皮：光滑呈粉红色。醋酸白试验上皮不变色，碘试验阳性。

（2）正常柱状上皮：原始鳞柱状上皮位于子宫颈管外口（柱状上皮外移），镜下呈微小乳头状，醋酸白试验后呈葡萄状，涂碘不着色；合并炎症时，血管增多、水肿，称为假性糜烂。

（3）正常转化区：为原始鳞柱状交界部和生理鳞柱状交界部之间的化生区。阴道镜下见毛细血管丰富，形态规则，呈树枝状；由化生上皮环绕柱状上皮形成葡萄状小岛；在化生上皮区内可见针眼状的凹陷为腺体开口，或被化生上皮遮盖的潴留囊肿（宫颈腺囊肿）。醋酸白试验后化生上皮与圈内的柱状上皮界限明显。涂碘后，碘着色深浅不一。病理学检查为扁平上皮化生。

（4）正常血管：为均匀分布的小微血管点。

2. 异常宫颈上皮与血管 几乎均在转化区内，碘试验均为阴性。

（1）白色上皮：醋酸白试验后上皮呈局灶性白色，边界清楚，无血管。病理学检查可能为化生上皮或上皮内瘤变。

（2）白斑：又称单纯性白斑、真性白斑、角化病。涂醋酸前肉眼或镜下即可见到表面粗糙、稍隆起的白色斑块，表面无血管。病理学检查为角化亢进或角化不全，有时为HPV感染。在白斑深层或周围可能有恶性病变，应常规取活组织检查。

（3）点状血管：是血管异常增生的早期变化，表现为醋酸白背景下有极细的红色小点（点状毛细血管）。病理学检查可能为上皮内瘤变。

（4）镶嵌：又称为白斑镶嵌。不规则的血管将醋白上皮分割成边界清楚、形态不规则的小块状，犹如红色细线镶嵌的花纹。若表面呈不规则突出，将血管推向四周，提示细胞增生过速，应注意癌变。病理学检查常为上皮内瘤变。

（5）异型血管：血管口径、大小、形态、分支、走向及排列极不规则，可呈螺旋形、逗点形、发夹形、树叶形、线球形、杨梅形等改变。病理学检查可以为各种级别的CIN。

3. 早期宫颈浸润癌 醋白上皮增厚，表面结构不清，呈云雾、脑回、猪油状，表面稍高或稍凹陷。局部血管异常增生，管腔扩大，失去正常血管分支状，互相距离变宽，走向紊乱，形态特殊，可呈蝌蚪形、棍棒形、发夹形、螺旋形或线球形等改变。醋酸白试验后，表面呈玻璃样水肿或熟肉状，常合并有异形上皮。碘试验阴性或着色极浅出现。

十、初学者阴道镜检查技术的关键有哪些方面？

1. 检查前24小时不宜进行妇科检查、子宫颈涂片、宫颈治疗、阴道置药、外阴阴道及宫颈活组织检查、性交。

2. 外阴、阴道及宫颈有急性炎症者不适宜阴道镜检查。

3. 最理想的检查时间是月经周期第 8~12 日。
4. 熟悉外阴、阴道及宫颈的解剖学结构和组织学结构。
5. 熟悉阴道镜的结构、操作原理。
6. 操作轻柔，避免损伤外阴、阴道和子宫颈。
7. 调整好焦距，使观察的部位在屏幕上有一个清晰的图像。
8. 去除干扰因素如阴道及宫颈的分泌物。
9. 注意观察鳞柱交界处及血管形态。
10. 充分利用辅助手段如三氯醋酸溶液实验、碘溶液实验、定位活检等。
11. 掌握正常扁平上皮、柱状上皮、正常转化区等的阴道镜图像所见和异常阴道镜图像所见，如白色上皮、白斑、镶嵌、脑回状改变、点状血管区和异形血管等改变。
12. 充分分析阴道镜检查所得到的图像并作出初步诊断和提出处理意见。

十一、什么是胎儿镜检查？

胎儿镜检查是用直径 0.5~2.0mm 光纤内镜，以套管针从孕妇腹壁穿刺，经子宫壁进入羊膜腔，观察胎儿形体、采集脐血或胎儿组织行活组织检查，以及对胎儿进行宫内治疗的方法，为有创检查。

十二、哪些情况需要行胎儿镜检查？

1. 疑胎儿体表畸形 观察胎儿有无体表畸形，如唇裂、腭裂、多指畸形、肢指畸形综合症、骨及软骨发育不良、开放性神经管畸形、内脏外翻、脐膨出、腹壁裂及内脏翻出、联体双胎、多肢体、大片血管瘤、外生殖器畸形等。

2. 抽取脐血 协助诊断胎儿有无地中海贫血、镰状细胞贫血、遗传性免疫缺陷、酶缺陷和血友病等遗传性疾病，鉴别胎儿血型（Rh 及 ABO），协助诊断胎儿有无慢性肉芽肿病、半乳糖血症、粘多糖累积症、遗传学免疫缺陷病、宫内病毒感染等。

3. 胎儿组织活检

（1）胎儿皮肤活检，主要用于诊断严重的遗传学皮肤疾病，如大疱性表皮松解症、鱼鳞样红皮病、斑状鳞癣或片状鳞癣等。

（2）对有胎儿肝脏疾病或与胎儿肝酶代谢有关的疾病者，行胎儿肝脏组织活检。

（3）胎儿肌肉组织活检，如胎儿假性肥大性肌营养不良症、进行性脊椎肌萎缩等。

十三、需要胎儿镜检查的人群有哪些？

胎儿发育异常和胎儿发育检查的人群需进行胎儿镜检查。

十四、什么时候可行胎儿镜检查？

一般检查时间根据羊水量、胎儿大小、脐带的粗细和检查的目的而定。妊娠 15~17 周时，羊水达到足够量，胎儿也较小，适宜观察胎儿外形，此时亦可抽取羊水作检查。妊娠 18~22 周时，羊水继续增多，脐带增粗，适宜做胎血取样及胎儿宫内治疗。妊娠 22 周后，羊水透明度下降，不利于胎儿外形的观察。

十五、哪些情况需要行胎儿镜手术？

1. 选择性减胎 对多胎妊娠中患先天异常胎儿实施胎儿镜减胎术，保留正常胎儿；或多胎妊娠中的医源性减胎。

2. 双胎输血综合征 胎儿镜下激光凝固吻合支血管。

3. 宫内输血 借助胎儿镜经脐静脉对严重溶血性贫血胎儿进行宫内输血。

4. 基因和细胞治疗 近年来，基因治疗和细胞治疗的发展十分迅速。在胚胎发育早期，胎儿的免疫系统尚未完全建立，胎儿镜可以输送基因或细胞进入胎儿的体内，达到治疗的目的。目前有关基因治疗的方法尚在研究之中，可以输入胎儿体内的细胞仅为骨髓细胞。

十六、胎儿镜检查常见的风险有哪些？

一般检查时间根据羊水量、胎儿大小、脐带的粗细和检查的目的而定。妊娠15~17周时，羊水达足够量，胎儿也较小，适宜观察胎儿外形，此时亦可抽取羊水作检查。妊娠18~22周时，羊水继续增多，脐带增粗，适宜作胎血取样及胎儿宫内治疗。妊娠22周后，羊水透明度下降，不利于胎儿外形的观察。

十七、胎儿镜检查是否需要住院？

一般情况下，明确检查指征后，相关术前准备完善，于门诊手术室或实验室则可完成检查，检查完毕观察无并发症出现者则无需住院。反之，需住院处理相关并发症、保胎。而行胎儿镜手术治疗的则需住院。

十八、胎儿镜检查的临床应用有哪些？

1. 疑胎儿表面畸形 观察胎儿有体表畸形，如唇腭裂、多指、并指、脊柱裂、脑脊膜膨出、腹裂、外生殖器畸形等。

2. 抽取脐血 协助诊断胎儿有地中海贫血、镰状细胞贫血、遗传性免疫缺陷、酶缺陷和血友病等遗传性疾病，鉴别胎儿血型。

3. 胎儿组织活检 如皮肤活检可发现大疱病、鱼鳞病等遗传性皮肤病。

十九、胎儿镜检查的术前准备有哪些？

1. 术前常规准备 术前按下腹部手术常规备皮，排空膀胱，术前10分钟肌内注射哌替啶50mg或静脉注射安定10mg，孕妇取平卧位。

2. 选择穿刺点 术前用B超检查，穿刺点选择以不损伤胎盘，胎儿镜又能上、下、左、右移动观察并取到活检组织为原则。可选择子宫体前壁、侧壁或宫底的无胎盘附着区，一般不选择子宫下段。

二十、胎儿镜检查的并发症有哪些？

胎儿镜检查的主要并发症是胎死宫内、流产、早产、感染、出血、羊水渗出、副损伤等。

二十一、经宫颈胎儿镜检查术的操作步骤有哪些？

患者取膀胱截石位，外阴、阴道及宫颈常规消毒后用宫颈钳钳夹宫颈前唇，将胎儿镜与光源相连后，在超声引导下通过子宫颈管到达胎膜，刺破绒毛膜后，胎儿镜前进置入羊膜外腔，通过透明的羊膜可观察到胚胎或胎儿。

二十二、经腹壁胎儿镜检查术的操作步骤有哪些？

局麻下用尖刀作2mm切口深达皮下，助手固定皮肤，将带芯套管从皮肤切口垂直刺入，进入羊膜腔，抽出针芯见羊水溢出，此时可取羊水检查，并可观察羊水的透明度，换上胎儿镜置入。接通冷光源，在B超引导下观察胎儿外形如胎儿面部、手指、双下肢及外生殖器等，直接观察时常受羊水透明度的影响。此时可取胎血，在直视下将取样针刺入脐带取血，也可以取胎盘表面较大血管的血。此时，若需取胎儿组织活检，则拔出胎儿镜，放入活检钳，在B超引导下取活检标本。操作完毕，胎儿镜连同套管一并取出，穿刺部位用无菌纱布压迫5分钟，敷料覆盖，密切监测孕妇血压、脉搏、胎心率、有无子宫收缩、羊水渗漏及出血，密切观察时间应不少于3小时。

二十三、经腹壁针或胚胎胎儿镜检查术的操作步骤有哪些？

常规局部皮肤消毒后，在超声引导下，将一特制针的针尖插到羊膜外腔无胎盘、无血管的透明区域，后将柔软可弯曲的光学纤维内镜（直径≤0.7mm）经过针夹送进，直到针尖末端。此时摄像机与内镜的目镜相接，图像显示在电视监视仪上。

细针或胚胎儿镜主要在妊娠初期使用，可以提供早期胎儿情况。优点：器械直径小、对胎膜和胎盘的损伤小、容易掌握。缺点：子宫极度前后倾者，进针困难，需要手法复位子宫后才能进行细针或胚胎胎儿镜检查；所能观察到的胎儿体表的距离，受胎儿体位、光纤和光学纤维数影响。

二十四、什么是宫腔镜检查？

宫腔镜检查是应用膨宫介质扩张宫腔，通过插入宫腔的光导玻璃纤维内镜直视观察子宫颈管、宫颈内口、子宫内膜及输卵管开口的生理与病理变化，以便针对病变组织直观准确取材并送病理检查；同时也可直接在宫腔镜下手术治疗。

二十五、宫腔镜的类型有哪些？

1. 弯管型硬管宫腔镜。
2. 直管型硬管宫腔镜。
3. 宫颈电切镜。
4. 软管型宫腔镜。

根据临床的不同需要，镜体的直径有所不同，有细至 2mm 宫腔镜，可在无需扩张子宫颈管的情况下进行检查、子宫内膜定位活检，避免或减少盲目诊刮。

二十六、哪些情况需要行宫腔镜检查？

1. 异常子宫出血。
2. 疑宫腔粘连及畸形。
3. 超声检查有异常宫腔回声及占位病变。
4. 节育器定位。
5. 原因不明的不孕。
6. 子宫造影异常。
7. 复发性流产。

二十七、哪些疾病可通过宫腔镜治疗？

1. 异常子宫出血 异常子宫出血是妇科常见病，严重时影响正常生活和工作。包括生育期、围绝经期及绝经后出现的异常出血，如月经过多、过频、经期延长、不规则出血；以及绝经前、后子宫出血。妇科检查时多无异常发现，B超检查或盲目诊刮也常常误诊或漏诊，据报道漏诊宫内病变者高达 10%～35%；用子宫输卵管碘油造影异常影像来解释，有 30%～50%不确定甚至错误。临床中应用宫腔镜检查，不仅能准确确定病灶存在的部位、大小、外观和范围，对病灶表面的组织结构进行细致地观察，且能对可疑病变行直视下活检，大大提高了宫内疾病诊断的准确率。

经宫腔镜检查所呈现的最常见病变为子宫肌瘤、子宫内膜增生和子宫内膜息肉。其次为子宫内膜萎缩和子宫内膜癌。

2. 不孕症或习惯性流产者 通过宫腔镜检查子宫颈管和宫腔及双侧输卵管开口，以发现干扰受精卵着床和（或）发育的病变；同时宫腔镜直视下行输卵管插管通液，可了解输卵管的通畅度。

经宫腔镜检查发现导致的不孕及习惯性流产的宫内因素有先天性子宫畸形、黏膜下及壁间内突型子宫肌瘤、宫腔粘连、子宫内膜息肉、宫内异物及输卵管阻塞。

3. 宫腔内异物 各种异常影像学所见宫腔内异常回声或占位性病变均为间接检查结果，宫腔镜检查可进行确认、评估、定位，决定能否用宫腔镜技术取出。

经宫腔镜检查发现宫内异物有最常见的为宫内节育器（嵌顿、断片残留）及胚物残留，其次为残留胚骨或子宫内膜钙化、断裂的宫颈扩张棒或剖宫产遗留的不吸收缝合线。

4. 子宫黏膜下肌瘤切除 子宫肌瘤是女性生殖器最常见的良性肿瘤，在育龄妇女中患病率为 20%～25%，多见于 40～50 岁妇女。其中黏膜下肌瘤占 10%～15%，主要临床表现为月经过多、经期延长。传统的治疗方法多以开腹行子宫肌瘤剔除或切除子宫达以到治疗的目的，但这种手术方式对有生育要求或不愿意切除子宫的女性是一种身体上的损伤和心理上的创伤。宫腔镜治疗黏膜下肌瘤是应用宫腔电切镜的单极或双极切除黏膜下肌瘤和内突壁间肌瘤的手术。术后患者月经量明显减少，仍有生育能力。

5. 子宫内膜息肉切除 子宫内膜息肉是异常子宫出血与不育症的主要原因。通常的方法是盲目刮宫，但常遇到无法根治的问题，复发率高。宫腔镜子宫内膜息肉切除术（transcervical resection of polyp ectomy，TCRP）是采用宫腔镜环形电极切除子宫内膜息肉及其蒂附着处 2~3mm 的肌肉组织，有的放矢，并不损伤周围正常内膜，是治疗息肉的最佳方法。

6. 宫腔粘连 是由子宫内膜受损后形成部分或全部粘连的病理现象，90% 以上由刮宫引起，主要表现为腹痛、经量减少及闭经、不孕等。在宫腔镜问世之前，宫腔粘连的诊断依靠病史、体格检查、试验室资料和子宫输卵管碘油造影术。碘油造影对于可疑宫腔粘连能判断宫腔封闭的程度，但不能提示粘连的坚韧度和类型。在宫腔镜的直视下可排除 30% 的异常碘油造影结果，做出终末诊断，是诊断宫腔粘连的金标准，并可通过电切等手术操作进行分离。

7. 子宫纵隔切除 子宫纵隔是最常见的子宫畸形，易发生早产、流产、胎位异常及产后胎盘滞留。在宫腔镜手术问世前，子宫纵隔均需开腹和切开子宫，患者住院时间长，术后恢复慢，术后至少 6 个月才可考虑妊娠，由于子宫有瘢痕，妊娠能维持至足月者剖宫产率高，以预防子宫破裂和卵巢、输卵管及盆腔粘连。子宫纵隔切除术（transcervical resection of septum，TCRS）是用宫腔镜环形电极和针状电极切开、切除或划开子宫纵隔组织以达到恢复宫腔正常形态和生育功能目的的手术。术时无明显出血，术后病率低，易被患者接受，术后 4 周即可考虑妊娠。

8. 子宫内膜癌 子宫内膜癌是常见的女性生殖器恶性肿瘤。疑为子宫内膜癌的人群主要是 45 岁以上围绝经期和绝经后妇女，为了明确子宫内膜的病变，传统的方法是诊断性刮宫，可能遗漏位于宫角深部或黏膜下肌瘤后方的小癌灶，部分子宫内膜区域刮不到，难于作出正确的判断。子宫内膜细胞学涂片有可能提供假阴性结果，尤其是高分化或小的肿瘤。近几十年众多资料表明，宫腔镜检查直接活检和病理学检查 45 岁以上异常子宫出血妇女，是筛查高危人群、早期发现和准确诊断子宫内膜癌及其先兆的最佳方法。

二十八、宫腔镜检查有哪些禁忌证？

1. 绝对禁忌证
（1）急、亚急性生殖道感染；
（2）心、肝、肾衰竭急性期及其他不能耐受手术者；
（3）近期（3 个月内）有子宫穿孔史或子宫手术史者。

2. 相对禁忌证
（1）宫颈瘢痕，不能充分扩张者；
（2）宫颈裂伤或松弛，灌流液大量外漏者。

二十九、宫腔镜检查需要做哪些术前准备？

1. 术前检查 做心肺检查，测血压、脉搏，查白带常规，行宫颈刮片。

2. 检查时间的选择 除特殊情况外，一般以月经结束后 5 日内为宜。

三十、如何选择膨宫介质？

使用单极电切或电凝时，膨宫液体必须选用非导电的 5% 葡萄糖液，双极电切或电凝则选用生理盐水，后者可减少过量低渗液体灌注导致的过度水化综合征。对合并糖尿病的患者可选用 5% 的甘露醇膨宫。

三十一、宫腔镜检查和手术的时间一般在什么时候进行适宜？

以月经结束后 1 周内为宜，此时子宫内膜处于增生期早期，薄且不易出血，黏液分泌少，宫腔病变易见。

三十二、宫腔镜检查常见的风险有哪些？

1. 子宫穿孔；
2. 出血；
3. 低钠血症。

三十三、宫腔镜检查的并发症有哪些？该如何预防？

主要包括子宫穿孔、泌尿系及肠管损伤、出血、过度水化综合征、盆腔感染、心脑综合征和术后宫腔粘连。

1. **损伤** 多与操作粗暴有关，可引起宫颈撕裂、子宫穿孔、输卵管假道、输卵管破裂等。
2. **出血** 宫腔镜检查不致引起严重出血，如有过量出血应针对原发病进行处理。
3. **感染** 罕见，多原有慢性盆腔炎史，应严格掌握适应证。
4. **过度水化综合征** 操作时间过长、宫腔灌注量过大可引起二氧化碳气栓，应立即停止操作，吸氧，静脉注射地塞米松。
5. **心脑综合征** 扩张宫颈和膨胀宫腔可导致迷走神经张力增高，表明同人工流产吸宫时发生者。
6. **术后宫腔粘连** 与子宫内膜损伤有关，操作时尽量避免过多、过重的宫腔操作。

三十四、宫腔镜下手术的并发症有哪些？该如何预防？

1. **损伤** 宫颈撕裂、子宫穿孔、输卵管假道、肠管损伤、泌尿道损伤、血管损伤等。这些多是由于反常规操作或是粗暴操作、电能损伤所致。因此要按常规操作，避免粗暴操作，熟悉电能设备，掌握手术技巧等。
2. **出血** 术中、术后短期及远期均有可能发生出血，出血原因可能是由于切除创面较大、较深所致；术后远期出血可能是由于术中切除内膜不全或复发。因此术中要注意切割深度、止血；术后因注意监测流血情况。
3. **宫颈内口及宫腔粘连** 部分患者内膜切除术后有可能引起宫颈内口、宫腔粘连，患者可出现宫腔积血、周期性腹痛、无月经来潮。因此术中因注意手术范围。术后常规用宫颈扩张棒检查宫颈内口和宫腔。必要时行宫腔镜检查及宫腔镜下残余子宫内膜切除术。

三十五、宫腔镜手术空气栓塞时处理原则是什么？预防措施有哪些？

1. **处理原则** 立即停止操作，正压吸氧，纠正心肺功能衰竭；同时，输入生理盐水促进血液循环，放置中心静脉导管，监测心肺动脉压。
2. **预防措施**
（1）避免过度头低臀高位；
（2）排空灌流液管内气体；
（3）避免宫颈裂伤；
（4）加强术中监护。

三十六、宫腔镜手术后的恢复情况如何？

宫腔镜手术对子宫内膜可有一定破坏作用，如果激素内分泌水平是正常的，多会在宫腔镜手术后一个月左右月经来潮，有些人可稍推迟。术后可口服帮助子宫内膜修复、防止宫腔粘连的药物降低远期并发症的发生概率。

三十七、宫腔镜手术的注意事项有哪些？

1. 宫腔镜手术一般在月经结束后 3~7 日进行手术最佳。
2. 月经后或术前 3 日禁止性生活。
3. 术前可适当憋尿，便于术中 B 超监护。

4. 宫腔镜手术需做术前检查为传染病检查（乙肝表面抗原、HIV、丙型肝炎病毒、梅毒血清学试验）、肝功能检查、肾功能检查、心电图、血尿常规、凝血四项、白带常规。

5. 术后 1 周来院取病理结果并就诊。

6. 宫腔镜电切术后 2 个月内可有少量阴道出血，第 3 个月才是正常月经来潮。

7. 子宫镜检查最好的时间应是月经刚结束至排卵前。检查时，不必进行麻醉，所以不必禁食、不必住院。检查后即可出院，第二天不必休息，更不必进补，就可做一般日常活动。

三十八、宫腔镜手术后多久可以开始妊娠？

在手术的过程中，不对卵巢和子宫造成损伤，是不会影响妊娠的。妊娠的时间与手术后痊愈情况、患者的身体素质、医院的手术设备以及操作医师的经验有很大关系，建议患者选择正规的大型医院接受治疗，什么时候受孕要听取专业医师的意见。子宫手术，可能对子宫内膜造成一定的损伤，一段时间后会恢复，患者不用过于紧张。一般患者康复后的 3 个月内就能怀孕，如果患者恢复快可以提前准备受孕，具体情况，因人而异。

三十九、什么是腹腔镜检查？

腹腔镜手术是在密闭的盆腔、腹腔内进行检查或治疗的内镜手术操作。将接有冷光源照明的腹腔镜经腹壁插入腹腔，连接摄像系统，将盆腔、腹腔内脏器显示于监视屏幕上。通过视屏检查诊断疾病称为诊断腹腔镜；在体外操作进入盆腔、腹腔的手术器械，直视下对疾病进行手术治疗称为手术腹腔镜。

四十、诊断性腹腔镜的适应证有哪些？

1. 子宫内膜异位症 腹腔镜是该病最准确的诊断方法；

2. 明确腹盆腔肿块性质；

3. 确定不明原因急、慢性腹痛和盆腔痛的原因；

4. 明确或排除引起不孕的盆腔疾病；

5. 计划生育并发症的诊断，如寻找和取出异位宫内节育器、确诊吸宫术导致的子宫穿孔等。

四十一、手术性腹腔镜的适应证有哪些？

1. 有适应证实施经腹手术的各种妇科良性疾病；

2. 早期子宫内膜癌分期手术和早期宫颈癌根治术；

3. 中晚期宫颈癌化放疗前后腹膜淋巴结取样；

4. 计划生育节育手术，如异位宫内节育器取出、绝育术等。

四十二、腹腔镜的相对禁忌证有哪些？

1. 盆腔肿块过大，超过脐水平；

2. 妊娠＞16 周；

3. 晚期卵巢癌。

四十三、腹腔镜的绝对禁忌证有哪些？

1. 严重心肺功能不全；

2. 凝血功能障碍；

3. 绞窄性肠梗阻；

4. 大的腹壁疝或膈疝；

5. 腹腔内广泛粘连；

6. 弥漫性腹膜炎；

7. 腹腔内大出血。

四十四、腹腔镜手术前评估与准备有哪些方面？

1. **详细采集病史** 准确掌握诊断或手术腹腔镜指征；
2. **术前检查** 同一般妇科腹部手术；
3. **肠道、阴道准备** 同妇科腹部手术；
4. **腹部皮肤** 准备注意脐孔的清洁；
5. **体位** 在手术时需头低臀高并倾斜15°～25°，使肠管滑向腹部，以暴露盆腔手术视野。

四十五、腹腔镜手术的并发症、预防及处理措施有哪些？

1. **出血性损伤**

（1）腹膜后大血管损伤：妇科腹腔镜手术穿刺部位邻近后腹膜腹主动脉、下腔静脉和髂血管，损伤这些血管可危及患者生命，应避免此类并发症发生。一旦发生应立即开腹止血，修补血管。腹膜后大血管损伤可见于闭合式穿刺和腹主动脉旁淋巴结和（或）盆腔淋巴结切除手术过程中误伤，开放式或直视下穿刺、熟练的剖腹手术经验、娴熟的腹腔镜手术技巧和熟悉腹膜后血管解剖结构可使损伤概率减少。

（2）腹壁血管损伤：多发生于第2或第3穿刺部位，可在穿刺过程中使用腹腔镜透视法避开腹壁血管。若损伤，应及时发现并进行缝合或电凝止血。

（3）手术野出血：是手术性腹腔镜手术中最常见的并发症，特别是在子宫切除或重度子宫内膜异位症手术中容易发生。手术者应熟悉手术操作和解剖，熟练掌握各种腹腔镜手术的能源设备及器械的使用方法。

2. **脏器损伤** 主要指与内生殖器官邻近脏器损伤，如膀胱、输尿管及肠管损伤，多因周围组织粘连导致解剖结构异常、电器械使用不当或手术操作不熟练等所致。若损伤应及时修补，以免发生并发症。

3. **与气腹相关的并发症** 包括皮下气肿、气胸和气体栓塞等。皮下气肿是由于腹膜外充气或套管针切口太大或套管针多次进出腹壁使气体进入皮下所致。避免上述因素可减少皮下气肿的发生。如手术中发现胸壁上部及颈部皮下气肿，应立即停止手术。若术后患者出现上腹部不适及肩痛，是二氧化碳对膈肌刺激所致，术后数日内可自然消失。气体栓塞少见，一旦发生有生命危险。

4. **其他并发症**

（1）腹腔镜手术中电凝、切割等能量器械引起的相应并发症；

（2）腹腔镜切口疝，直径大于10mm的穿刺孔，其筋膜层应予以缝合。

四十六、腹腔镜手术与传统腹式手术相比有哪些优点与缺点？

1. **优点** 腹腔镜手术与传统手术相比具有以下优点。

（1）腹腔镜手术对腹腔内脏器扰乱小，避免了空气和空气中尘埃细菌对腹腔的刺激和污染。术中以电切电凝操作为主，对血管先凝后断，止血彻底，出血极少，手术结束前冲洗彻底，保持腹腔清洁。因而术后肠功能恢复快，可较早进食，又大大减少了术后肠粘连的几率。

（2）腹腔镜手术是真正微创手术的代表，创伤大为减小，手术过程和术后患者恢复轻松，痛苦少。

（3）术后患者可早期下床，睡眠姿势相对随意，大大减轻了家属陪伴护理的强度。

（4）腹壁戳孔小（3～10mm不等）、分散而隐蔽，愈合后不影响美观。

（5）腹腔镜手术一般采用全麻，各项监护完备，安全性大为增加。

（6）戳孔感染远比传统开刀的切口感染或脂肪液化少。

（7）腹壁戳孔取代了腹壁切口，避免了腹壁肌肉、血管和相应神经的损伤，术后不会出现腹壁薄弱和腹壁切口疝，不会因为腹壁肌肉瘢痕化影响运动功能，不会因为腹壁神经切断引起相应皮肤麻木。

2. **缺点** 腹腔镜手术具有自身缺点如下。

（1）腹腔镜设备昂贵操作较复杂，需要腹腔镜外科再培训，对手术医师有技术要求。

（2）术前难以估计手术时间，特殊情况需要术中改为开腹手术。
（3）腹腔镜手术在特殊情况下手术危险增加。

四十七、腹腔镜手术后可能会出现哪些不适？

1. 由于残留气体刺激膈肌，术后 1～2 日上腹部和肩背部有轻度的胀痛感，下床活动后多消失，有少见疼痛感强的可予解痉对症处理。
2. 麻醉时气管插管，术后可能有喉咙疼痛，服用枇杷膏和多饮水即可消失。
3. 手术中多使用举宫器，术后阴道有少量出血，术后 2～3 日停止。

四十八、腹腔镜手术为何要在月经结束后 3～7 日进行？

由于腹腔镜手术多数需要在宫腔内放置举宫器，摆动子宫和进行输卵管通液，这个时期的子宫内膜较薄，子宫内膜损伤、出血较少，术中通液不易造成内膜逆行进入腹腔，造成医源性内膜异位症。

四十九、腹腔镜手术后的注意事项有哪些？

腹腔镜手术要注意巩固手术效果，尽快恢复体力，为此要做到以下几点。
1. 术后 6 小时内，采用去枕平卧位，头侧向一边，防止呕吐物吸入气管；
2. 因术后大多数患者无疼痛感，不要忽略按摩患者的腰部和腿部，半小时为病人翻身一次，以促进血液循环，防止褥疮发生；
3. 当日液体输完即可拔掉尿管，鼓励患者下床活动；
4. 术后 6 小时即可让患者进少量流质饮食，如稀米汤、面汤等。不要给患者甜牛奶、豆奶粉等含糖饮料；
5. 腹腔镜手术切口仅 1cm，因此一周后腹部敷料即可去掉，并可淋浴，然后逐步恢复正常活动。在一周前还是要注意适当、轻便活动，使身体早日复原。

五十、腹腔镜手术后多久可以进行性生活和妊娠？

一般腹腔镜手术者，在两周后即可恢复正常的性生活，而一般不孕症患者，进行输卵管检查及整型手术者，有时为配合排卵的时间，则一周后也可进行性生活，不过发生性生活时不宜太过激烈。腹腔镜手术后 3～6 月妊娠比较好。

五十一、腹腔镜手术后饮食上的注意事项有哪些？

通常腹腔镜手术恢复清醒后，应该都可以恢复进食，首先喝些温开水，患者没有不适应的现象，就可以开始进流质的食物，如稀饭。隔天就可恢复正常的饮食，由于伤口的愈合需要利用蛋白质，因此要摄取高蛋白质的食物。如鱼、瘦肉、蛋等，以加速伤口的愈合，并避免刺激性的食物，以免刺激胃酸分泌造成肠胃的不适，如辣椒、烟、油、咖啡。腹腔镜术后与一般开腹手术后最大的不同是，手术中需灌入二氧化碳以造成气腹方便操作，术后容易有残存的二氧化碳气体潴留在腹内，因此腹腔镜手术后饮食宜增加蔬菜及高纤维质水果的摄取，并避免食用产气的食物，如地瓜、豆类、洋葱等，如此可以减少术后腹胀引起的不适。至于较大的腹腔镜手术，如子宫切除手术、宫颈癌根治手术等，因为麻醉时间较长及手术时间较长，造成肠胃道吸收的气体也较多，患者容易有腹胀的现象，所以 24 小时后再进食比较合适。对于术后容易恶心、呕吐及特异体质的患者，也不需勉强自己进食，待麻醉完全消褪后再进食。

五十二、体外受精-胚胎移植术前有无必要行腹腔镜检查术？

有患者行输卵管造影检查，发现双侧输卵管梗阻，需要进行辅助生殖的试管婴儿技术，医师多数会建议行腹腔镜检查术，这是完全必要和科学的。腹腔镜检查术可对盆腔的病变进行评估和治疗，对盆腔的内膜异位症、盆腔结核、输卵管积水进行诊断和治疗，对提高试管婴儿的成功率有积极的意义。试管婴儿技术需要花费大量的金钱、时间和精力，所以在明确盆腔和宫腔的情况后再进行为妥。

参 考 文 献

安力彬，2009. 实用妇产科护理学[M]. 北京：人民军医出版社.

蔡文智，余桂珍，2013. 妇产科护理细节问答全书[M]. 北京：化学工业出版社.

曹泽毅，2014. 中华妇产科学[M]. 3版. 北京：人民卫生出版社.

陈洪宇，2015. 探讨比较不同治疗方案在难治性宫颈炎中的综合效果[J]. 中国卫生标准管理，13（6）：156-157.

华克勤，丰有吉，2013. 实用妇产科学[M]. 3版. 北京：人民卫生出版社.

郎景和，张晓东，2010. 妇产科临床解剖学[M]. 山东：山东科学技术出版社.

李小寒，尚少梅，2012. 基础护理学[M]. 5版. 北京：人民卫生出版社.

林婧，吴丹，李柱南，2015. 63例阴道上皮内瘤变的临床病例分析[J]. 中国妇产科临床杂志，16（9）：392-395.

罗培英，2015. 健脾渗湿方内服联合微波治疗宫颈糜烂60例临床观察[J]. 新中医，47（9）：147，148.

宋丽颖，2015. 对行聚焦超声治疗的慢性宫颈炎患者实施综合性护理的效果分析[J]. 当代医药论丛，13（11）：136-137.

孙琳红，2015. 微波治疗慢性宫颈炎520例疗效观察与护理[J]. 临床合理用药杂志，8（3）：168-169.

孙玉华，林桂荣，2015. 妇产科病人健康教育指导[M]. 北京：人民军医出版社.

谢幸，苟文丽，2013. 妇产科学[M]. 8版. 北京：人民卫生出版社.

杨延冬，2013. 妇产科诊疗常见问题解答[M]. 北京：化学工业出版社.

赵国玺，2014. 妇产科护理学笔记. 北京：科学出版社，91-98.

郑修霞，2012. 妇产科护理学[M]. 5版. 北京：人民卫生出版社.